口腔生理学概説

― 生体の仕組みと働き ―

ORAL PHYSIOLOGY

編 集

朝日大学歯学部教授　　　　　　　杉村　忠敬

執 筆

新潟大学大学院医歯学総合研究科教授　　山田　好秋
九州大学大学院歯学研究院教授　　　　　二ノ宮裕三
朝日大学歯学部教授　　　　　　　　　　杉村　忠敬
広島大学大学院医歯薬学総合研究科教授　柴　　芳樹
九州大学大学院歯学研究院講師　　　　　重村　憲徳
朝日大学歯学部助手　　　　　　　　　　勝川　秀夫

学建書院

はじめに

　近年，教育をめぐる情勢がめまぐるしく変貌している．この変貌の荒波に歯科医師の過剰・入学定員の削減・国家試験のレベルアップ化などの問題に直面している歯学も当然含まれる．すなわち，我々が学生だった頃には考えもしなかったコア，病院実習の資格試験の様相をもったCBTならびにオスキーなどが導入されてきた．したがって，学生諸君はもとより，我々教員も新たな気持ちでこれらの荒波に対処する必要がある．また，大学も独立法人化制度が導入されたことにより，機構的には最も保守的といわれてきた大学そのものも大いなる変貌を余儀なくされてきている．先日発表された医学部はもつが薬学部をもたない総合大学と薬科大学とが合併するようなことは，今後，全国のあちこちで起きるであろうことは容易に予想できる．教育のシステムにも変貌の兆しがあり，将来，医学部および歯学部をもつ大学では基礎科目を医学部と歯学部とを一緒に講義するようなことが現実に起きるかもしれない．もし，そのようなことになったら，歯学部は講義体制を一大改革する必要に迫られる．すなわち，歯学部特有の口腔領域の講義を新たに，計画しなければならなくなる．

　歯科学は1945年の敗戦後，徐々にその立場を確立するために多くの研究がなされてきた．1947年に制定された歯科教授要綱は1967年，1973年および1984年にそれぞれ改訂されて現在に至っているが，これだけ改訂がおこなわれていることからも分かるとおり，歯科学自体の進歩と歯科学を取り巻く諸情勢とによって身体の一部門を取り扱う学問として確固たる地位を築き上げつつある．広い歯科学のなかの一部門である口腔生理学は，突き詰めれば咬合・咀嚼と発音・発声とについて学ぶ学問である．口腔生理学についての従来の教科書は，一般生理学にさらに口腔に関する内容を盛り込んだものが多く，他の教科でも扱っていて重複する個所が少なからずある．前述したように，国家試験の合格基準のハードルが高くなろうとしている現在，限られた時間内できわめて効率的に知識を得るためにはポイントを重点的に学習する必要がある．

　そこで，今回，口腔生理学の内容を主体にして，それに強く関与する一般生理学の内容を盛り込んだ教科書を作成した．内容的には口腔生理学を初めて学習する学年にはもちろん，5学年および6学年で，まとめの態勢に入った学生諸君が効率良く学習しやすいように編集した．この教科書を使用し，能率良く勉強し，一生関わる歯科学の一分野である口腔生理学をマスターしてもらいたい．

　なお，この本は柴 芳樹広島大学教授，二ノ宮裕三九州大学教授および山田好秋新潟大学教授および私の4人で原稿を作成し，さらに，朝日大学勝川秀夫先生および九州大学重村憲徳先生にもお手伝い頂いた．皆様の献身的な努力・協力を頂きながら，出版が予定よりも大幅に遅れたのは，ひとえに私の遅筆以外のなにものでもなく，この場をお借りして深くお詫び申し上げたい．さらに，この教科書作成の発案から出版まで一貫してご尽力頂いた学建書院 大崎真弓氏に深く感謝したい．

2006年11月

編者を代表して　朝日大学歯学部機能修復学講座口腔生理学分野

杉村　忠敬

もくじ

第1章　口腔生理学の意義 〈杉村忠敬〉 1

第2章　歯の形態と機能 〈杉村忠敬〉 3

第3章　歯の硬組織 〈杉村忠敬〉 5

1　歯の硬組織の組成 …………………………………5
　1）歯の無機成分 …………………………………5
　2）歯の有機成分 …………………………………8
　3）歯の水分 ………………………………………8
　4）エナメル質における無機成分，有機成分
　　　および水分の分布状態 ………………………9
2　歯の硬組織の物理的性状 ………………………10
　1）歯の硬度 ………………………………………10
　2）歯の比重 ………………………………………12
　3）歯の圧縮性（弾性） ……………………………12
　4）歯の熱伝導率および熱拡散率 ………………12
　5）歯の電気伝導率 ………………………………12
　6）歯の電気抵抗 …………………………………13
　7）歯の色調 ………………………………………13
　8）歯のエックス線透過性 ………………………13
　9）歯の物質透過性 ………………………………13
　10）歯の溶解性 ……………………………………13

第4章　歯　　髄 〈杉村忠敬〉 15

1　歯髄の機能 ………………………………………15
2　歯髄の代謝の特徴 ………………………………15
3　歯髄の組織液 ……………………………………15
4　歯髄の血圧 ………………………………………16
5　歯髄の血流量 ……………………………………16
6　歯髄の防御作用 …………………………………16
　1）生理的第二象牙質 ……………………………16
　2）病的第二象牙質（刺激的象牙質） ……………17
7　歯髄の加齢的変化 ………………………………17

第5章　歯の支持組織 〈杉村忠敬〉 19

1　セメント質 ………………………………………19
2　歯根膜 ……………………………………………20
　1）歯の植立作用 …………………………………21
　2）咬合力の緩圧作用 ……………………………21
　3）各種の刺激に対する感知作用 ………………22
　4）咬合力・咀嚼力の調節作用 …………………22
　5）咀嚼運動の調節作用 …………………………22
3　歯　肉 ……………………………………………22
　1）歯肉の機能 ……………………………………22
　2）歯肉の血液循環 ………………………………23
　3）歯肉の色調 ……………………………………23
4　歯　槽　骨 ………………………………………23
　1）歯槽骨の機能 …………………………………23
　2）歯槽骨の機能的変化 …………………………23

3)歯槽骨の咬合力・咀嚼力の緩衝 …………24
5　歯の動揺 ……………………………………25
　　1)水平動揺 ……………………………………25
　　2)垂直動揺 ……………………………………27
　　3)月経および妊娠と歯の水平動揺との関係 ……28

第6章　舌　〈杉村忠敬〉29

1　舌の機能 ……………………………………29
2　舌　筋 ………………………………………29
　　1)舌筋の種類 …………………………………30
3　舌運動の中枢 ………………………………31
4　舌の支配神経 ………………………………31
　　1)運動神経 ……………………………………31
　　2)感覚神経 ……………………………………32
5　咀嚼時の舌運動の特徴 ……………………33
6　舌　圧 ………………………………………33
7　舌の機能異常 ………………………………34

第7章　頰(顔面)・口唇・口腔粘膜・口蓋　〈杉村忠敬〉35

1　頰(顔面) ……………………………………35
2　口　唇 ………………………………………36
　　1)口唇の特徴 …………………………………36
　　2)口唇の機能 …………………………………36
3　口腔粘膜 ……………………………………38
　　1)口腔粘膜の機能 ……………………………38
　　2)口腔温 ………………………………………38
4　口　蓋 ………………………………………39
　　1)口蓋の機能 …………………………………39
　　2)咬合・咀嚼時の口蓋の力学的反応 ………40

第8章　筋　〈柴　芳樹〉43

1　筋の構造と種類 ……………………………43
　　1)筋の構造 ……………………………………43
　　2)筋の種類 ……………………………………44
2　支配神経 ……………………………………45
3　筋の役割 ……………………………………46
　　1)骨格筋の役割 ………………………………46
　　2)心筋の役割 …………………………………47
　　3)平滑筋の役割 ………………………………47
4　骨格筋の収縮 ………………………………47
　　1)収縮単位 ……………………………………47
　　2)興奮収縮連関 ………………………………48
　　3)筋収縮の種類 ………………………………49
　　4)脊髄反射 ……………………………………50
5　心筋,平滑筋の収縮 ………………………50
　　1)平　滑　筋 …………………………………50
　　2)心筋の収縮特性 ……………………………51
6　筋電図,心電図 ……………………………52

第9章　神　経　〈二ノ宮裕三〉55

1　神経細胞の形態と連絡 ……………………55
2　細胞興奮のメカニズム ……………………56
　　1)細胞膜の基本的性質 ………………………56
　　2)静止電位 ……………………………………60
　　3)活動電位 ……………………………………61
3　神経興奮の伝導 ……………………………64
　　1)伝導の機序(局所回路説) …………………64
　　2)跳躍伝導 ……………………………………65

3) 興奮伝導の3原則……………………65
4 神経線維の伝導速度………………………66
　　1) 複合活動電位……………………66
　　2) 神経線維の分類…………………66
5 シナプス……………………………………67
　　1) シナプスの構造…………………67
　　2) シナプスの情報伝達……………68
　　3) シナプスの機能…………………69
　　4) 神経伝達物質……………………70
6 末梢神経系…………………………………70
　　1) 脳　神　経………………………71
　　2) 脊髄神経…………………………71
　　3) 体性神経系と自律神経系………72
7 自律機能……………………………………72
　　1) 交感神経系………………………74
　　2) 副交感神経系……………………74
　　3) 自律性内臓求心性神経…………74
　　4) 自律神経系の性質………………74

　　5) 自律神経シナプスにおける化学的伝達………74
　　6) 内臓反射…………………………76
　　7) 免疫と自律神経系………………76
　　8) 視床下部…………………………77
8 中枢神経系…………………………………78
　　1) 大　　　脳………………………78
　　2) 間　　　脳………………………81
　　3) 脳　　　幹………………………82
　　4) 小　　　脳………………………83
　　5) 脊　　　髄………………………84
9 統合機能……………………………………85
　　1) 大脳皮質の構造および領域の分類………85
　　2) 大脳皮質機能局在性……………86
　　3) 大脳左右半球の機能差と優位性………87
　　4) 情　　　動………………………89
　　5) 記　　　憶………………………91
　　6) 脳　　　波………………………93

第10章　咬　　　合　〈杉村忠敬〉 95

1 安　静　位……………………………………96
2 咬頭嵌合位……………………………………98
3 中　心　位……………………………………98
4 最後退位………………………………………98
5 偏　心　位……………………………………98
6 最大開口位…………………………………100
7 咬合理論……………………………………101
　　1) ミューチュアリープロテクテッド
　　　オクルージョン……………………101
　　2) グループファンクション………101
　　3) フルバランスドオクルージョン………101

第11章　顎　運　動　〈杉村忠敬〉 103

1 矢状面に投影したときの下顎限界運動　…103
　　1) 上方限界運動路…………………104
　　2) 前方限界運動路…………………107
　　3) 後方限界運動路…………………107
　　4) 習慣性開閉口運動路……………108
2 水平面に投影したときの下顎限界運動　…110
3 前頭面に投影したときの下顎限界運動　…112

第12章　顎　関　節　〈杉村忠敬〉 113

1 顎関節の形態………………………………113
2 各種機能時の顎関節部の動態……………115

1）開閉口時 ……………………………… 115
　　2）前方移動時 …………………………… 118
　　3）側方運動時 …………………………… 119
　　4）咀　嚼　時 …………………………… 122
　3　全運動軸 ………………………………… 124

第13章　咀嚼筋　〈杉村忠敬〉127

　1　咀嚼筋の特徴 …………………………… 127
　2　咀嚼筋の機能 …………………………… 128
　　1）閉口運動 ……………………………… 129
　　2）開口運動 ……………………………… 129
　　3）前突運動 ……………………………… 130
　　4）後退運動 ……………………………… 130
　　5）側方運動 ……………………………… 130
　3　咬　合　力 ……………………………… 131

第14章　咀　　嚼　〈杉村忠敬〉133

　1　咀嚼の意義 ……………………………… 134
　2　咀嚼の目的 ……………………………… 134
　3　咀嚼の周期 ……………………………… 134
　4　咀嚼の特徴 ……………………………… 135
　5　咀嚼と咬合形式との関係 ……………… 136
　6　咀嚼と食品の性状との関係 …………… 138
　　1）食品の大きさ ………………………… 138
　　2）食品の硬さ …………………………… 138
　7　咀嚼能率 ………………………………… 138
　　1）咀嚼能率の特徴 ……………………… 138
　　2）咀嚼能率の測定法 …………………… 139
　　3）咀嚼回数と咀嚼物質の大きさとの関係 …… 140
　　4）咀嚼指数および咀嚼効率 …………… 140
　　5）摂取食品量と咀嚼値との関係 ……… 140
　　6）口腔の乾燥状態と咀嚼値との関係 … 141
　　7）咀嚼圧の大きさおよび加わる方向と
　　　　咀嚼値との関係 ……………………… 141
　　8）咀嚼側と咀嚼値との関係 …………… 141
　　9）歯列と咀嚼値との関係 ……………… 141
　　10）歯数と咀嚼値との関係 ……………… 141
　　11）咬合接触する面積（咀嚼面あるいは
　　　　咬合接触面）と咀嚼能率との関係 … 141
　　12）咀嚼機能の低下に対する順応作用
　　　　および代償作用 ……………………… 141
　8　天然歯列における咬合圧・咀嚼圧 …… 142
　　1）咬合圧・咀嚼圧を表す単位 ………… 142
　　2）咬合力と咬合圧，咀嚼力と咀嚼圧 … 142
　　3）相対咬合圧および個歯咬合圧の
　　　　大きさの順序 ………………………… 142
　　4）咬合面積と咬合力との関係 ………… 143
　　5）性差および増齢的変化と咬合圧との関係 … 143
　　6）顎間距離 ……………………………… 143
　　7）咬合圧と顎間距離との関係 ………… 143
　　8）咬合圧および咀嚼圧の調節機構 …… 144
　9　咀嚼リズム ……………………………… 144
　　1）中　　枢 ……………………………… 146
　　2）末　　梢 ……………………………… 148

第15章　顎　反　射　〈杉村忠敬〉149

　1　開口反射 ………………………………… 149
　　1）開口反射の意義 ……………………… 149
　　2）開口反射の反射弓 …………………… 149
　2　下顎張反射 ……………………………… 150
　　1）下顎張反射の意義 …………………… 150
　　2）下顎張反射の反射弓 ………………… 151

3)下顎張反射と筋紡錘 …………………151
　4)γループ …………………………………152
　5)Ib抑制 ……………………………………153
3 歯根膜咬筋反射・緊張性歯根膜咬筋反射 153
　1)歯根膜咬筋反射の意義 ………………153
　2)緊張性歯根膜咬筋反射の意義 ………153
　3)歯根膜咬筋反射および
　　　緊張性歯根膜咬筋反射の反射弓 …154
4 口腔粘膜刺激による閉口反射 …………154

第16章 嚥下　〈山田好秋〉155

1 嚥下とは ……………………………………155
2 摂食5期 ……………………………………156
　1)認知期 ……………………………………157
　2)咀嚼期 ……………………………………157
　3)口腔期 ……………………………………157
　4)咽頭期 ……………………………………157
　5)食道期 ……………………………………157
3 嚥下の準備 …………………………………158
4 嚥下反射 ……………………………………159
5 通過時の咽頭の作用 ………………………160
6 嚥下と姿勢 …………………………………161
7 嚥下の神経性制御機構 ……………………163

第17章 吸啜　〈山田好秋〉167

第18章 嘔吐　〈山田好秋〉169

1 嘔吐の誘発および中枢 ……………………169
2 嘔吐様反射 …………………………………170

第19章 感覚　〈二ノ宮裕三〉171

1 感覚と受容器の種類 ………………………171
2 感覚の発生機構と特性 ……………………172
　1)受容器電位と活動電位 …………………172
　2)刺激の強さと感覚との関係 ……………173
3 体性感覚 ……………………………………174
　1)皮膚感覚 …………………………………175
　2)深部感覚 …………………………………177
　3)体性感覚の伝導路と皮質投射 …………177
4 内臓感覚 ……………………………………179
　1)臓器感覚 …………………………………179
　2)内臓痛覚 …………………………………180
　3)関連痛 ……………………………………181
5 特殊感覚 ……………………………………182
　1)視覚 ………………………………………182
　2)聴覚 ………………………………………190
　3)平衡感覚 …………………………………192

第20章 口腔感覚　〈杉村忠敬〉195

1 口腔感覚の意義 ……………………………195
2 口腔感覚の種類 ……………………………195
　1)一般感覚 …………………………………195
　2)特殊感覚 …………………………………195
3 口腔粘膜の感覚の生理的意義 ……………195
4 口腔粘膜の感覚の一般的性状 ……………196

5	口腔の表面(皮膚)感覚の受容器 ……196	9	口腔粘膜の痛覚 ……198
6	口腔の各部位における感覚点(神経密度)の分布状況……196	10	歯および歯根膜の感覚 ……198
	1)歯　　肉 ……196	11	咬合感覚 ……201
	2)口　　蓋 ……196	12	歯　　痛 ……202
	3)舌 ……196		1)エナメル質および象牙質における痛み……202
	4)口　　唇 ……197		2)歯髄の痛み ……203
7	空間感覚 ……197		3)歯根膜の痛み ……204
8	口腔粘膜の温度感覚 ……197	13	ガルバニー電流による歯痛 ……204
		14	関　連　痛 ……205

第21章 味　　覚　　〈二ノ宮裕三〉 207

1	味覚の一般的性質 ……208	2	味覚の受容 ……211
	1)味物質と基本味 ……208		1)味蕾の分布・構造・神経支配 ……211
	2)味覚の閾値 ……208		2)味物質の受容と細胞内情報伝達過程 ……212
	3)順　　応 ……209		3)5基本味の受容体分子 ……215
	4)PTC味盲 ……209		4)味覚の神経情報伝達 ……216
	5)味覚障害 ……210		5)味覚の中枢伝導路 ……218
	6)歯科臨床と味覚 ……210		

第22章 嗅　　覚　　〈二ノ宮裕三〉 221

1	嗅覚の一般的性質 ……221	2	嗅覚の受容・神経情報処理 ……224
	1)匂い物質と基本(原)臭 ……221		1)嗅　上　皮 ……224
	2)嗅覚閾値 ……222		2)匂い分子の受容 ……225
	3)口　　臭 ……223		3)匂い情報の中枢処理 ……226
	4)嗅覚障害 ……223		4)嗅覚中枢経路 ……227

第23章 発音・発声　　〈山田好秋〉 229

1	音声と言語 ……229	7	構音の様式 ……235
2	音声をつくる器官 ……229	8	フォルマント周波数 ……236
3	発声のエネルギー源 ……231	9	共鳴および気流操作 ……237
4	喉頭の構造と機能 ……232	10	構音のメカニズム ……238
5	声帯の構造と機能 ……233	11	言語に関与する脳部位 ……239
6	構　　音 ……234		

第24章 消化と吸収 〈柴　芳樹〉 241

1　消化管の種類と役割 …………………241
　　1）消化管の種類 …………………241
　　2）消化管の構造 …………………242
　　3）消化管の役割 …………………242
2　機械的消化 ……………………………242
　　1）消化管の運動
　　　（蠕動運動，振子運動，分節運動）…242
　　2）運動の調節機構 ………………243
3　消化管での化学的消化 ………………244
4　消化管の機能 …………………………244
　　1）口　腔 …………………………244
　　2）咽　頭 …………………………244
　　3）食　道 …………………………244
　　4）胃 ………………………………245
　　5）小　腸 …………………………246
　　6）大　腸 …………………………247
　　7）肝臓の機能 ……………………248
5　吸　収 …………………………………249
　　1）部位による吸収物 ……………249
　　2）吸収機構 ………………………249

第25章 ホルモン 〈重村憲徳・二ノ宮裕三〉 251

1　ホルモンとは …………………………251
　　1）ホルモンの分類 ………………252
　　2）ホルモンの分泌様式 …………253
　　3）ホルモンの分泌調節 …………253
2　視床下部下垂体系 ……………………254
　　1）下垂体前葉 ……………………254
　　2）視床下部 ………………………256
　　3）下垂体中葉 ……………………257
　　4）下垂体後葉 ……………………257
3　甲状腺とカルシウム調節系 …………258
　　1）甲状腺 …………………………258
　　2）カルシウム代謝調節因子 ……259
4　膵　臓 …………………………………261
　　1）膵　島 …………………………261
5　副　腎 …………………………………265
　　1）副腎皮質 ………………………265
　　2）副腎髄質 ………………………269
6　性　腺 …………………………………271
　　1）精　巣 …………………………271
　　2）卵　巣 …………………………272
　　3）生殖生理 ………………………273
　　4）受精と妊娠 ……………………275
　　5）分　娩 …………………………275
7　脂肪細胞 ………………………………276

第26章 唾液腺および唾液 〈勝川秀夫・杉村忠敬〉 279

1　唾液腺の種類 …………………………279
2　唾液腺の構造 …………………………279
3　唾液の分泌量および分泌様式 ………280
4　唾液の分泌機構 ………………………280
　　1）唾液無機成分の分泌 …………280
　　2）タンパク質および酵素の分泌機構 …283
　　3）唾液分泌速度がイオン組成におよぼす影響 285
　　4）唾液のpH ………………………286
5　三大唾液腺の相対的唾液分泌 ………286
6　唾液の分泌調整 ………………………286
　　1）遠心性神経 ……………………287
　　2）求心性神経 ……………………287
7　唾液の生理作用 ………………………287
　　1）化学的消化作用 ………………287

2) 円滑作用(咀嚼や嚥下の補助作用) ………288
3) 溶媒作用 ……………………………288
4) 歯および口腔粘膜に対する保護作用 ………288
5) 洗浄作用 ……………………………288
6) 殺菌作用および抗菌作用 ……………………288
7) pHの緩衝作用および希釈作用 ………………288
8) 排泄作用 ………………………………288
9) 内分泌作用 ……………………………289

第27章 口腔領域に関する栄養素と代謝 〈柴 芳樹〉 291

1 栄養素 ……………………………291
2 栄養 ………………………………291
3 栄養補給 …………………………291
4 エネルギー代謝 …………………292
　1) 基礎代謝量 ……………………292
　2) エネルギー代謝率 ……………292
　3) 呼吸商(RQ) …………………293
5 物質代謝 …………………………294
　1) 糖質の代謝 ……………………294
　2) タンパク質の代謝 ……………295
　3) 脂肪の代謝 ……………………296
6 無機質の機能 ……………………296
　1) カルシウム ……………………296
　2) ナトリウム ……………………296
　3) カリウム ………………………297
　4) 鉄と亜鉛 ………………………297
7 体温調節 …………………………297
　1) 体温 ……………………………297
　2) 体温の調節 ……………………297
　3) 体温の異常 ……………………298
　4) 発汗 ……………………………298

参考文献 ……………………………………299
索引 …………………………………………301

1 口腔生理学の意義

　生理学は生体の各器官の機能を研究する学問であり，通常，一般生理学の範疇として神経，筋，体液，循環，呼吸，感覚，消化，排泄およびホルモンなどを扱っている．これに対して，1947 年，文部省(現文部科学省)が設立した歯科教育審議会の教授法協議会において，歯科大学教育の指導指針である歯科教授要綱に初めて口腔生理学の用語が使われ，歯，咬合，咀嚼，嚥下，嘔吐，味覚，口腔感覚，唾液および発音・発声など，おもに口腔に関係する分野を専門に扱う口腔生理学が誕生した．近年では，前述の分野に，さらに，咀嚼に関与するものとして，視覚や嗅覚が口腔生理学の分野でも扱われるようになってきた．しかし，口腔生理学は前述した内容を扱うとはいえ，結論的には咀嚼に関与する内容と，発音・発声に関与する内容とに大別できる．

　ヒトは，自然界のなかではきわめてめずらしい二足歩行をおこなう動物である．二足歩行をおこなうことによって，両手が使えることから，日常生活に必要な道具をつくり出してきた．それらの道具のなかには，摂食に関与するものも多い．したがって，それまでは山火事などの自然現象によって，結果的に調理された動物の肉などを食べていたが，創意工夫の末にできあがった調理器具を用いて，山火事のような自然現象に頼らず，いつでも焼いた，すなわち，調理された肉を食べることができるようになった．このように，肉や魚を焼くということから，次第に野菜などを煮ると美味しい，ということもわかり，ヒトの食生活は著しく変わった．

　さらに，自然界の，すなわち，自生の食物だけに頼らず，四季を利用して農耕によって作物を得，それらを保存する技術を考え出すことによって，ヒトの食生活はさらに飛躍的に進歩した．この食生活の変化に対して，当然，ヒトの咀嚼形式も変わってきた．たとえば，生肉を引き裂く必要がなくなったために切端が鋭く，かつ長い犬歯が不要になった．また，焼いたり煮たりすることによって摂取する食品の性状が硬い食品から軟らかい食品に変わったため，咀嚼のパターンが開閉口運動主体の咀嚼運動(チョッピングタイプ)から，臼磨運動が主体の咀嚼運動(グラインディングタイプ)に変わった．これらのことから，咀嚼では神経・筋による微妙な調整が必要な側方運動が主体になり，この運動が飛躍的に発達した．咀嚼物質を焼いたり煮たり，あるいは意識的に天日干しにしたりと，他の動物との咀嚼形式の相違が，他の動物との知的な面に差として表れてきた．すなわち，他の動物よりも複雑な咀嚼運動が必要になったため，頭を使って創意工夫する必要から頭部へ流れる血液量が増加し，脳の機能が活発になってきた．このこと自体は非常に良いことではあるが，弊害も出てきた．すなわち，調理技術の向上に伴って，摂取する食品が総体的に軟らかくなったため，咀嚼筋群をはじめとする筋群が十分に発育できなくなった．そのため，強い咬合力や咀嚼力が下顎骨や上顎骨，ひいては頭蓋全体に加わらなくなったため，骨格系の十分な成長発育が阻害され，その結果，頭蓋の劣成長に起因する歯列不正が生じるようになった．また，各種の原因による歯列不正に起因する咬合のバランスの乱れによって，

顎関節症や咀嚼に関与する左右の筋力のバランスが崩れ，それによって頭位や体軸が容易にズレやすくなった．その結果，腰から背側部，肩部，首筋部，側頭部および顔面にかけて，きわめて強い不定愁訴が生じやすくなってきた．すなわち，咬合が狂うことによって，全身のバランスが崩れることが多くなってきた．

咀嚼食品が軟らかくなってきたことは，全身的な弊害の原因にもなってきた．すなわち，十分にかまなくても容易に摂取できるということから，咀嚼回数が少なくなるため，咀嚼物質と唾液とが十分に混じり合わなくなった．その結果，きわめて高いカロリーの食品を摂取することになり，他の動物よりも動脈硬化や心臓病，それに糖尿病などの，いわゆる成人病に罹患しやすくなってきた．

また，嚥下時には下顎骨を安定した位置に固定する必要から，上下顎の歯を軽く接触させる必要がある．嚥下は随意運動と反射とが混在した現象で，嚥下がスムーズにおこなわれるためには口輪，頰および舌の各筋および咽頭などが正常に機能しなければならない．すなわち，バランスの崩れやすい口腔の諸器官が正常に機能することが必要になる．さらに，嚥下がスムーズにおこなわれるためには，咀嚼によって食物が唾液と混じり合って，嚥下ができる状態の食塊が形成されなければならない．唾液は化学的な消化作用や食物中の味物質を溶解させて，味細胞が反応しやすくするほか，多くの細菌に対抗する作用をもっている．また，1本の髪の毛が口腔内に入っても気持ち悪く感じるように，口腔はきわめて鋭い感覚器官でもある．

さらに，発音というきわめて重要な機能をはたしている．口腔生理学を研究している人のなかには，摂食は口腔がなくても食道に直接食品を流入すれば可能であるが，発音は口腔がなければ絶対に不可能である，との観点から，口腔は発音するためにある，と主張する研究者もいる．また，ヒトにはオトガイがあるが，ヒト以外でオトガイをもつ動物はいないこと，および，ことばは多くの動物のなかでもヒトしかもたないことから，ことばとオトガイとの関連を強調する研究者もいる．それはともかく，発音のうち構音(調音)は声門より上部の諸器官の働きによって語音を形成するため，構音には歯，舌，咽頭，口腔，口蓋および鼻腔などが必要である．

以上，咀嚼，摂食，咬合および発音などが，どのように口腔とかかわっているかについて簡単に述べた．ヒトは，若年時にはカリエスによって，増齢にしたがって歯周疾患などによって歯の喪失がおこり，高年齢になればなるほど歯の残存率が少なくなる．しかし，咀嚼をはじめ，正常な口腔機能を維持することが必要なため，人工的な装置が不可欠になる．そのためには，口腔に関連する諸器官の正常な機能を十分に理解しておくことが大切である．

2 歯の形態と機能

　前項の「口腔生理学の意義」でも述べたように，ヒトが他の動物と著しく異なっている点は，ヒトが独自につくり出した調理器具によって，食品を加工して食べやすくすることができることである．ヒトにもっともよく似た咀嚼パターンを示す動物はサルだといわれているが，それでもヒトとサルとの咀嚼パターンにはかなりの相違がある．

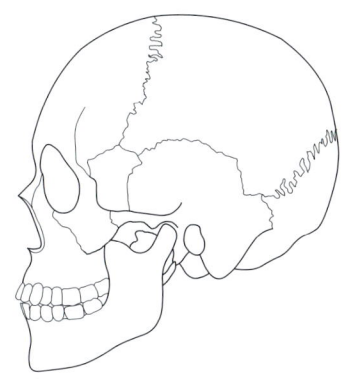

図 2-1　ヒトの頭蓋：顎間骨は認められない

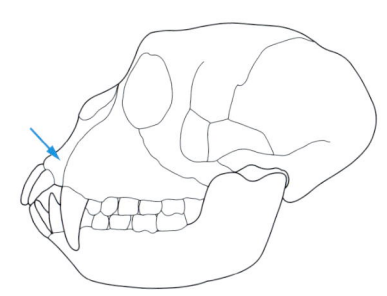

図 2-2　サルの頭蓋：顎間骨（矢印）が認められる

　そのもっとも大きな原因は犬歯の形態である．サルは，固い，あるいは大きな食品を摂取するためには食品を引き裂く必要がある．そのため，犬歯は長く，太く，かつ尖端がきわめて鋭く尖っていて，しかも，歯根もわん曲している．歯根がわん曲しているのは，食品を引き裂くにはきわめて強い側方力が必要なため，歯根が骨内に堅固に保持される必要があるからである．したがって，犬歯および犬歯の周辺の歯槽骨には著しく大きな応力が集中することになり，その結果，犬歯の周囲の歯槽骨は吸収されてしまう．そのために，サルは犬歯に加わる強大な側方力を緩衝するために，ヒトにはみられない顎間骨をとくにつくり，上顎骨と顎間骨との縫合部で犬歯に加わる応力を緩衝している（図 2-1, 2）．

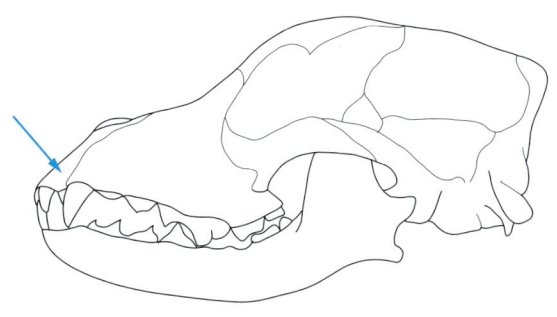

図 2-3　イヌの頭蓋：顎間骨（矢印）が認められる

顎間骨は，犬歯が発達している動物には一般的に認められる（図2-3）．このように，各動物にはそれぞれ好む食品があり，それらを摂取するのに適した歯および顎骨ならびに顎関節，ひいては頭蓋を形成している．動物は咀嚼形式から，食品をかじる運動が主体のげっ歯類，食品をすりつぶす運動が主体の草食動物，および食品を引き裂く運動が主体の肉食動物などに分類できる．ヒトは以上の3種類の咀嚼形式をとるため，それぞれに適した歯をもっている．

以上のことから，歯には次のような機能があるといえる．
① 食物をかみ切り，かみ砕き，すりつぶして微細にして，嚥下しやすくし，かつ消化酵素の作用を受けやすくする．
② 食物をかみ切り，かみ砕き，すりつぶすことにより，食物中の味物質を引き出すとともに，食物中の匂い物質を引き出し，食欲を増進させる．
③ 発音，とくに構音に関与する．
④ 前歯が1本欠けても容貌に違和感が生じることからも明らかなように，歯は顔貌の調和に深く関与している．
⑤ 頭蓋を構成している各骨は，そこに付着している筋力の大きさおよび方向などによって成長・発育が決まる．したがって，かむことによって筋力が大きくなり，それに伴って頭蓋を構成する各骨の成長・発育が促進される．

3 歯の硬組織

　歯の硬組織は生体の組織のなかでも石灰化の程度がきわめて高く，とくに，エナメル質は石灰化度がもっとも高い．そして，代謝がおこなわれないため，一度欠損すると再生されず，咬合や咀嚼時に障害がおこりやすい．欠損した硬組織の機能を回復させることは，歯科治療の重要な役割である．なお，歯の重量は，体重の0.06％である．

1　歯の硬組織の組成

表3-1　歯および骨の硬組織の無機成分，有機成分および水分量（％）

	エナメル質	象牙質	セメント質	骨
無機成分	95〜97	61〜71	60〜65	55
有機成分	0.4〜0.8	20〜22	30〜35	35
水　分	1.2〜4.0	11〜16	15〜20	10

（上羽隆夫：スタンダード口腔生理学 第1版第4刷，学建書院，1999より一部改変）

　歯の硬組織は無機成分，有機成分および水分から構成されている（表3-1）．この表から，エナメル質は，象牙質やセメント質に比べて無機成分が多く，これに対して，有機成分や水分が極端に少ないことがわかる．象牙質とセメント質とでは無機成分，有機成分および水分にわずかな違いは認められるが，それほど極端な差はない．一方，骨は，無機成分は歯よりも少なく，有機成分が多いことが特徴である．有機成分や水分の量の相違から，歯はかなりの加圧には対応できるが，もろく，骨は歯よりも，骨折するまではかなりひずみ（しなり）ながらも，大きな圧に耐えることができることがわかる．

1）歯の無機成分

表3-2　ヒトの歯および骨の硬組織無機成分の組成

	無機成分組成（％，灰化法）		
	エナメル質	象牙質	骨
Ca	37.5	37.0	39.5
P	17.7	18.0	18.0
(Ca/P)	(2.11)	(2.06)	(2.16)
Mg	0.44	1.17	0.46
Na	0.57	0.36	0.91
K	0.18	0.13	0.16
CO_2	2.46	4.53	6.1
Cl	0.28	0	0.19
F	0.010	0.029	0.095

（上羽隆夫：スタンダード口腔生理学 第1版第4刷，学建書院，1999より）

乾燥重量％で測定したとき，エナメル質でも象牙質でも，無機成分でもっとも多く含まれているのは Ca で，ついで P である．その他の物質は Ca や P に比べてきわめて少ないので，歯の硬組織はほとんど Ca と P とで構成されているといえる(**表 3-2**)．また，エナメル質でも象牙質でも，Ca と P との比はほぼ同じ値を示している(2.06〜2.11)．なお，この傾向は骨においても同じである．

表 3-3 ヒトの硬組織のリン酸カルシウム化合物の比較

	構成比率(％)		HA 結晶の大きさ(Å)	
	結晶相	不定形相	幅	長さ
エナメル質	100	0	200〜800	2,000〜10,000
象牙質	65	35	20〜35	200〜300
骨	70	30	50	100〜300

(大塚吉兵衛 ほか：スタンダード口腔生化学 第 1 版第 2 刷，学建書院，1997 より)

これら Ca や P は，水酸化アパタイトの六角柱状の結晶[ハイドロキシアパタイト $Ca_{10}(PO_4)_6(OH)_2$]として歯の硬組織を構成している．エナメル質のハイドロキシアパタイトは棒状あるいは板状で，幅は約 500 Å，長さは約 6,000 Å である．エナメル質のハイドロキシアパタイトは，ゆっくり形成されるので比較的大きくなる．なお，エナメル質では，ハイドロキシアパタイトの結晶が 100％占めているので不安定相はない．これに対して，象牙質のハイドロキシアパタイトの幅は約 30 Å，長さは約 250 Å である．これはエナメル質のハイドロキシアパタイトの結晶よりも小さいので，単位重量当たりの表面積が大きくなるため，各種のイオンを吸収しやすくなり，安定性に欠ける．象牙質では 65％がハイドロキシアパタイトの結晶で，不定形相は 35％である．ちなみに，骨のハイドロキシアパタイトの幅は約 50 Å，長さは 200 Å であり，70％がハイドロキシアパタイトの結晶で，不定形相は 30％である(**表 3-3**)．

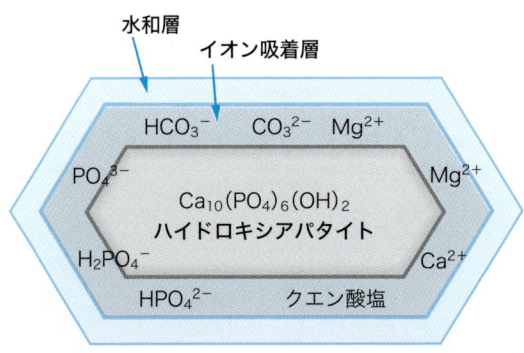

図 3-1 ハイドロキシアパタイト，イオン吸着層および水和層の関係
(覚道幸男 ほか：図説歯学生理学 第 2 版第 7 刷，学建書院，2003 より)

生体の硬組織はこのようなハイドロキシアパタイトの結晶で構成されているが，一度できあがったハイドロキシアパタイトの結晶 $Ca_{10}(PO_4)_6(OH)_2$ は，この分子式で示される構

造のままではなく，$Ca_{10}(PO_4)_6(OH)_2$を取り巻いているイオン吸着層(図3-1)に吸着される各種のイオンを吸着し(イオン吸着能)，各種のイオンと置換している(イオン置換能)．

表3-4　ハイドロキシアパタイトの各部位と置換するイオン

Ca：カルシウム部位
Na^+，K^+，H^+，H_3O^+
Sr^{2+}，Ba^{2+}，Pb^{2+}，Zn^{2+}，Cd^{2+}
Mg^{2+}，Fe^{2+}，Mn^{2+}，Ra^{2+}，Al^{3+}
PO$_4$：リン酸部位
SO_4^{2-}，CO_3^{2-}，HPO_4^{2-}，PO_3F^{2-}
AsO_4^{3-}，BO_3^{3-}，CrO_4^{3-}
(CO_3F^{3-})，SiO_4^{4-}，$H_4O_4^{4-}$，BO_4^{5-}
OH：水酸基あるいはハロゲン部位
F^-，Cl^-，Br^-，O^{2-}，CO_3^{2-}，H_2O

(大塚吉兵衛 ほか：スタンダード口腔生化学 第1版第2刷，学建書院，1997より)

すなわち，$Ca_{10}(PO_4)_6(OH)_2$のCaの部位はNaやKおよびHなどと，PO_4の部位はSO_4やCO_3およびHPO_4などと，そして，OHの部位はFやClおよびBrなどと置換される(表3-4)．

表3-5　歯の無機成分の分布

① 表層から深層濃度が低下するもの	F，Zn，Pb，Fe，Sn
② ほぼ均一に分布するもの	Sr，Cu
③ 表層から深層に向かって濃度が増すもの	CO_2，Mg，Na

(中垣晴男 ほか：臨床家のための口腔衛生学 改訂1刷，永末書店，2000より)

このように，ハイドロキシアパタイトの結晶は構成成分が変わるため，エナメル質は常に均一の組織成分であるとは限らない．したがって，イオンの置換によって表層から深部に移るにつれて濃度が増加するものや，濃度が低下するもの，あるいはイオン置換によっても全体にわたってほぼ均一に分布するものがある(表3-5)．したがって，エナメル質においては，最表層部，中央部および深部で無機質の成分に違いが認められる．なお，う蝕予防策として歯の形成期に歯に取り込まれたフッ素は，$Ca_{10}(PO_4)_6F_2$あるいは$Ca_{10}(PO_4)_6F(OH)$の形でハイドロキシアパタイトを構成している．

2) 歯の有機成分

表3-6 ヒトの歯および骨の硬組織有機成分の組成(%)

	エナメル質	象牙質	骨
総有機成分	1	20	25
窒素	0.05	3.4〜3.5	4.2〜5.0
タンパク質	0.2〜0.3	18	15〜27
コラーゲン	痕跡	17〜18	23
非コラーゲン性タンパク質	0.2	1.6	2.4〜2.7
プロテオグリカン	0.1	0.2〜0.3	0.24〜0.4
糖	0.016	0.2〜0.6	0.04
脂質	0.5〜0.6	0.33	0.1
乳酸	0.02	0.15	—
クエン酸	0.1	0.8〜0.9	0.82〜1.25

(大塚吉兵衛 ほか：スタンダード口腔生化学 第1版第2刷, 学建書院, 1997より)

　エナメル質が形成されるときにはエナメリンやアメロジェニンなどのタンパク質が活動し，そのとき，タンパク質は20〜30％を占める．しかし，いったんエナメル質が完成すると，タンパク質はきわめてわずかしか存在しない．これに対して，完成した象牙質には，重量の18％がⅠ型コラーゲンによるタンパク質がある．したがって，歯の有機成分は，ほとんどがコラーゲンを主体としたタンパク質で構成される(表3-6)．これらのタンパク質をはじめとする有機成分は歯が石灰化する前に生成され，有機マトリックスとよばれる格子を構成して，CaやPなどの無機成分を沈着する格子をつくっている(有機マトリックス)．なお，タンパク質以外の有機成分は脂質，クエン酸，乳酸および糖としてのムコポリサッカライドなどである．

3) 歯の水分

　歯の成分としての水分には，ハイドロキシアパタイトの結晶 $Ca_{10}(PO_4)_6(OH)_2$ の水分と，象牙質の象牙細管中の水分(象牙質液あるいは歯リンパ)とがある．象牙質液(歯リンパ)の組成は他の臓器の組織液とよく似ているが，象牙質液(歯リンパ)のイオンには，ハイドロキシアパタイトを取り巻いているイオン吸着層に含まれている多くのイオンの濃度と平衡しているので，他の臓器の組織液よりも比較的高張であり，なおかつ，ナトリウムやカリウムの含有量も多い．また，アミノ酸の濃度も血清より高い．なお，象牙質液(歯リンパ)は歯に加わった熱刺激や圧刺激などの各種の刺激によって，3mm/秒程度の速さで移動する．象牙質液(歯リンパ)が移動するとき，歯髄細胞や象牙芽細胞の位置を移動させることになるため，この移動の速さや移動距離などが歯の痛みを起こさせる原因であると考えられている(水力学説)．

4）エナメル質における無機成分，有機成分および水分の分布状態

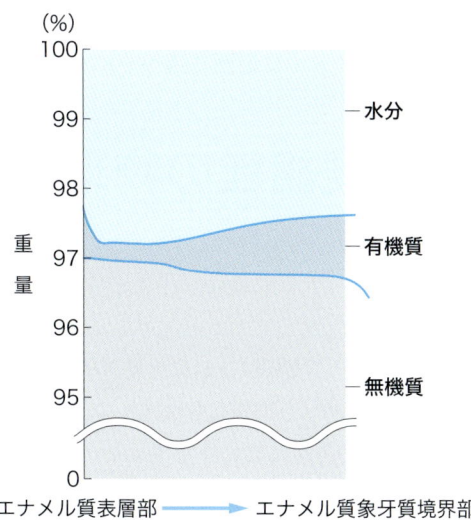

図 3-2 エナメル質の表層からエナメル質と象牙質との境界部までの無機成分，有機成分および水分の分布状態
（覚道幸男 ほか：図説歯学生理学 第 2 版第 7 刷，学建書院，2003 より）

　水分は最表層部では重量比で約 2％程度であるが，内部では約 1％程度増加する．しかし，エナメル質と象牙質との境界部では，最表層部と同程度含まれる．これに対して，有機成分は最表層部では約 1％程度であるが，内部で水分が増加した分だけ有機成分の占める割合は減少する．しかし，エナメル質の内部へ移行するにつれて徐々に増加し，エナメル質と象牙質との境界部では最表層部よりもわずかに多い．これに対して無機成分は最表

表 3-7　外層エナメル質および内層エナメル質の組成値（μm/g）

	外層エナメル質	内層エナメル質
炭酸塩	350.0〜440.0	525.0〜654.0
Na	230.0〜360.0	310.0〜380.0
F	17.0〜176.0	3.8〜44.0
Mg	30.0〜60.0	60.0〜74.0
Zn	6.6〜27.5	2.9〜14.2
クエン酸塩	3.5〜5.0	0.0〜1.1
Al	1.4〜4.8	1.1〜4.5
Sr	0.3〜3.7	0.7〜4.6
乳酸塩	0.0〜2.9	0.0〜1.2
Pb	0.4〜2.6	0.1〜1.1
Cu	0.1〜1.8	痕跡〜0.6
Si	0.2〜1.5	0.1〜1.8
Ag	痕跡〜0.9	0.0〜0.5
Fe	0.4〜0.6	0.2〜0.4
Sn	痕跡〜0.4	0.0〜0.3
Mn	0.1〜0.4	0.1〜0.2

（覚道幸男 ほか：図説歯学生理学 第 2 版第 7 刷，学建書院，2003 より一部改変）

層部から内部に移行するにつれて漸減する(図3-2).

なお,エナメル質において,最外層部ではCa,PおよびFの含有量は内部よりも多く,炭酸塩の含有量は内部のほうが多い(表3-7).また,Fはエナメル質よりも象牙質のほうが2～3倍多く含まれていて,とくに歯髄に近づくにつれて漸増する.

2　歯の硬組織の物理的性状

1)歯の硬度

① 歯の硬度は通常,ヌープ硬度(ひし形角錐ダイヤモンド(正面頂角:172°30′,縦横比:7.11:1.0,側面頂角:130°)を物質に圧迫し,圧痕から硬さを求める方法で,ひし形角錐ダイヤモンドを歯の表面に当て圧痕をつけ,加圧の強さと圧痕の大きさ(面積)との比,すなわち,KHN = 加圧(kg)/圧痕の面積(mm²)で示す.

表3-8　各種測定法による各物質の硬度

物質名	モース硬度	ビアーバウム微小硬度	ヌープ硬度
タルク	1	1	—
石膏	2	11	32
セメント質	—	—	85
方解石	3	129	135
象牙質歯冠部	—	—	140
蛍石	4	143	163
エナメル質と象牙質との境界部	—	—	330
フッ化リン灰石	5	577	430
正長石	6	975	560
石英	7	2,700	820
エナメル質中層部	—	—	910
トパーズ	8	3,420	1,340
エナメル質表層部	—	—	2,050
コランダム	9	5,300	2,100
ダイヤモンド	10	—	7,000

(覚道幸男 ほか:図説歯学生理学 第2版第7刷,学建書院,2003より)

歯の各部位の硬度をヌープ硬度で示すと,エナメル質は400KHN,象牙質は60～150KHNおよびセメント質は85KHNである.なお,硬度がもっとも高いのはエナメル質の最表層部で,2,050KHNである.また,歯の硬度をモース硬度で示すこともあり,これで示すとエナメル質は6～7で,黄玉や鋼玉に相当し,象牙質は4～5で蛍石やフッ化リン灰石に相当し,セメント質も4～5であるが象牙質よりもわずかに低く,方解石に相当する(表3-8).

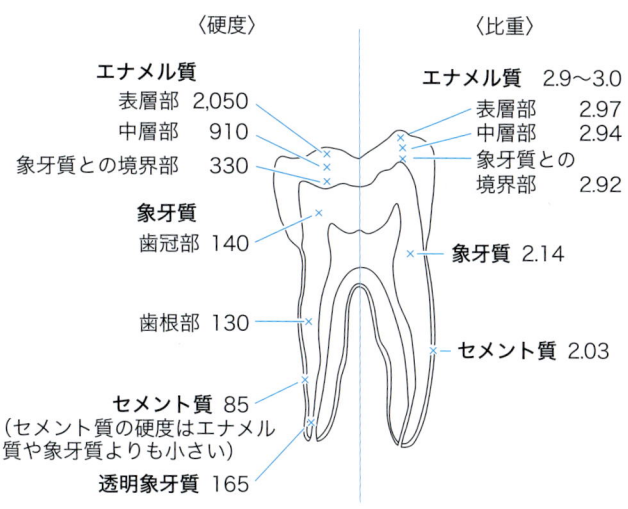

図 3-3　歯の各部位の硬度(ヌープ硬度：KHN)**および比重**
(覚道幸男 ほか：図説歯学生理学 第 2 版第 7 刷, 学建書院, 2003 より)

② 歯を断面から見たとき，エナメル質および象牙質の硬度は各部位によって差異がある(図 3-3)．エナメル質の表層部はもっとも硬く，内部に移るほど硬度は小さくなる．この硬度はエナメル質と象牙質との境界部 Enamel-Dentine Junction までほぼ一定の値を示すが，境界部では著しく減少する．なお，このことは，永久歯でも，乳歯でも，また未萌出歯でも同様である．この理由は，エナメル質と象牙質との境界部には有機成分を多く含む球間象牙質があること，および，この部位で象牙細管が複雑に枝分かれしているからである．したがって，象牙質ではエナメル質との境界部がもっとも小さく，そこから歯髄の方向へ向かうにつれて硬度は徐々に増加する．しかし，歯髄に近づくと再度小さくなる．
③ 歯を上下的に見たとき，エナメル質の硬度は切縁部および咬頭部から歯頸部に移行するにつれて減少する．
④ エナメル質および象牙質とも，一般に年齢が高くなるにつれて硬度もわずかながら増加する傾向がある．そして，30〜40 歳でもっとも高い硬度を示し，それ以降は減少する．
⑤ 高年齢者では多かれ少なかれ肉体的な変化の影響を受けるため，歯の硬度には個人差が現れ，一定の値が得られにくい．
⑥ 乳歯のエナメル質の硬度は，永久歯のエナメル質の硬度よりも小さい．
⑦ 歯の硬度に関しては性差がない．また，妊娠によっても，歯の硬度は変わらない．
⑧ 一般に咬耗歯，摩耗歯，カリエス直下にある第二象牙質，透明層および老人の歯の根尖部にある透明象牙質は，正常象牙質よりも硬い．ただし，これらは，これらのできかたによって，正常象牙質よりも硬度が低い場合もある．
⑨ カリエスになっている象牙質の硬度は，正常象牙質よりも小さい．しかし，その周辺の象牙質は正常象牙質よりも硬い．

⑩ 歯根においては，セメント質と象牙質との境界部 Zement-Dentine Junction から歯髄に近づくにつれて徐々に硬度は小さくなり，歯髄に接する象牙質の硬度はセメント質と象牙質との境界部の約50%である．
⑪ 健全歯をフッ素処理した場合や飲料水中のフッ素量を増加させると，歯の硬度は増加して酸に溶けにくくなる．
⑫ しかし，歯の形成期に過度のフッ化化合物を含む飲料水を多量に摂取することによっておこるエナメル質の形成不全や石灰化不全を示す斑状歯では，硬度はかえって小さくなる（ただし，歯の溶解性は減少する）．

2）歯の比重

① 歯の比重は，歯の無機成分および有機成分の含有量によって決まる．
② 石灰化が進むほど，比重は大きくなる．したがって，エナメル質が最大で，ついで象牙質で，セメント質がもっとも小さい（図3-3 より，エナメル質：2.88～3.01，象牙質：永久歯2.05～2.30，乳歯2.0，セメント質：永久歯2.03，乳歯2.0）．
③ エナメル質の最外表部の比重は内部よりも，切縁部は歯頸部よりも，また，永久歯のエナメル質は乳歯のエナメル質よりも大きい．
④ 歯の硬組織の比重に性差はない．
⑤ 増齢とともに石灰化が進むので，比重は増齢的に大きくなる．
⑥ カリエスに罹患している部位の比重は正常部分よりも小さい．しかし，その周辺の部位は，感染領域をそれ以上広げないような機序が働き，比重は正常部位よりも大きい．

3）歯の圧縮性（弾性）

一般に，応力と変形とは比例する（フックの法則）．いま，応力と変形との関係をグラフにすると，はじめは直線状であるが，応力が大きくなると変形は直線状にはならず，曲線を示し始める．この変曲点を比例限界というが，歯のエナメル質は，この比例限界と外力に対して歯が表すことができる最大の圧縮抵抗力，すなわち，圧縮力との差がきわめて小さい．このことは，エナメル質は，破折寸前までひずみは生じるが変形しないということを示している．したがって，エナメル質には粘り，すなわち，粘性が欠如していることがわかる．なお，象牙質の圧縮性（弾性）はエナメル質よりも小さい．

4）歯の熱伝導率および熱拡散率

歯の表面温度は平均31～34℃であるが，たえず摂食や呼吸など，各種の温熱刺激を受けている．歯が為害作用のある熱を受けるのは，歯を削合するときである．温度刺激を受けるエナメル質の熱伝導率や熱拡散率（熱伝導率/密度×比熱）は，有機成分が多い象牙質よりも大きい．

5）歯の電気伝導率

歯の電気伝導率は，歯の石灰化の程度や水分および可溶性塩類の含有量が多いほうが大

きい．したがって，エナメル質よりも象牙質のほうが電気伝導率は大きい．

6）歯の電気抵抗

　　歯の電気抵抗は，一般に歯の硬度，弾性および比重に比例する．したがって，電気抵抗はエナメル質がもっとも大きく，象牙質，セメント質の順に小さくなる．なお，透明象牙質は電気抵抗が大きく，カリエス部の電気抵抗は小さい．また，電気抵抗は年齢とともに増加する傾向がある．

7）歯の色調

　　健全歯の歯の色調は，鉄の含有量によって決まるといわれている．したがって，通常，若年者の歯では青みがかっているが，老人歯になるにつれて赤みを帯びてくる．

8）歯のエックス線透過性

　　歯の各組織のエックス線透過性は，歯の石灰化の程度によって決まる．そして，石灰化の程度が大きいほど，不透過性になる．したがって，もっとも石灰化され，緻密なエナメル質がもっとも不透過性が高い．

9）歯の物質透過性

　① 歯の透過性は，透過する歯の石灰化の程度や血流による透過物質の輸送能を有利に働く歯髄の有無によって決まる．
　② エナメル質における物質透過性は，エナメル質の半透膜の性質によって決まる．
　③ エナメル質では，陽イオンが交換されると pH が上昇して歯が再石灰化され，陰イオンが交換されるとエナメル質の内部の pH が低下して歯の溶解がおこる．
　④ 象牙質における物質透過性は，象牙細管内の象牙質液中に色素や無機イオンが拡散するので，エナメル質よりも透過性が高い．

10）歯の溶解性

　　ハイドロキシアパタイトの結晶 $Ca_{10}(PO_4)_6(OH)_2$ に酸を加えると，下記の過程を経てハイドロキシアパタイトは溶解する．

$$Ca_{10}(PO_4)_6(OH)_2 + 8H^+ \rightarrow 10Ca^{2+} + 6HPO_4^{2-} + 2H_2O$$

　　この式から，8 分子の水素イオンがハイドロキシアパタイト 1 分子を溶解することがわかる．したがって，水素分子が多ければ多いほど，歯は溶解されることになる．すなわち，糖分を多くとればとるほど，口腔内で上記の反応がおこり，カリエスになりやすくなる．

(1) 水素イオン濃度と歯の溶解

　　蒸留水にエナメル質を浸けたとき，浸ける時間が長ければわずかに溶解する．しかし，pH6.0 以下の酸に浸けるとまたたくまに溶解する．そして，一般に，溶媒の pH が大きいほど，有機酸を添加すると歯は溶解しにくくなる．しかし，クエン酸や EDTA を添加したときは例外で，pH が大きければ大きいほど，エナメル質は溶解しやすくなる（pH4.5 以下で

は溶解性は減少するが，pH4.5〜5.5 の溶媒中に添加すると溶解性は増加する)．この現象は，クエン酸や EDTA には，Ca と結合すると塩をつくる作用(キレート作用)があるためである．

(2) イオンの種類と歯の溶解

一般に，溶媒中に多価の陽イオンあるいは不溶解性のリン酸塩を形成する陽イオンが含まれていると，歯からの Ca や P の溶解速度は減少する．すなわち，pH が小さくても，その酸性溶液中に Ca や P が含まれていると，歯(エナメル質)は溶けにくい．F，蓚酸や Pb イオンも，歯の溶解を抑える．このうち，フッ化鉛は強力に歯の溶解を抑える．

(3) 酸の種類と歯の溶解

歯(エナメル質)を溶解させる酸のうち，クエン酸がもっとも強く，以下，リン酸，乳酸の順である．

4 歯　　　髄

　寒天様の膠原性結合組織である歯髄は，水分(89.8%)，有機成分(6.4%)および無機成分(3.8%)から構成されている．歯髄の有機成分はタンパク質，糖質，脂質およびそれらの代謝産物で，タンパク質としてはコラーゲンが，糖質としてはムコ多糖類が主体である．

1　歯髄の機能

① 歯の形成，石灰化，萌出や吸収に関与する．
② 各種の物質が歯の内部に浸透するときの通路になる．
③ 痛みだけを感じる感覚がある．
④ 外部からの刺激に対する防御機構として，第二象牙質をつくる機能がある．

2　歯髄の代謝の特徴

　歯髄は，歯の各組織のうち唯一の軟組織であり，したがって，歯の各組織のなかでもっとも代謝の高い組織である．とくに，象牙質が形成されるときの酸素消費量は著しく多い．

3　歯髄の組織液

　歯髄の組織液中のタンパク質含有量は，静脈の血漿よりも少なく，象牙質液よりも著しく少ない．これに対して，ブドウ糖は血漿とほぼ同程度で，象牙質液よりもかなり多く含まれている．Caおよび無機リンなどの含有量は血漿よりも少ない．しかし，グルコース，Cl，Mgおよび尿素などは毛細血管壁を自由に透過できるので，血漿中の濃度とほぼ等しい．Znを含む酵素であるアルカリ性ホスファターゼは，血漿中よりも歯髄のほうがわずかに多い．なお，アルブミンはグロブリンよりも早く毛細血管の壁を透過するので，歯髄組織液のなかではアルブミン/グロブリンは1よりも小さくなるが，歯髄組織液中のこの値は血漿中よりも1.3倍大きい．そのほか，Fe，CuおよびNaなどの含有量は，歯髄組織液と血漿中とではほぼ同程度である．

4　歯髄の血圧

　歯髄の動脈血圧は 0.07 mmHg ときわめて低く，血圧と歯髄腔内圧とには定量的な相関はない．しかし，歯髄組織液の生成には歯髄内の血圧が影響する．なお，歯髄腔内圧が上昇すると，歯痛がおこりやすい．

5　歯髄の血流量

　歯髄の血流量は歯髄腔の容積に比例する．したがって，ヒトでは，第一大臼歯，第二大臼歯および犬歯などの血流量が大きい．なお，歯髄の血流は，交感神経性の血管収縮神経を介して調節されている．

6　歯髄の防御作用

　歯に口腔内から各種の刺激が加わると，歯髄は第二象牙質をつくってこれに対応している．第二象牙質は歯根が完成したあとに形成され，生理的第二象牙質と病的第二象牙質（刺激的象牙質）とがある．

1）生理的第二象牙質

　とくに，老人の歯の歯髄腔全域にみられることが多いが，髄腔天蓋部，根管と歯冠髄腔との移行部や髄床部にもみられ，歯に対する力学的影響によるものと考えられる．

2) 病的第二象牙質（刺激的象牙質）

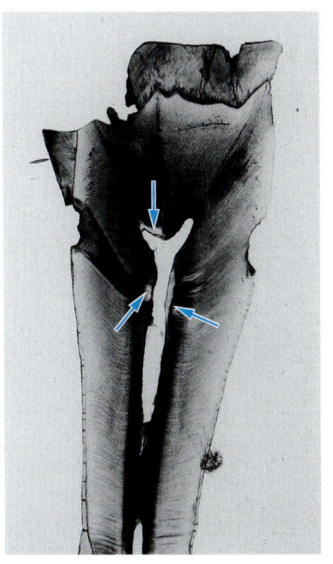

図 4-1　病的第二象牙質（刺激的象牙質，矢印）
（朝日大学歯学部　竹内　宏教授ご提供）

　病的第二象牙質（刺激的象牙質）とは，カリエス，摩耗および咬耗などにより歯が実質欠損した歯に刺激が加わったとき，刺激が加わった個所に限局して象牙芽細胞がつくるものをいう．この病的第二象牙質の意義は，刺激が作用する歯の表面と歯髄との間の距離をできるだけ長くして，歯に加わる刺激の影響をできるだけさけることにある（図 4-1）．

　第二象牙質は歯に加わる各種の刺激に対応するために，あるいは加わる刺激から回避するためにつくられるので，本来の象牙質に比べて象牙細管が少なく，また，象牙細管の走行や配列は不規則なものが多く，かつ，石灰化の程度も一様でない．

7　歯髄の加齢的変化

　歯が萌出したあと歯根が完成するまで，歯は活発に形成されるので，また，歯根が完成したあとでも象牙質の形成が進むので，歯髄腔は加齢とともに狭くなる．

5 歯の支持組織

歯を支える組織としてのセメント質，歯根膜，歯肉および歯槽骨を歯周組織といっている（図 5-1）．

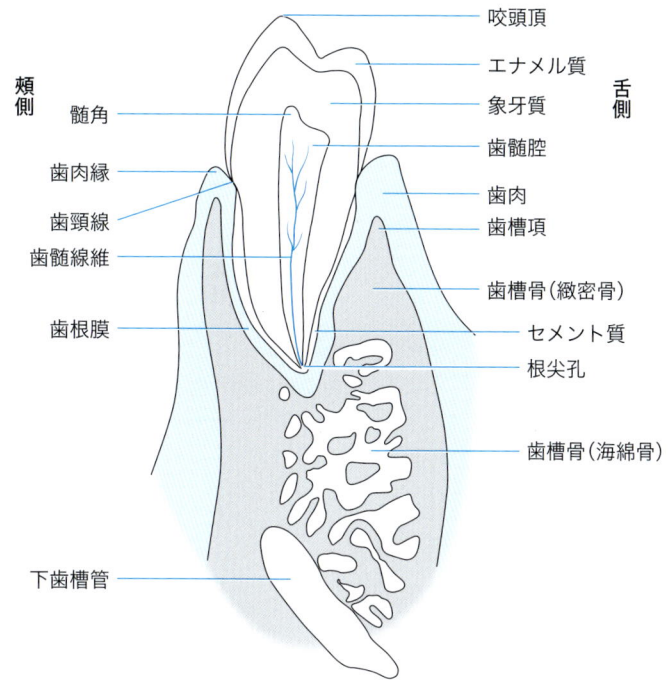

図 5-1　歯周組織ならびにその周辺の組織
右側下顎第二小臼歯：前額面断

1　セメント質

セメント質には，発生時に中胚葉性の歯囊由来の原生セメント質と，後天的に歯根膜細胞からつくられる第二セメント質とがある．セメント質の厚さは歯頸部で 20～30 μm，根尖部はそれよりも厚いが，後天的には第二セメント質がつくられるので，全体的にはこれらよりも厚くなる．セメント質を構成している物質は，エナメル質や象牙質を構成している物質とほぼ同一である．セメント質の Ca/P は 2.08 で，この値はエナメル質よりも小さいが，象牙質よりも大きい（エナメル質：2.11，象牙質：2.06）．なお，セメント質は複屈折性を示し，象牙質や骨と同じようにエックス線回折像を示す．

セメント質の生理的作用は，次のとおりである．
① 歯根膜とともに歯槽骨に歯を結合させる．
② 歯に加わった過大な咬合力は歯槽骨を吸収させるが，セメント質では第二セメント質

がつくられ，その結果，歯根膜腔の幅は正常に保たれる．第二セメント質が後天的につくられるということから，たとえ抜髄した歯でも第二セメント質の感覚機能は維持されるので，露出したセメント質は痛みを感じることがある．
③セメント質の栄養は歯根膜から受けるので，歯髄がなくてもセメント質の機能は障害されない．

2 歯根膜

歯根膜は，歯の周囲の歯根膜腔をみたしている線維性の結合組織で，厚さは0.1〜0.4 mmである．

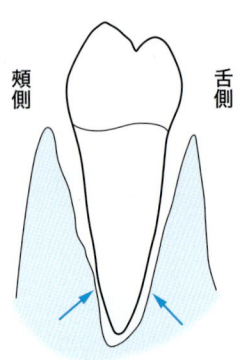

図5-2　歯と歯槽骨との位置関係
矢印の部が狭くなっているので，歯に側方力が加わると，この付近が歯の回転中心になる．

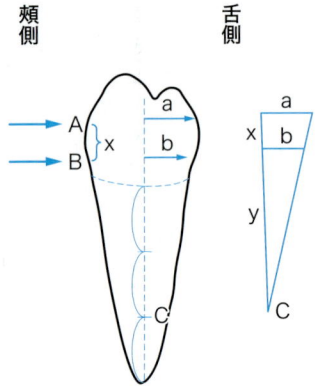

図5-3　歯に側方力が加わったときの回転中心の求め方
a：切端部付近のAから水平力を加えたときの変位量
b：歯頸部付近のBから水平力を加えたときの変位量
x：AB間の距離
C：回転中心
$y = bx/(a-b)$

歯根膜腔のうち幅がもっとも広いのは歯槽縁で，もっとも狭いのは歯根の中央部からわずかに根尖部に寄った部位である（図5-2, 矢印）．歯に側方力が加わり歯が側方へ変位するときは，この部位が歯の支点になる（図5-3, C）．なお，歯根膜腔の幅は咬合や咀嚼に直接関与している歯または部位では比較的広く，埋伏歯のように咬合や咀嚼に直接関与していない歯では比較的狭い．

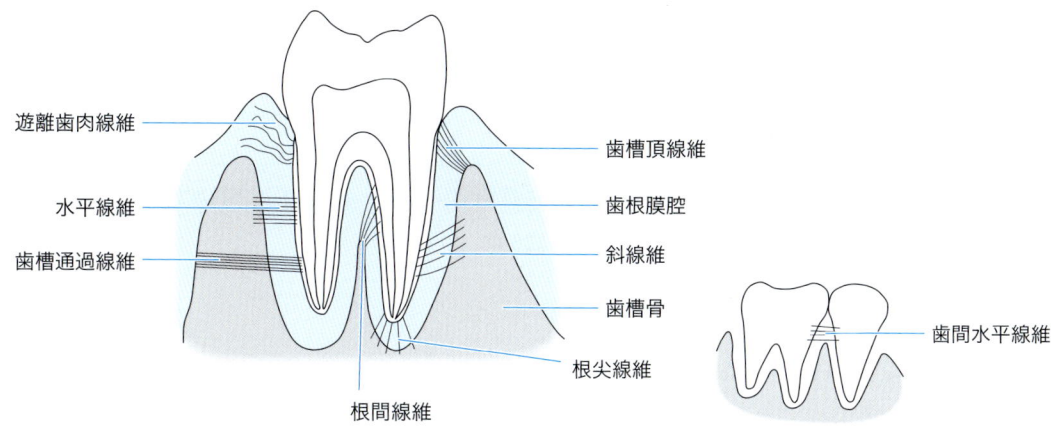

図 5-4　歯根膜線維の存在場所および走行方向

　咬合や咀嚼に直接関与している歯の歯根膜は線維芽細胞，内皮細胞，セメント芽細胞，骨芽細胞，破骨細胞，未分化間葉細胞，マラッセ Malassez 上皮遺残などの細胞成分と線維（歯根膜線維）および基質からなる細胞間質とから構成されている．

　このうち，歯根膜線維には遊離歯肉線維，歯間水平線維，歯槽頂線維，水平線維，斜線維，根尖線維，根間線維および歯槽通過線維があり，これらの線維の末端は歯槽骨やセメント質に入り込んでいる（図 5-4）．この歯槽骨やセメント質に入り込んでいる末端部分を，とくにシャーピー Sharpey 線維といっている．

　歯根膜の生理的作用は以下のとおりである．

1）歯の植立作用

　セメント質に入り込んだ線維と歯槽骨内に入り込んだ線維とが歯根膜腔で絡まるか，絡まらずに，一端はセメント質に，他端は歯槽骨に入り込んだ状態で，歯を歯槽窩に植立している．

2）咬合力の緩圧作用

　歯に咬合力や咀嚼力などの外力が加わると，歯根膜腔内の血液，組織液あるいは細胞などが圧縮されることによって，歯槽骨に加わる外力を緩衝している（歯根膜の被圧縮作用，水力学的緩圧作用）．さらに，それよりも大きな外力が歯に加わると，各種の歯根膜線維の弾力性が機能して，外力によって歯槽骨に生じる応力を緩衝している（機械的緩圧作用）．咬合・咀嚼時には，歯にはあらゆる方向から咬合力・咀嚼力が加わる．これらの外力に対して上述した歯根膜線維が協力して対抗するが，歯に垂直方向から加わった外力に対しては斜線維および根尖線維が，側方からの外力に対しては歯槽頂線維および水平線維が主体的に対応している．このように，多くの種類の歯根膜が歯に加わる各方向からの外力に対して対応できるようになっている．しかし，歯と歯槽窩との構造的特徴から，垂直方向の圧に対して，歯は上下方向へ移動してかなりの抵抗を示す．しかし，側方力が加わったときは歯根の根尖側約 1/3 部を支点として側方へ傾いて，応力の緩和をはかろうとするが，そ

れでも，せいぜい垂直方向からの圧の 1/40〜1/60 程度しか抵抗できない．このことからもわかるとおり，側方力は歯にとってきわめて為害性が大きいといえる．

3) 各種の刺激に対する感知作用

歯髄には痛覚しかないが，歯根膜には触覚，圧覚，痛覚および温度感覚など，きわめてすぐれた一般感覚の感知作用がある(20 章，口腔感覚参照)．

4) 咬合力・咀嚼力の調節作用

咬合する力や食品を咀嚼する力は，歯根膜の感覚と咀嚼筋群の筋力とによって調節されている．

5) 咀嚼運動の調節作用

咀嚼食品を口腔内へ運ぶことは自己の意志によるが，いったん咀嚼運動が始まると，食品を咀嚼するとき，どの程度の速さで開口するのか，どの程度側方へ変位して開口するのか，どの大きさまで開口すればよいのか，どの程度の速さで閉口するのか，どの位置で上顎の歯と下顎の歯とを接触させるのかなどについては，自己の意志とは関係なく調節されている(15 章，顎反射参照)．

3　歯　肉

歯肉は歯槽突起をおおう粘膜，すなわち，歯に付着している粘膜をいい，厚さは 1〜3 mm 程度である．通常，歯肉と口腔粘膜との区別はつけにくいが，一般には歯槽骨に対する可動性の有無，硬さおよび色調などによって区別している．歯肉は遊離(自由)歯肉，付着(骨部)歯肉および歯間乳頭に分けられ，遊離歯肉と付着歯肉とは自由歯肉溝で区別される．健康な付着歯肉には小さなくぼみがある．歯肉の上皮組織の主成分はケラチン，結合組織の線維はコラーゲン，そして，基質は酸性多糖類である．上皮の基底細胞層には RNA や DNA が多く含まれていて，コハク酸脱水素酵素活性も高く，ここでタンパク質の合成や TCA サイクルによるエネルギーの産生がおこなわれている．

1) 歯肉の機能

① 歯の周囲および歯槽骨の周壁を形成し，歯根膜，歯槽骨およびセメント質を保護している．
② 咬合面上で粉砕された食品は，咬合面から下顎の内側および外側の歯肉粘膜に沿って口腔底および齦頬移行部へたまるが，歯肉はその経路(食物の溢出路)を形成している．
③ 歯肉には一般感覚としてのセンサーがあり，各種の外来刺激に対して生体防御として機能している．
④ 歯と歯肉との間には深さ約 2 mm の間隙(溝)があり，これを歯肉嚢とよんでいる．こ

こには，食塊や各種の細菌およびその他の不潔物を清掃するために，歯肉から歯肉嚢液が浸透している．

2)歯肉の血液循環

歯肉には粘膜下組織がないので，弾力に富む血管網がない．このため，歯肉は各種の刺激によって簡単に循環障害におち入りやすい．したがって，歯肉は歯肉炎，辺縁性歯周炎(歯槽膿漏症)，歯周症および歯周外傷症(咬合性外傷)などの，いわゆる歯周疾患が生じやすい．このような循環障害を防止するためには原因を除去する必要があるが，回復を早めるためにはビタミン P (ヘスペリジン：フラボン誘導体で毛細血管壁の抵抗減弱および透過性増大に効力がある)，ビタミン K (抗出血性ビタミン：プロトロンビンやⅦ，Ⅸ，Ⅹなどの血液凝固因子を生成するときにビタミン K が必要)およびビタミン C (アスコルビン酸：抗壊血病因子)などが有効である．

3)歯肉の色調

歯肉は一般にはピンク色であるが，さまざまな疾患によって赤みが増し，さらにそれに紫色が加わってくる．歯肉の色はさまざまな歯肉疾患によって，また，全身疾患によって変化する．また，コバルト製剤を多量に服用すると，コバルトブルーの帯が歯肉に現れるように，体内に入った金属の影響が歯肉に現れることも多い．

4　歯槽骨

上下顎骨の歯槽部，すなわち歯槽突起に相当する部分，すなわち，歯を取り巻く骨の部分をいう．歯槽骨は層板骨と束状骨とから構成されている．また，歯根付近を固有歯槽骨，その他の部分を支持骨と分けることもある．

1)歯槽骨の機能

歯根膜およびセメント質とともに，歯を植立している．

2)歯槽骨の機能的変化

歯槽骨の高さは歯の位置を維持し，咬合高径を保つためにきわめて重要であるが，多くの原因によって吸収がおこる．歯槽骨の吸収には垂直的吸収と水平的吸収とがあるが，いずれにしても，これらの吸収があると咬合や咀嚼に障害が出てくる．歯槽骨吸収の原因の1つに咬合負担過重があり，大きすぎる咬合力が持続的に歯に加わると，歯槽頂(歯槽縁)が消失する．歯槽骨の一部(たとえば歯槽頂)が消失するとその部にある歯根膜線維も消失するので，歯はよりいっそう残った歯槽骨に支持を求めて残存しようとする．このようにして歯は動揺が激しくなり，最終的に歯は脱落する．

歯が脱落すると歯を植立するという意義を失うので歯槽骨は吸収されるが，このとき，

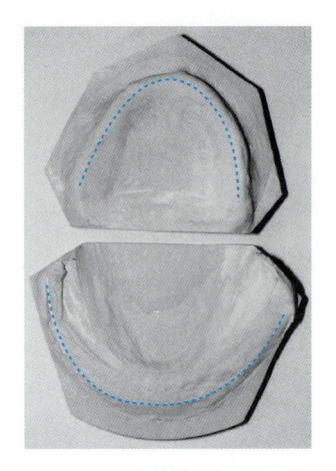

図 5-5　歯の喪失に伴う上下顎骨の歯槽頂の移動（点線が歯槽頂）
歯の喪失により上下顎の歯槽頂が移動して，上顎の歯槽頂よりも下顎の歯槽頂のほうが著しく大きくなった症例．

歯槽骨は上下方向にだけ骨の吸収がおこるのではなく，側方方向へも変化がおこる．その結果，上下顎とも歯槽頂の位置が変わり，通常，骨の吸収は厚いほうよりも薄いほうが吸収されやすい．上顎では口蓋側が厚く，頰側および口腔前庭側が薄いので，上顎の歯槽頂は頰側・唇側から口蓋側へ移動する．これに対して，下顎では口腔前庭側と舌側とで大きな差は認められないが，臼歯部では舌側の歯槽のほうが頰側よりも薄いので，歯槽頂は舌側から頰側へ移動する．すなわち，歯の喪失に伴って，上顎では内方に，下顎では外方に移動する（図 5-5）．

3）歯槽骨の咬合力・咀嚼力の緩衝

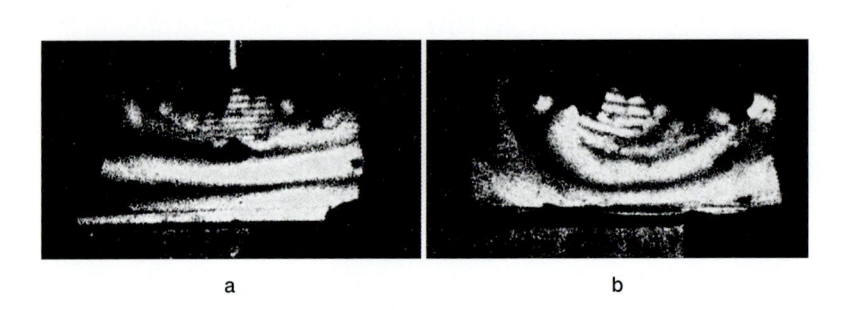

図 5-6　下顎骨の咬合力緩衝機構
摘出した新鮮なイヌの下顎第一後臼歯へ垂直加重を加えたとき(a)，および側方荷重を加えたとき(b)の緩衝機構（ホログラフィ干渉法）．
水平の干渉じまは，歯や下顎骨が前後的に一様に変位していることを示している．すなわち，歯に垂直加重が加わると歯や顎骨に生じる応力は前後方向へ分散され，応力は特定の個所へは集中しない(a)．これに対して，歯に頰側方向から側方荷重が加わると，歯冠は舌側方向へ傾斜し，舌側の歯槽頂を支点にして歯根は頰側方向へ変位する．したがって，歯に頰側方向から側方力が加わると頰側面では根尖に相当する部位から変形が始まり，加わる力がより水平方向になるか，加わる力の大きさが大きくなると，よりいっそう歯槽頂と根尖部に応力が集中し，同じ同心円状の干渉じまは歯槽頂方向に移動して新たな同心円状の干渉じまが根尖部付近の下顎骨表面に現れる(b)．以上のことから，歯に垂直方向から力が加わると，下顎骨に生じる応力は広く分布するのに対して，歯に側方方向から力が加わると力が加わった方向とは逆の歯槽頂部および力が加わった側の根尖部付近に強い応力が集中する．
(T. Sugimura et al.: Dynamic Responses of the Tooth and Mandible to Occlusal Force, *J. Osaka Dent.*, 17(2): 51-64, 1983 より)

歯に加わった外力(咬合力,咀嚼力)は先に述べたように歯根膜で緩衝されるが,大きな力に対しては歯槽骨の粘弾性によって緩衝される.

外力が垂直(歯軸)方向から加わると,歯はそのまま歯槽窩へ嵌入するが,歯根膜の粘弾性だけで対応できなくなると,歯槽骨の歯槽頂部に変形がおこり,歯が嵌入する程度が大きくなるにつれて歯槽頂の変形はますます大きくなると同時に,変形は顎骨の根尖方向へも波及する.したがって,歯に垂直方向から加重が加わったとき,歯槽骨でもっとも大きく変形するのは歯槽頂部である(図 5-6, a).

歯に側方方向から外力が加わると,歯は外力が加わる方向とは逆の歯槽頂を支点にして回転様の変位をする.たとえば,下顎の第一大臼歯に頰側方向から外力が加わると,最初の変形は舌側の歯槽頂部におこる.そして,その部を支点に歯冠部は舌側へ,歯根部は頰側へ回転するので,歯槽骨の頰側面には根尖部に相当する部に最初の変形が生じる.加わる加重の方向をより水平方向へ変えたり,荷重の量を大きくすると,歯冠部の変位する量はますます大きくなり,根尖部に最初に生じた変形は歯槽頂部方向へ移動し,新たな変形が根尖部に相当する部に生じる(図 5-6, b).

したがって,歯に垂直方向から加重が加わったとき,歯槽骨でもっとも大きく変形するのは歯槽頂部である.

5　歯の動揺

歯根の周囲には約 0.1〜0.4 mm(100〜400μm)の歯根膜腔があるので,歯周組織が正常な場合でも,歯に荷重が加わると歯は動揺する.なお,動揺には水平動揺,垂直動揺および捻転がある.

1)水平動揺

(1) 初期動揺

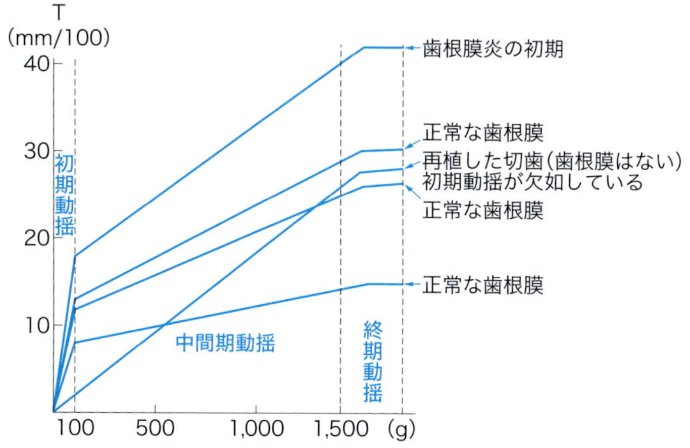

図 5-7　歯に側方力を加えたときの荷重と変位量との関係
(覚道幸男 ほか:図説歯学生理学 第 2 版第 7 刷,学建書院,2003 より)

ヒトの中切歯の歯冠に水平方向から0〜100gの力を加えると，歯の変位量は直線的に増加する（図5-7）．歯に対する外力が100g程度であれば，歯は加圧された方向へ抵抗なく傾斜する．すなわち，外力と同方向の歯根膜線維は外力と同方向へ伸展する．この歯根膜線維の粘弾性の性質によって生じる歯の動揺を初期動揺という．初期動揺が生理的な動揺であるためには，歯根膜が病的ではなく，健康でなければならない．

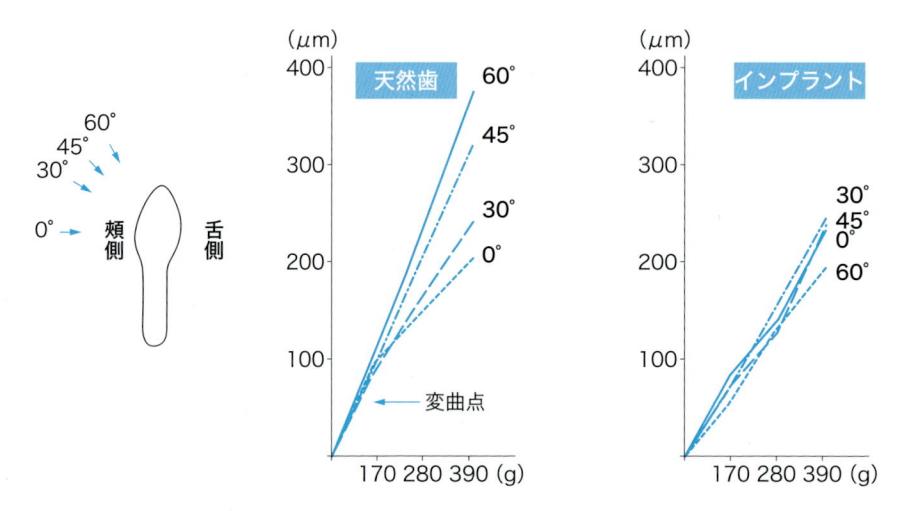

図5-8　イヌの第一後臼歯および同部位に植立したインプラントに側方力を加えたときの荷重量と変位量との関係

天然のイヌ第一後臼歯に荷重を加えると，初期動揺と中間期動揺との変曲点が認められるが，インプラント歯ではインプラント歯と下顎骨とが堅固に一体化しているので変曲点は認められない．
（河合繁一：咬合時のセラミックインプラント（Eタイプ）および下顎骨の力学的反応について，歯科医学，48(6)，1985より）

　したがって，歯根と歯槽骨とが癒着しているような歯や歯根膜のない移植歯あるいはインプラント歯などでは，初期動揺と中間期動揺との間にある変曲点は認められない（図5-8）．このように，初期動揺は歯根膜腔の広さや歯根の形態よりも，歯根膜の性状や配列が正常であるか否かによって決まる．

(2) 中間期動揺

　歯に100〜1,500gの水平荷重を加えると，荷重の増加に伴って歯の動揺度は大きくなる．この荷重の大きさでは，歯が変位するため，荷重が加わった側の歯根膜が正常な状態以上に伸ばされ，歯の変位が歯槽骨にまでおよび，その結果，歯槽骨にひずみが生じる変位状態を中間期動揺といっている（図5-7）．このことからもわかるとおり，歯の中間期動揺は歯根膜および歯槽骨の粘弾性体としての物理的な性状によって決まる．なお一般に，中間期動揺は歯周組織の粘弾性が高い年代，すなわち，子どもでは大きく，粘弾性の低い年代，すなわち，老人では小さい．

(3) 終期動揺

　歯に1,500〜1,750gの範囲の水平力を加えたときにみられる動揺で，数秒間以上加圧しても歯はほとんど動かないのが特徴である（図5-7）．ただし，子どもは歯周組織の粘弾性の値が高いので終期動揺の期間が長い．また，歯周病に罹患している場合も終期動揺の期

間が長い．

(4) 歯の水平動揺の特徴

① 上下顎の前歯とも一般に，唇側方向への動揺は舌側方向への動揺よりも大きい．
② 近遠心(前後)方向への動揺の大きさは，唇舌方向への動揺の大きさの25〜50％である．
③ 歯周組織の退縮が認められるが炎症症状が伴わないときは，歯の動揺は正常の範囲内である．

2) 垂直動揺

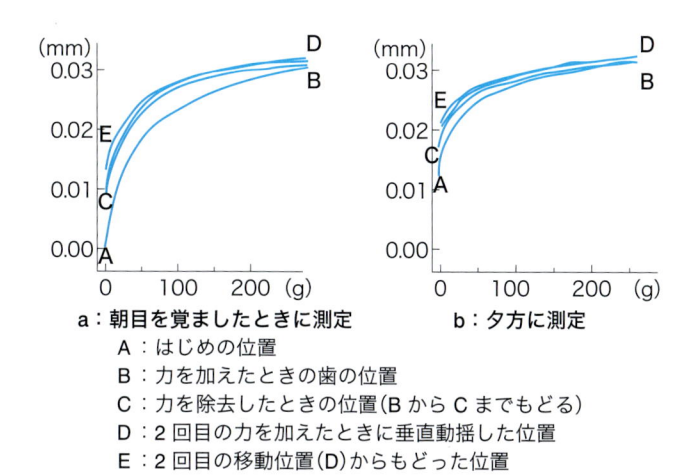

　　a：朝目を覚ましたときに測定　　　b：夕方に測定
　　A：はじめの位置
　　B：力を加えたときの歯の位置
　　C：力を除去したときの位置(BからCまでもどる)
　　D：2回目の力を加えたときに垂直動揺した位置
　　E：2回目の移動位置(D)からもどった位置

図5-9　歯に垂直方向から荷重を加えたときの荷重量と変位量との関係
(覚道幸男 ほか：図説歯学生理学 第2版第7刷，学建書院，2003より)

歯に垂直力を加え，その荷重を除荷するとスプリングのように急激にもどる相と，それに続くダッシュポットのように，ゆっくりもどろうとする相とがある(図5-9)．いま，一定の時間間隔で歯に力を加えると，歯がもとの位置に戻る前に次の垂直力が加わるので，歯は徐々に歯槽内に圧入される．最初に垂直力を加えて，もとの位置まで歯が戻るにはかなりの時間が必要なので，もとの位置に戻りきってはいないが，一定の時間が経過したときに2回目の垂直荷重を加えると，垂直方向の変位量は最初に荷重を加えたときの変位量よりもわずかではあるが増加する(B⇒D)．2回目の圧を加えたのちに，その圧を解除したとき，歯が2回目の加圧を受けた位置(C)へ戻ろうとするが，最初の圧を加えたときと同じように，歯根膜線維の粘弾性体および血液，リンパなどの緩圧作用により十分には戻りきれない(E)．

しかし，加圧前の位置へ復帰する位置は加圧の回数が増えるにつれて徐々に小さくなる(AC＞CE，・・・)．なお，歯の垂直動揺は歯根膜腔の水分量に影響を受けるので，身体を起こしたあと，すなわち，睡眠後や朝が大きく，身体を起こしている姿勢が続くにつれて歯の垂直動揺は小さくなる．したがって，日中でも，横になるだけでも垂直動揺は大きく

なる．歯の垂直動揺は，歯周組織の病変が相当に進行しているときか，あるいは急性歯周組織炎を起こしている場合には著明に認められる．

3) 月経および妊娠と歯の水平動揺との関係

　　妊娠時の動揺は，妊娠後3週間前後から始まるといわれている．そして，日数に比例して動揺も増加し，妊娠20～30週目がもっともはげしくなる．しかし，分娩後はしだいに減少し，約6週間で妊娠前とほぼ同じ値になる．

　また，月経の周期も歯の水平動揺に影響を及ぼし，初期は小さいが中期になると増加し，月経の直前および月経時には再び減少する．これらの現象は，おそらく性ホルモンのクエン酸の代謝量が関与していると思われるが，詳細については不明である．

6 舌

舌は筋によって構成されているため，きわめて複雑な動きができると同時に，特殊感覚としての味覚受容器をもっている．すなわち，舌は，運動的にも感覚的にも重要な器官である．

1　舌の機能

舌の機能として，以下の事項があげられる．
① 咀嚼されて舌側，頰側および口腔前庭へこぼれた食品を，さらに細かく粉砕されるように下顎の歯列上へ運び，かつ咀嚼によって分泌された唾液と食品とを混和し，嚥下しやすいように食塊を形成する．そして，舌の先端付近に集められた食塊を，舌背から舌根へ運び，容易に嚥下しやすいように働く．すなわち，咀嚼時や嚥下時に補助的に機能する．
② 呼気と協調して，発音，とくに舌音を形成する．
③ 舌背にある味細胞を介して，特殊感覚の1つである味覚を感受する．
④ 皮膚をはじめとする他の部位と同様に，痛覚，触覚，圧覚，および温度感覚などの体性感覚をもっている．また，舌自体の運動の感覚ももっている．
⑤ 歯列は，頰や唇からの外圧と舌からの内圧とのバランスによって決定されている．

感覚や歯列が正常でなければ十分に咀嚼ができないことから，舌は咀嚼および発音(構音)に関与するきわめて重要な臓器であることがわかる．

2　舌　筋

筋電図学的にみると，舌筋はきわめて弱い随意性の収縮をしても，四肢筋とは違い，多くのスパイク放電が現れ，干渉電位を形成し，また，一定の収縮状態を保っても容易にその振幅に変動が現れる．舌筋の単一神経筋単位 NMU 活動の多くは頻回放電をおこない，放電間隔の動揺が四肢筋よりも著明で，振幅も比較的小さく(500μV)，持続時間も 3 msec 以下ときわめて短い．さらに，順応が著明で，長く続く持続性の収縮に関与する tonic(持続性)放電が少なく，強く急速な収縮に関与する kinetic(運動性)放電が多いことが特徴である．

1）舌筋の種類

舌は，外舌筋と内舌筋とで構成されている．

a 外舌筋

外舌筋は頭蓋，下顎骨あるいは舌骨と舌の粘膜とを結んでいる筋で，すべて左右対称にある．これらの筋群は，舌の前後，左右および上下の各方向への運動に関与して，口腔内での舌の位置を調整するように機能している．外舌筋にはオトガイ舌筋，舌骨舌筋，茎突舌筋および口蓋舌筋の4筋がある．

(1) オトガイ舌筋

下顎骨内面のオトガイ棘に付着し，ここから舌骨と舌下面とにわたって走行している扁平で扇形の筋である．この筋は，前中後の3つの筋線維(腹)から構成されている．前腹は舌尖と舌前方部の下面とを形成し，この部が収縮すると，舌は後退し，下方へ下がる．後腹は舌骨に付着している部分で，この部分が収縮すると舌根が前方へ引っ張られるので，舌は突き出すような動きをする．前後の両筋腹が同時に収縮すると舌背がくぼむので，液性成分を咽頭に送りやすくなる．一方のオトガイ舌筋だけが強く収縮すると，舌は非収縮側へふくらんだ形をとる．

(2) 舌骨舌筋

舌根から舌骨体および舌骨大角へ付着している．これが収縮すると舌縁が下がり，かつ舌が後退する．すなわち，舌背が膨らみ，舌縁が下がり，その形のまま舌は後退する．

(3) 茎突舌筋

茎状突起および上顎の茎状靱帯から出て，舌の側面を走行する細長い筋で，この筋が収縮すると，舌は後退しつつ舌根部は後上方へ引っ張られるようになるため，舌は横方向へくぼむ．したがって，片側の茎突舌筋だけが収縮すると，舌はねじれた形に変形する．

(4) 口蓋舌筋

軟口蓋の下から，舌の側面に入り込む筋で，咽頭の前面を構成している．この筋が収縮すると，舌根を上げ，咽頭を狭める．口蓋舌筋のこのような作用から，口蓋舌筋は舌筋の範疇に入れず，口蓋筋として扱っている．

b 内舌筋

外舌筋が骨と舌粘膜とをつなぐ筋であるのに対して，内舌筋は舌のある部分から，舌のある部分へ，すなわち，骨には直接付着しない筋である．このことからもわかるように，内舌筋は，舌の形態を調節する筋である．舌の中央部や舌縁部では，外舌筋であるオトガイ舌筋，舌骨舌筋および茎突舌筋の線維が内舌筋群と並んで走行していて，それぞれの筋群の正確な境界は明確ではない．舌はその一端が筋を介して骨に付着し，他端は自由端で，しかも，そのなかに下記の内舌筋があるので，容易に形や大きさを変えることができる．

(1) 浅縦舌筋（上縦舌筋）

舌根から舌の先端まで，舌背の粘膜の直下に舌の長さだけ広がっている表在性の筋であり，舌尖を上げて舌尖を反転させる作用がある．

(2) 深縦舌筋（下縦舌筋）

舌根から舌の先端まで，舌の下面を走行している筋で，浅縦舌筋とは逆に舌尖を下げ，舌背を膨らませるような形にする作用がある．この筋と浅縦舌筋とが同時に収縮すると，舌の長さが短くなる．

(3) 横舌筋

舌縁から舌の中央の中隔に向かって，浅縦舌筋と深縦舌筋との間を横に走行している筋で，舌の幅を狭め，舌全体を細長くする作用がある．

(4) 鉛直舌筋

舌背の粘膜から，舌の下面の粘膜まで広がっている筋で，小さな筋線維群として，舌の辺縁部を垂直に走行して，他の内舌筋群と交錯している．舌背部分では，この鉛直舌筋の線維は浅縦舌筋の線維のなかに，そして，深い部分では横舌筋の線維のなかに入り込んでいる．成人では，これら交錯した筋線維間は豊富な結合組織でみたされている．この筋は，舌の全体を扁平にする作用がある．

3　舌運動の中枢

舌運動の中枢のうち，1つは顎運動の中枢とともに前中心回の下，シルビウス溝付近と，視床下部および淡蒼球とにある．これらの中枢でコントロールされている現象はそれぞれ独立しているので，舌の運動の調節機構にはこれら2つのルートがあると考えられる．

4　舌の支配神経

1) 運動神経

外舌筋および内舌筋は，延髄の舌下神経核に細胞体をもっている舌下神経(第XII脳神経)によって支配されている．ただし，口蓋筋の範疇に入る口蓋舌筋は，迷走神経(咽頭神経叢)によって支配されている．

2）感覚神経

(1) 一般感覚

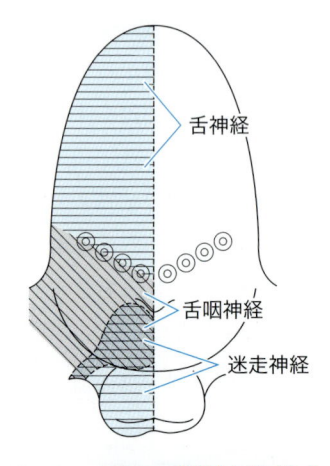

図6-1 舌の感覚神経分布
(中村嘉男, 森本俊文, 山田好秋 編：基礎歯科生理学 第4版第1刷, 医歯薬出版, 2003より)

舌の前2/3の触覚および圧覚は舌神経によって，舌の後1/3は舌咽神経によって支配されている（図6-1）．

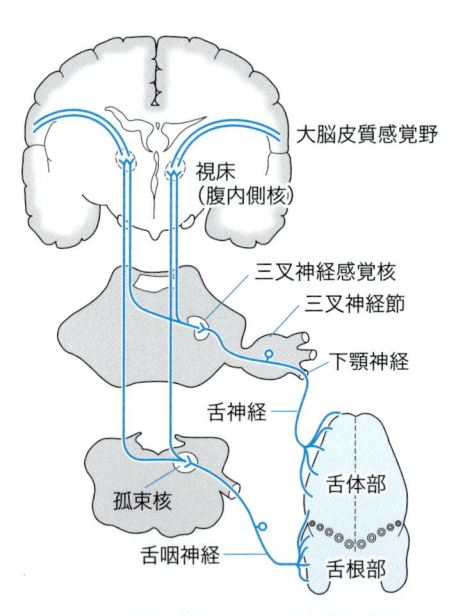

図6-2 舌の感覚神経の中枢投射
(中村嘉男, 森本俊文, 山田好秋 編：基礎歯科生理学 第4版第1刷, 医歯薬出版, 2003より)

すなわち，舌の一般感覚の知覚を司っているうち，舌の前2/3は，三叉神経の枝である舌神経，三叉神経節，三叉神経感覚核および視床を経由して大脳皮質感覚野に投射してい

る．また，舌の後ろ1/3は，舌咽神経，延髄孤束核および視床を経由して大脳皮質感覚野に投射している（図6-2）．なお，これらの感覚は，おもに反対側から投射されるが，ときには同側からも投射される．また，舌根の中央部は迷走神経の咽頭枝の支配を受けている．

(2) 特殊感覚

特殊感覚としての味覚は，舌の前2/3は顔面神経の鼓索枝が，後ろ1/3は舌咽神経が支配している．

5　咀嚼時の舌運動の特徴

咀嚼周期の開口相では，舌は前方へ，そして，閉口相では後方へ移動する．この整合性は咀嚼のパターンジェネレーションでコントロールされていると考えられる．このように制御されているので，咀嚼中，舌をかむことなく咀嚼できる．

また，舌に食塊が触れると，舌筋は活動したり抑制されたりする（舌筋反射）．この現象は，咀嚼時に舌がもっとも効率よく動くためであると考えられる．そのため，短時間内に効率よく動けるように，舌にはセンサーとして筋紡錘がきわめて多く認められる．

なお，下顎を下方へ移動すると，すなわち，開口すると，舌筋のうちオトガイ舌筋と茎突舌筋とからは持続的な筋活動が見られるが，舌骨舌筋には活動が見られない．また，顎関節部の感覚を刺激しても，舌筋は活動しない．この現象は側頭筋の筋紡錘 →三叉神経中脳路核 →舌下神経核 →舌筋の経路によるものと思われ，顎舌反射といっている．この反射の意義は，咀嚼時に顎運動と舌運動とを協調させ，リズミカルな咀嚼運動がおこなえるようにしていることである．

6　舌　　圧

舌は咀嚼，嚥下および発音時に口腔のあらゆる個所を圧迫しつつ，機能を発揮する．そのとき問題になるのが，舌が発揮する圧，すなわち，舌圧である．舌尖が上顎の前歯に出すことができる最大圧は平均 $562\ g/cm^2$，下顎前歯には平均 $562\ g/cm^2$，下顎の大臼歯舌面には平均 $90\ g/cm^2$ である．これに対して，上唇が上顎前歯唇面に与える圧は平均 $308\ g/cm^2$，下唇が下顎前歯唇面に与える圧は平均 $286\ g/cm^2$ である．総体的に，舌，唇および頬のうち，圧がもっとも強いのが舌であり，もっとも弱いのが頬であること，および歯科矯正で歯を動かすときの至適圧がこれらの値よりもきわめて弱いことを考えると，歯列が舌の圧によって受ける影響は限りなく大きいといえる．ちなみに，嚥下時，舌が口蓋へ加える圧は口蓋の前方部や側方部には平均 $85\ g/cm^2$，中央部には平均 $52\ g/cm^2$ である．なお，舌圧は歯の有無によっても変わり，必要上，無歯顎者は有歯顎者よりも舌の機能が発達しているので，舌圧は有歯顎者よりも無歯顎者のほうが大きい．

7　舌の機能異常

　安静時，舌が後退気味の人は，舌を早く動かすことができない．また，それと同時に舌根が落ち込みやすく，気道を圧迫する危険性も大きい．このことは，口腔内容積が小さいとき，総体的に舌の占める割合が大きくなるので同様のことがいえる．また，このようなときは，舌が歯列に強く圧迫するので歯列不正に由来する不正咬合が現れ，結果的に咀嚼や発音に障害がでやすくなる．舌小帯が長すぎると発音障害が，あるいは，舌小帯が切断されたりすると，発音をはじめとする各種の運動障害だけでなく，咽頭部を閉鎖してしまう危険性がある．神経系の疾患で，延髄の舌下神経核よりも上位で大脳皮質舌運動野や，この部位から出る神経路が傷害されると，舌を突き出したとき，舌は傷害された側と反対側へ向かう．中枢が両側性に傷害されると，舌を突き出すことができなくなる．また，一側の舌下神経核またはその末梢路が傷害されると，舌は障害を受けた側が萎縮し，したがって，舌を突き出したとき，舌尖は障害を受けた側へ偏位する．

7 頰（顔面）・口唇・口腔粘膜・口蓋

1 頰（顔面）

　頭部の筋は表情筋と咀嚼筋とに分けられ，表情筋を浅頭筋，咀嚼筋を深頭筋といっている．頰（顔面）の主体である表情筋は，おもに顔面の皮下に広く存在し，ほとんどが骨から起始して皮膚に停止する皮筋で，喜怒哀楽などの，ヒト特有の表情をつくっている．この表情筋は舌骨弓筋から分化したもので，ほ乳類では目，耳，鼻および口など，開口部の開閉のために発達したものであるが，ヒトではさらに言語を発し，前述した喜怒哀楽などをつくるために，他の動物よりもとくに分化している．

　顔面皮膚部の内面の皮下組織には多くの脂肪組織が含まれていて，内面が粘膜（頰粘膜）になっている．頰の筋の代表が頰筋で，表情筋のうちではもっとも深い層にあり，翼突下顎縫線から口角に向かって，また，上顎の大臼歯部の歯槽突起や下顎骨の頰筋稜からも起始して，口角で上下の筋線維が交叉して口輪筋に移行している．

　頰筋は，形態的にも機能的にも口輪筋と密接に連携している．なお，頰にある筋群の運動は顔面神経によって，そして，頰の外表面（顔面）の皮膚感覚は，上半分は上顎神経，下半分は下顎神経によって支配されている．これに対して，内面の頰粘膜の感覚は下顎神経の枝の頰神経によって支配されている．一般に，頰粘膜の感覚は口唇，舌，歯肉および口蓋など口腔の他の粘膜よりも鈍く，とくに，口角部から頰粘膜の中央（上顎第二大臼歯）付近までの一帯は鈍い．この部位を，とくにキーゾウ Kiesow の無痛領域とよんでいる．

　頰の役割は，以下のとおりである．

① 上下顎の臼歯によって粉砕され，歯列と頰粘膜との間に落ちた食塊を再度咀嚼するために歯列上に運ぶ．
② 目的に応じて口角を引いたり，口唇を引っ張ったりする．
③ 口唇と同様に，口腔内を陰圧にして吸啜や嚥下をしやすくする．したがって，口角から頰部へ裂けているような顎裂の人や，正中口蓋縫合部が十分に癒合していない口蓋裂の人は口腔内を十分に陰圧にできないため，吸啜や嚥下が十分にできない．
④ 頰圧を歯列へ加えること（頰筋機能機構）と舌圧とで馬蹄形の歯列を形成する．したがって，至適に頰圧が加わらないと狭窄歯列弓や鞍状歯列弓になる可能性がある．

2　口　　唇

1）口唇の特徴

　　口唇は，口腔の前壁を構成し，上口唇と下口唇とに分かれている．口唇の外表面は皮膚，内面は粘膜で，その間に口輪筋がある．口唇の皮膚には汗腺および皮脂腺があり，粘膜には粘液腺がある．
　　口輪筋は前述したように口唇の中にあって，口裂を輪状に取り巻いている．口輪筋は周囲の筋群，なかでもとくに頬筋の筋束と混在していて，一部は下顎骨の外面からおこっている．これらの筋線維の活動は顔面神経の頬筋枝および下顎縁枝に支配されている．口輪筋は場所により収縮に強弱があり，一般に，口唇の中央部は口を軽く閉じるような運動を，そして，口唇周辺は口唇を強く閉じたり，口をとがらせたりする運動をしている．口唇には別名"口とがらし反射"がある．この反射は正常な人には現れないか，あるいはみられないが，顔面神経の上位ニューロンが障害された人の上口唇や口角を叩くと，口輪筋が収縮する．また，口唇の感覚は三叉神経の支配を受けていて，上口唇は眼窩下神経の，下口唇はオトガイ神経の支配を受けている．なお，口輪筋を構成している筋線維群は下記に示す複雑な運動ができるように，多様な走行を示している．したがって，片側の顔面麻痺がおこると症状が出たほうの口角部は張りがなくなり下方へだらしなく垂れた状態を示し，口角部から唾液などが流出する．また，口唇の皮膚部は多様な機能をはたす多くの筋線維をおおっているので，たとえば，兎唇などの手術をする場合はよほど上手に縫合しなければ，口唇の左右のバランスが崩れ，かえって見苦しくなる．とくに，上唇の正中部は"キューピットボウ"，すなわち天使の背中とよばれ，絶妙の曲線を示している．そのため，この部を手術するときには十分留意する必要がある．

2）口唇の機能

①　補助的な役割として，食物を摂取するときに手やはし，あるいはフォークなどの代わりをする．また，乳幼児などでは母親や哺乳ビンの乳首を保持・固定する．
②　口腔内に摂取した食物が口腔外へ逆流しないように，口腔内外を遮断する．
③　咀嚼は通常臼歯部でおこなわれ，粉砕された食塊は徐々に口腔の前方部へ移動する．この食塊の移動は，舌や頬とともに口唇によっておこなわれる．また，咀嚼された食塊が口腔前庭にたまることがあるが，このときも上下の口唇を閉じ，口腔前庭にたまった食塊を固有口腔へ移動させる補助的作用をおこなう．さらに，とくに前歯に隙がある場合や叢生などの歯列不正があるときは，その部に食塊がたまりやすい．口唇はそこにたまった食塊を除去する．
④　口唇は皮膚感覚のうち，とくに触覚の感覚が発達している．したがって，いま口唇に接触している食品が形状的にも性状的にも危険がないかを判断することができる．と

くに，視力に問題がある人にとっては，時には生死にかかわる重要な感覚である．さらに，温度感覚もきわめて敏感で，他人の発熱の状態をみるのに手のひらを額に当てるよりも口唇を当てたほうがよくわかる．

⑤ 通常，他人に聞こえるような音は口から発せられる．音には両唇音，歯音，歯茎音，硬口蓋音，軟口蓋音および声門音などがあることからもわかるとおり，口腔の諸器官の影響を強く受ける．「パ行」や「マ行」などの，いわゆる唇音を発音するときは，口唇がきわめて強く関与する．

⑥ 歯が弓状にならんだ状態を歯列というが，垣根のような歯列をつくることによって歯は前後の歯とともに側方からの圧に対抗することができる．したがって，歯列があることによって，咀嚼時に食塊を移動させたり，発音時に呼気の流れをつくったりすることができる．これらのことからもわかるように，前歯部の歯列は口唇と舌との圧によって，臼歯部の歯列は頰と舌との圧によって形状が決められる．したがって，これらの圧のバランスが崩れると，V字型歯列弓，前突歯列弓あるいは空隙歯列弓になることが多い．一般に，口唇圧は舌圧よりも小さい．安静時，上顎中切歯の唇面は口唇から 3～20 g/cm² の圧が加わっている．下顎中切歯の唇面には上顎中切歯の唇面よりもわずかに大きな圧が加わっている．しかし，口唇が中切歯の唇面に加えられる最大の圧は下唇よりも上唇のほうが大きい（上顎中切歯の唇面には 308 g/cm²，下顎中切歯の唇面には 286 g/cm²）．なお，有歯顎者が嚥下するときは閉口するが，このとき上下顎の歯は軽く接触する．そのため，上下の口唇は軽く緊張する．しかし，無歯顎者が嚥下するときは閉口しても上下顎の歯肉は接触しないので，口唇の位置が安定しない．したがって，口唇が緊張する程度は，有歯顎者が嚥下するときより大きい．

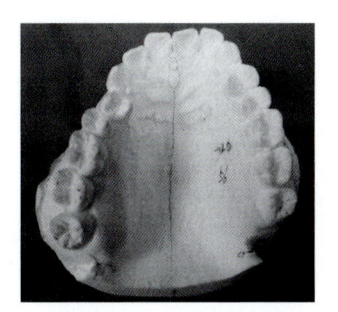

図 7-1　口呼吸による歯列不正の症例
開口による口呼吸によって口腔内の内圧と外圧とのバランスに異常をきたし，歯列が不正になり，さらに口蓋が深くなっている．

⑦ 口唇は頰とともに口腔内圧を保持している．すなわち，吸引，嚥下および発音時には口腔の内圧は変化する．この口腔の内圧が外圧とうまくバランスが保てないと，歯列，口腔，ひいては顔面の形状に異常をきたす（図 7-1）．口唇を閉じるだけで，口腔内は開口時よりも圧が 2～4 mmHg 下がる．さらに，口腔底の筋群で舌を後下方へ下げると，舌の中央部がくぼみ，よりいっそう口腔内は陰圧になる．この状態でさらに吸息すると，陰圧は 20～30 mmHg に達し，吸引することができるようになる．したがっ

て，口腔内を陰圧にすることができないようなとき，たとえば，唇裂(兎唇)のような状態では，いくら口唇を閉じても口腔内の内圧と外圧とに差が生じないので，吸引(吸啜)することがむずかしくなる．

3　口腔粘膜

口腔粘膜は外部からの刺激を直接的にも間接的にも受けるので，それらの刺激に対応できるような構造と機能とをもっている．たとえば，歯肉粘膜は食品を咀嚼したときに，食品の性状に応じて硬軟あるいは粘性などのきわめて多様な機械的刺激を受ける．したがって，歯肉粘膜は他の口腔粘膜に比べて角化度が高い．これに対して，口腔底の粘膜は舌によって保護されているので，せいぜい液体や軟食品によって刺激を受ける程度なので，角化度は歯肉よりも低い．

歯肉には以下の種類がある．
① 咀嚼に関与する粘膜：各種の食品の圧刺激を受ける粘膜で，歯肉や硬口蓋がこれに相当する．
② 被覆上皮：おもに各組織を保護する粘膜で，頰，舌の下面および軟口蓋などがこれに相当する．
③ 特殊粘膜：特殊感覚としての味覚を感受する粘膜で，舌背の粘膜がこれに相当する．

1) 口腔粘膜の機能

口腔粘膜には前述したような種類の粘膜があることからもわかるとおり，きわめて多様な機能をもっている．すなわち，
① 口腔内へ侵入してきた有害な刺激を感知して，生体を防御する．
② 摂食時には食品の性状を感知すると同時に，舌に存在している各種の味細胞とともに味覚を感受する．
③ 各種の物資を吸収する．
④ 各種の補綴物のうち，とくに床義歯の維持に関与する．

口腔粘膜の各種物質の吸収能はきわめて重要である．一般に，口腔粘膜は緻密な重層扁平上皮でおおわれていて，かつ角化層があるので吸収能は低いが，物質が水と油とに溶ける割合(分配係数)によって，物質の粘膜透過性が決まるといわれている．とくに，脂溶性物質の透過性が高い．舌下錠はこの特徴を生かしたものである．

2) 口 腔 温

通常，臨床的に体温は腋下温，直腸温および口腔温(舌下温)に分けられる．口腔温は口腔外の影響を受けやすいため，他の温度よりも変化しやすい．口腔温は，室温が19〜24℃では，直腸温よりも約0.4℃程度低い．通常，成人男性の口腔温は朝8時頃が最低(36.4℃)

で，夕方6時頃に最高(36.8℃)になり，平均は36.6℃である．激しく運動した直後には，身体各部への血流の増加に伴って，口腔付近の血流の減少により約0.5℃低下する．さらに，口腔は精神的緊張によって血流が増加するので，それにともなって口腔温は上昇する．また，口腔温は急性疾患時には上昇するが，慢性疾患のときはほとんど変わらない．口腔温は姿勢の影響を受け，臥位では低下する．口腔の部位では，外温の影響を受けやすいので，口腔前庭は固有口腔よりも低い．舌の表面での部位差はほとんど認められず，36.4～36.8℃であるが，一般に舌の先端のほうがやや低い．

高齢になるにしたがって，疾病に関係なく口腔粘膜には色素沈着がみられる．また，年齢にかかわらず，Pb，HgおよびBiなどは口腔粘膜にそれらの金属に特有な色素を沈着させる．

4　口　　蓋

1) 口蓋の機能

口腔の上壁を構成する口蓋は，前方2/3を硬口蓋，後方1/3を軟口蓋とよんでいて，咀嚼時には舌，口唇および頰粘膜などの軟組織とともに，食物が口腔外へ流れないように隔壁をつくっている．

具体的な機能としては，

① 咀嚼時に口腔前庭部に集まった食塊を舌根部方向へ移動させるときに，その運動がスムーズにおこなわれるように補助している．

② 食塊が口蓋へ接触したとき，反射的に嚥下反射をおこさせ，口腔内の食塊が咽頭および食道へ進みやすいようにしている．なお，硬口蓋の前方には5，6本の不規則な横口蓋ヒダがある．このヒダは舌と口蓋との間で食物を摩擦または粉砕するときや，食物をその位置にとどめるのに役立っている．なお，嚥下時には食塊が鼻腔に入らないように，軟口蓋を挙上している．すなわち，軟口蓋の後方には口蓋帆があって，その中央に口蓋垂がある．嚥下時には口蓋垂が持ち上がり，鼻咽腔を閉鎖する．なお，口蓋帆は嚥下時に咽頭部に流入してきた食物の逆流を防ぐ働きをしている．

③ ときには，無歯顎の人が，口蓋(硬口蓋)と舌とで食品を粉砕することがある．

④ 口蓋にある感覚神経(三叉神経の上顎神経の枝である前・中・後口蓋神経)が，開口反射や嚥下時におこる閉口反射の受容器になる．

⑤ 子どもや若年者では，味蕾がある．

⑥ 口蓋にある分泌腺から分泌される液性成分は，食物を湿らせて食塊の形成，移動および嚥下をしやすくする．

⑦ イ，ウおよびエを正確に発音するときは，舌を口蓋の側方部へ接触させなければならない．また，口蓋裂のような口蓋に何らかの疾患をもつ人は，カ行音やガ行音のよう

な，いわゆる口蓋音を正確に発音することができない．
⑧ 口蓋は口腔の上壁をつくると同時に，鼻腔の下壁をつくっている．何らかの理由で口呼吸をしている人の口蓋は通常，高く(深く)なる傾向がある(図7-1)．このことにより，鼻中隔が曲がり，その結果，鼻呼吸がますます不可能になり，より口呼吸が促進される．このことにより，十分に身体中のガス交換ができなくなる．
⑨ 口蓋裂のような人は食塊が口蓋で支えられないので，食塊をスムーズに移動させることができない．その結果，嚥下が十分にできなくなる．また，舌が口蓋に十分に接触できないので，正確な発音ができない．さらに，鼻呼吸が十分にできず口呼吸が主体になると，十分な吸気量が確保できないため免疫疾患にかかりやすくなる．

2)咬合・咀嚼時の口蓋の力学的反応

　　口蓋は口腔の上壁を形成し，鼻腔と口腔とを区切っている．口蓋は，上顎骨の口蓋突起と口蓋骨の水平板とによって形成された硬口蓋と，その後方の軟口蓋とから構成されている．当然，上顎骨の口蓋突起と口蓋骨の水平板とは口蓋粘膜によっておおわれていて，そこには前述した分泌腺や感覚器がある．口蓋を構成している骨はきわめて薄く，正中口蓋縫合と横口蓋縫合とで4つの部分に分かれている．骨口蓋が薄く，かつ4つの部分に分かれていることは，この骨口蓋がきわめて多様に変形することを示している．

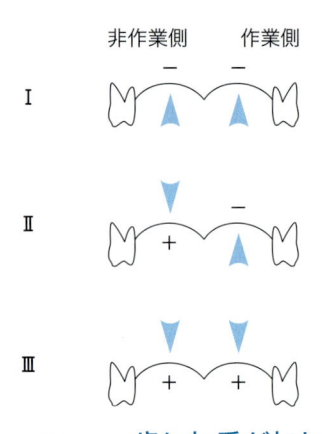

歯に咬合力や咀嚼力が加わると，口蓋は下方へ(▼)，すなわち，口腔内へ隆起したり，逆に上方へ(▲)，すなわち，上顎洞の方向へくぼんだりする．このように，口蓋は歯に加わる力の大きさおよび方向によって容易にしかも多様に変形する．そして，口蓋の変形は力が加わった側(作業側，咀嚼側)だけでなく，力が直接加わらなかった側(非作業側，非咀嚼側)にもおこる．

図7-2　歯に加重が加わったときの口蓋の変形パターン
(杉村忠敬，稲田條治：咬合時のサル骨口蓋の力学的特性，日本補綴歯科学会雑誌，41(3)：385-392，1997より)

　　このことをサルで実験すると，3つの変形パターンが認められる(図7-2)．すなわち，両側の歯が咬合接触したとき(咬合時)や咬合物質を片側でかませると，口蓋突起および口蓋骨水平板の左右両側がともに上方(上顎洞の方向)へくぼむように変形するパターン(パターンⅠ)，片側は下方(口腔内の方向)へ飛び出すように変形し，他方はパターンⅠとおなじく上方へ変形するパターン(パターンⅡ)，そして，上顎骨の口蓋突起や口蓋骨水平板の左右両側がともに下方(口腔内)へ飛び出すように変形するパターン(パターンⅢ)が認められる．いま，咬筋および側頭筋を電気刺激して咬合様運動をさせたときの上顎骨の口蓋突起や口蓋骨水平板の左右両側の変形を観察すると，物質をかませる部位やかませる物質の

厚さ，およびかませる食品の硬軟によって微妙に変わる．すなわち，上顎骨の口蓋突起は片側の犬歯，第二小臼歯，あるいは第二大臼歯で物質をかませると，非作業側はすべての場合，口蓋突起は下方(口腔内の方向)へ変形した．これに対して，作業側では前方の歯でかませたときは非作業側と同様に口蓋突起は下方(口腔内の方向)へ変形したが，第二大臼歯のような後方の歯でかませると口蓋突起は上方(鼻腔方向)へ変形した．また，口蓋骨水平板は物質を前歯部でかんでも小臼歯部でかんでも，あるいは大臼歯部でかんでも，作業側では口蓋突起は上方(鼻腔方向)へ変形するのに対して，非作業側では下方(口腔内の方向)へ変形した．

また，歯に咬合力や咀嚼力が加わると上顎骨の外側面は前後方向へ伸展し，上下方向へ圧縮する．この伸展や圧縮する方向は，物質をかむ歯の位置やかむ物質の厚さに関係なくほぼ一定である．これらのことから，上顎の歯に加わった咬合力や咀嚼力は正中口蓋縫合および横口蓋縫合で分割された4つの部分を，それぞれ上方(鼻腔方向)へ変形させたり，下方(口腔内方向)へ変形させたりして，同部位に生じる応力を巧妙に分散していると思われる．

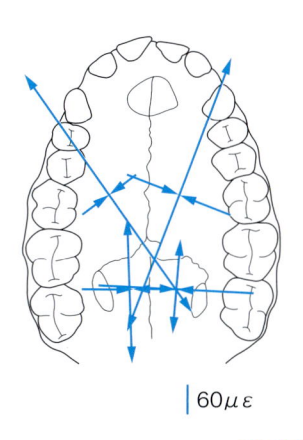

咬筋および側頭筋を電気刺激して咬合様運動をさせたとき，左右の咬合状態がほぼ等しければ，左右の上顎骨の口蓋突起は正中口蓋縫合をはさんでほぼ対称に変形する．後方の口蓋骨の水平板は横口蓋縫合を挟んでいるため，また，力を受けている歯から離れているので口蓋突起よりも変形する割合は小さいが，やはり正中口蓋縫合をはさんでほぼ対称に変形する．これらのことから，片側の歯の欠損などによって咬合力や咀嚼力に左右差が生じると，左右の口蓋の変形量および方向に差が生じ，その結果，左右の口蓋突起のバランスが崩れ，正中口蓋縫合が正中からずれて，さらに強度な不正咬合になることが多い．

図7-3　咬合時に口蓋へ加わる応力の方向
(杉村忠敬，稲田條治：咬合時のサル骨口蓋の力学的特性，日本補綴歯科学会雑誌，41(3)：385-392，1997より一部改変)

また，咬合したとき，上顎骨の口蓋突起と口蓋骨の水平板との変形パターンは，正中口蓋縫合を軸としてほぼ対称である．このときの変形の性質および方向は，上顎骨の口蓋突起では前後方向に大きく伸展し，頬舌方向に小さく圧縮する．これに対して，口蓋骨水平板でも前後方向に伸展し，頬舌方向に圧縮するが，伸展と圧縮との大きさの差は，上顎骨の口蓋突起よりも小さい(図7-3)．

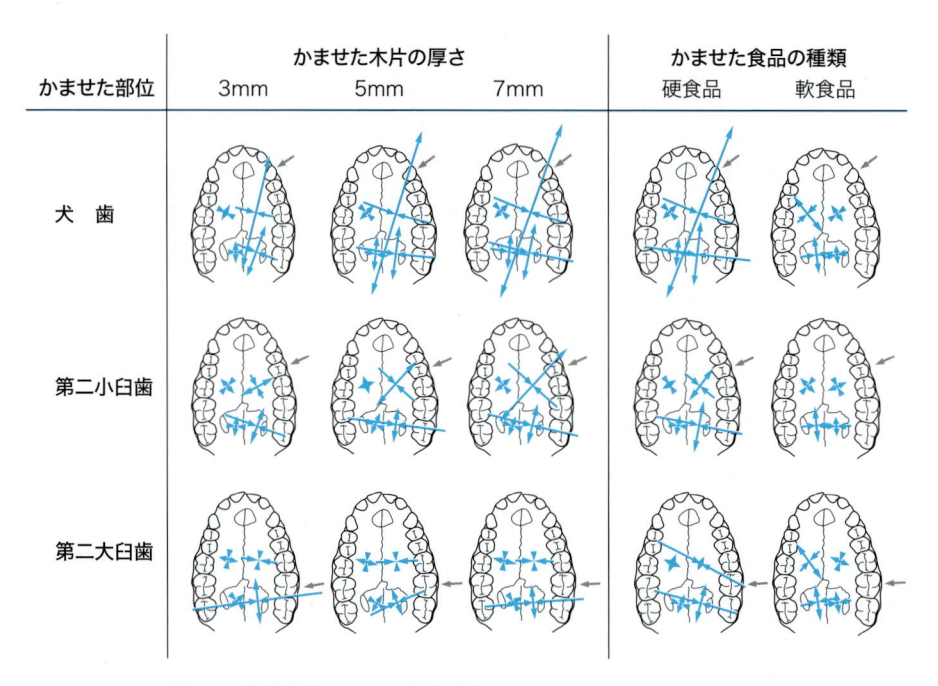

図 7-4　上顎骨口蓋突起および口蓋骨水平板の変形の大きさおよび方向
厚さ 3 mm，5 mm あるいは 7 mm の棒状物質，ならびに硬いあるいは軟らかい食品を左側の犬歯，第二小臼歯あるいは第二大臼歯でかませた．これらの結果から，歯に加わる力の大きさや方向に対して口蓋の特定の部位に応力が集中しないように口蓋を構成する骨は多様に変形していることがわかる．　◀：物質をかませた部位
（杉村忠敬，稲田條治：咬合時のサル骨口蓋の力学的特性，日本補綴歯科学会雑誌，41(3)：385-392，1997 より）

　しかし，片側の歯に力が加わると，相対的に力が加わった側の，しかも力が加わった歯の周辺が他の部位よりも大きく変形する．しかし，マシュマロやカステラのような軟らかい食品をかませたときは，かませた側(作業側)よりも反対側(非作業側)のほうが大きく変形する(図 7-4)．

　以上のことから，咬合や咀嚼時には，頭蓋を構成する骨はきわめて多様に変形しやすいことがわかる．

8 筋

　細胞自身の収縮能力を能率よく高めるように分化したものが，筋(筋肉)である．体を動かすための原動力，すなわち収縮力を発揮するものが骨格筋で，消化管の運動力の源となるのが平滑筋，そして，循環系で血液循環のポンプとして働くのが心筋で，これらを合わせて筋系とよぶ．

　骨格筋は多核細胞の筋線維で構成され，平滑筋や心筋は，筋細胞(筋線維)間が電気シグナルを通過させるネクサス(ギャップジャンクション)で連結され，細胞集団塊が1つの細胞のように同期して収縮する．

1　筋の構造と種類

1)筋の構造

(1) 構造による分類

表8-1　筋の種類および特性

	骨格筋	心筋	平滑筋
種　類	遅筋と速筋	固有筋と特殊筋	多元筋と単元筋
横　紋	あり	あり	なし
線維間連絡	なし	機能的合胞体 (厳密には合胞体ではないが興奮は伝わる)	合胞体をなして線維間連絡あり
神経支配	体性神経	自律神経	自律神経
自動性	なし	特殊筋(結節)にあり	筋自体(歩調とり細胞)にあり
運　動	随意的	自律的	自律的
単収縮の時間	0.1 sec	0.3〜0.5 sec	数 sec
絶対不応期	1〜2 msec	100〜200 msec	50〜100 msec
加　重	する	しない	する
疲　労	しやすい	しにくい	しにくい

(覚道幸男 ほか：図説歯学生理学 第2版第7刷，学建書院，2003 より)

　筋は，筋細胞内に横紋構造のある横紋筋と，横紋構造のない平滑筋とに分類される．骨格筋および心筋は横紋筋である(表8-1)．

(2) 筋の基本構造

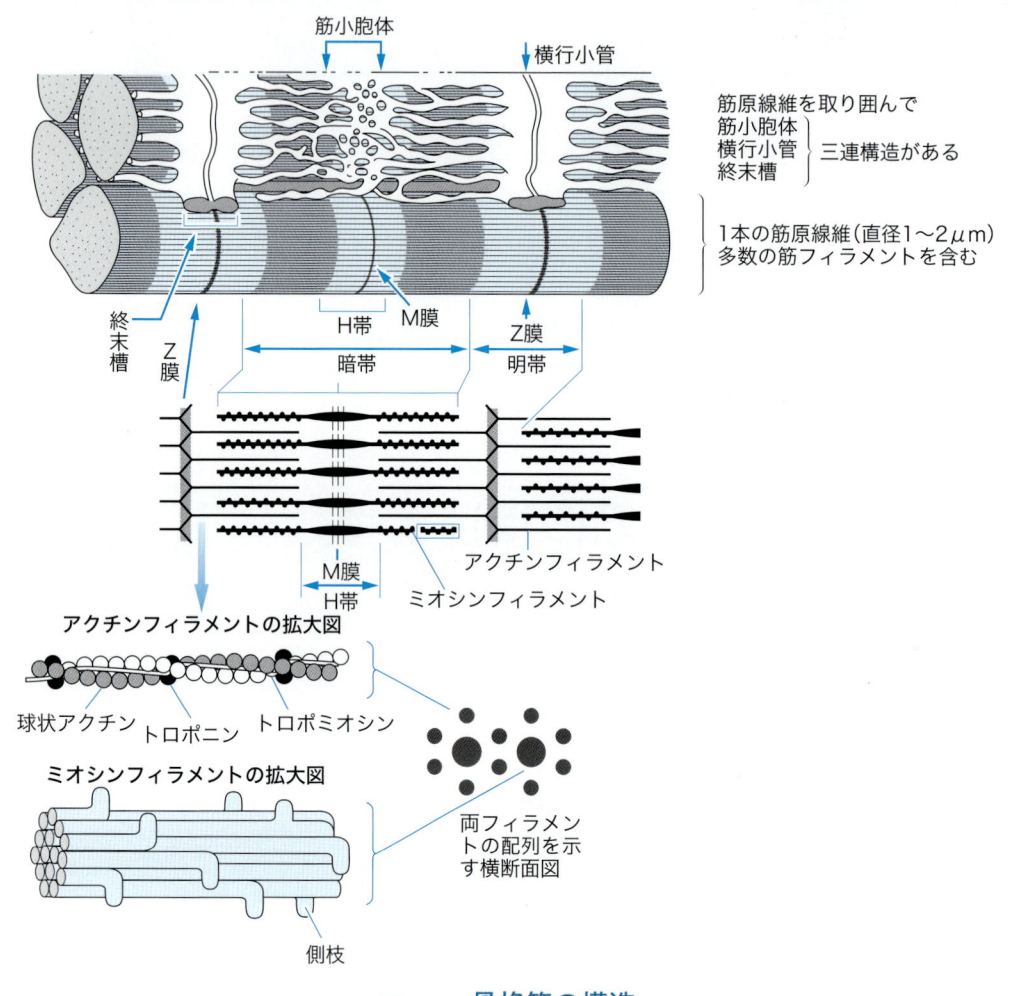

図 8-1 骨格筋の構造
(覚道幸男 ほか：図説歯学生理学 第 2 版第 7 刷，学建書院，2003 より)

　筋は筋線維からなり，筋線維は筋原線維で構成される(**図 8-1**)．筋原線維はミオシンとアクチンとからなり，これらが規則正しく配列している骨格筋や心筋では横紋構造として観察することができる．

2)筋の種類

　筋には骨格筋，心筋および平滑筋の 3 種類がある．骨格筋には SO 筋 slow twitch oxidative fiber(遅筋，赤筋)および FG 筋 fast twitch glycolytic fiber(速筋，白筋)が，心筋には固有心筋および特殊心筋の 2 種類がある．

(1) 骨格筋

　骨格筋の活動電位持続時間は，数 msec ときわめて短時間である．SO 筋が多い筋肉を遅筋といい，ゆっくり収縮し，疲労しにくく，ミオグロビンを多く含んでいる．また，FG 筋が多い筋肉を速筋といい，すばやく収縮するが，疲労しやすい．なお，SO 筋と FG 筋

との中間のタイプもある．

(2) 心　筋

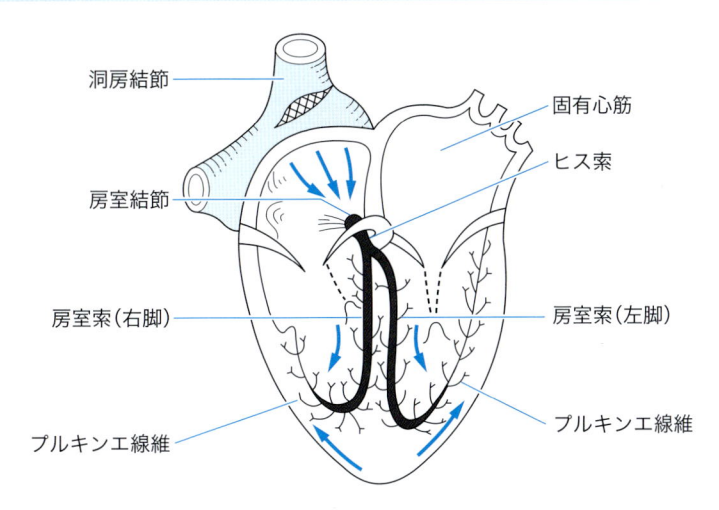

図 8-2　固有心筋と特殊心筋
(藤森聞一 ほか：生理学 第7版第2刷，南山堂，1975より一部改変)

　心筋には心臓の壁を構成し，収縮時に血液を送り出す固有心筋(活動電位持続時間は300 msec)と特殊心筋とがある(図 8-2)．

　特殊心筋は，心臓の興奮(刺激)伝達系として心臓の収縮をおこす電気的興奮の発生(心臓収縮の歩調取り)と収縮情報の伝播を担い，心臓の収縮を制御している．すなわち，興奮(刺激)伝導系は，洞房結節(通常はペースメーカーとなる)から始まり，心房の心筋層，房室結節，ヒス束，房室束およびプルキンエ線維を経て心室の心筋に収縮の指令を伝える．心筋には，自動能(神経からの指令によらず自身で収縮する能力)がある．

(3) 平滑筋

　消化管壁を構成する平滑筋は電気シグナルを通過させるネクサス(ギャップジャンクション)で連結され，筋線維間の機能的結合が強く，自動能を有する．しかし，立毛筋，毛様体筋の平滑筋は，筋線維間の機能的結合は弱く，自動能はない．

2　支配神経

　筋の支配神経には運動神経と自律神経とがあり，それぞれ異なる筋組織の収縮を調節する．骨格筋は運動神経に支配され，その収縮は意識的に，随意的に調節できるので，随意筋ともよばれる．自律神経に支配されるのは，心筋および平滑筋である．その収縮は不随意的な収縮で，通常，不随意筋とよばれる．

3 筋の役割

1）骨格筋の役割

屈筋，伸筋	関節を屈曲，進展する筋
開口筋，閉口筋	下顎運動で開口，閉口する筋
外転筋，内転筋	体肢を体幹から離す，または近づける筋
回内筋，回外筋	前腕を回内，回外する筋

図8-3　関節運動による筋の分類

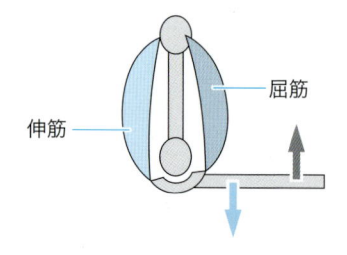

図8-4　屈筋と伸筋

大部分は骨に付着し，関節の運動により身体の運動をおこなう．運動と同時に姿勢制御，咀嚼，発声および呼吸などの駆動力や筋肉ポンプとして循環補助をおこなう．

また，筋は関節運動での働きにより，主動筋（収縮時に，おもに関節運動をする筋）と拮抗筋（収縮時に主動筋と逆の運動をする筋）とにも分類される．関節を同一方向に協同して動かす筋を，協同筋という．関節を動かす骨格筋の名称は，その関節の運動様式によって，屈筋や伸筋のように分類される（図8-3,4）．

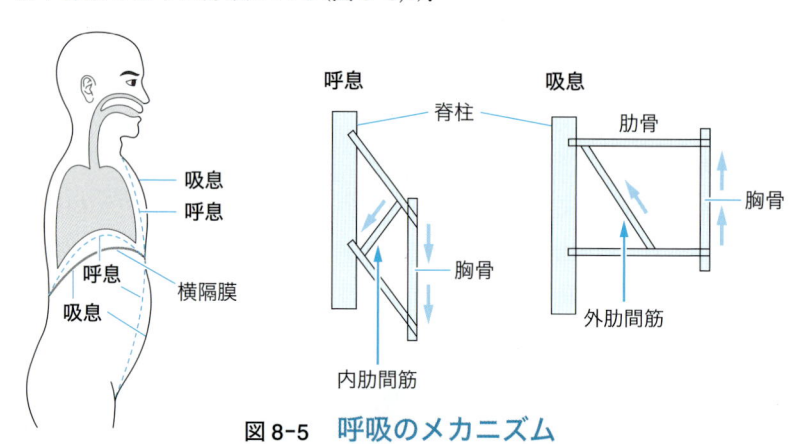

図8-5　呼吸のメカニズム
（覚道幸男 ほか：図説歯学生理学 第2版第7刷，学建書院，2003より）

呼吸に関する筋には，吸息筋と呼息筋とがある．吸息は外肋間筋が収縮することによって肋骨と胸骨とが上外方に動き，それによって胸部が拡大する．それと同時に横隔膜が収縮することによって，横隔膜が下がり（約1cm下がる），さらに，胸郭の容積が増加するので，外気が受動的に流入する．

また，呼息は，内肋間筋が収縮すると，肋骨が下がり，胸骨が下内方へ動く．それによって胸郭は狭められる．それと同時に，横隔膜が弛緩するので横隔膜は上がり，その結果，胸郭の容積は減少する（図8-5）．

2)心筋の役割

心臓の壁を構成し，循環のポンプ作用として血液循環をおこなう．

3)平滑筋の役割

消化管の運動をおこなうが，立毛筋や毛様体筋などもある．循環の補助，機械的消化や立毛および目の焦点調整などをする．

4 骨格筋の収縮

1)収縮単位

(1) 骨格筋の収縮単位

1個の運動神経に支配される骨格筋筋線維群は同期して収縮するので，1つの収縮単位になる．この収縮単位を，運動単位とよんでいる．運動単位は1個の運動神経と支配される骨格筋筋線維群のことで，同期して収縮する．

(2) 神経支配比

1つの運動神経で支配される骨格筋線維数のことを神経支配比という．神経支配比は，細かな運動をする筋では小さな値をとる．

(3) 収縮強度と関与する運動単位との関係

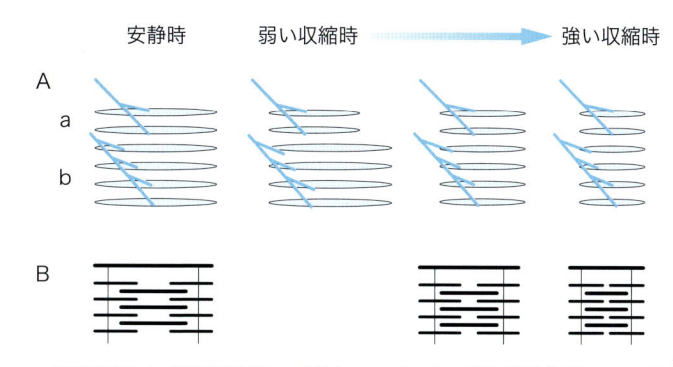

図8-6　収縮時の収縮単位の関与(A)および筋原線維での収縮(B)
弱い収縮は神経支配比の小さな運動単位(a)から始まり，収縮が強くなると支配比の大きな運動単位(b)の収縮も加わる．筋原線維(B)は，アクチンとミオシンとの滑走範囲が広くなり，収縮が生じることを表している．

筋収縮は神経支配比の小のものから始まり，収縮強度が増すにつれて，次第に神経支配比の大きなものが興奮し，興奮している単位の数が増える．さらに収縮強度が増すと，それぞれの筋原線維でのアクチンとミオシンの滑走範囲も広くなる(図8-6)．

2) 興奮収縮連関

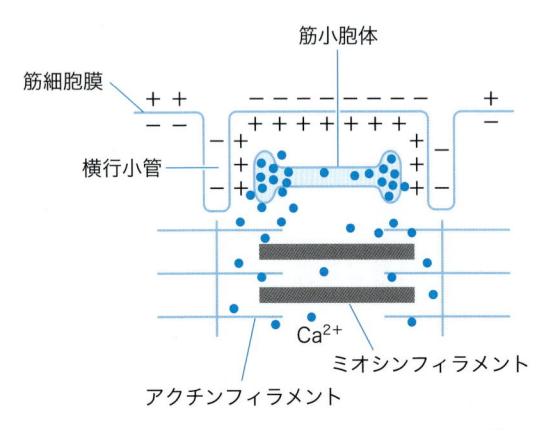

運動神経末端にインパルスが到達してから筋収縮がおこるまで
① 運動神経末端から Ach が遊離する．
② Ach により神経筋接合部に端板電位が発生する．
③ 端板電位が臨界電位に達すると活動電位が発生する（筋の興奮）．
④ 筋の活動電位により横行小管が脱分極して，筋小胞体から Ca^{2+} が遊離する．
⑤ Ca^{2+} はアクチンフィラメントのトロポニンに結合し，トロポミオシンを変化させる．
⑥ アクチンフィラメントが活性化し，ミオシンフィラメントの間へアクチンフィラメントが滑走していく（筋の収縮）．

図 8-7　興奮収縮連関
（覚道幸男 ほか：図説歯学生理学 第 2 版第 7 刷, 学建書院, 2003 より）

骨格筋線維での活動電位発生から収縮までの過程を，興奮収縮連関という（図 8-7）．

(1) 興奮収縮連関の情報伝達経路
筋細胞膜での活動電位は横行小管系から筋小胞体へ伝わり，筋小胞体から Ca^{2+} の放出を生じ，その結果，ミオシンとアクチンとの相互作用による線維滑走（滑走説）で収縮が生じる．

(2) 収縮エネルギー
筋が収縮するためには，ATP（アデノシン三リン酸）が ADP（アデノシン二リン酸）に分解するときのエネルギー（ATP の 1 モル当たり 11,000cal）が使われる．ADP は，筋内のクレアチンリン酸がクレアチンとリン酸とに分解されるときのエネルギーによって，再び ATP に合成される．

クレアチンは，グリコーゲンが，ピルビン酸と乳酸とに分解されるときのエネルギーによって，再度，クレアチンリン酸に合成される．

3) 筋収縮の種類

(1) 刺激頻度による分類

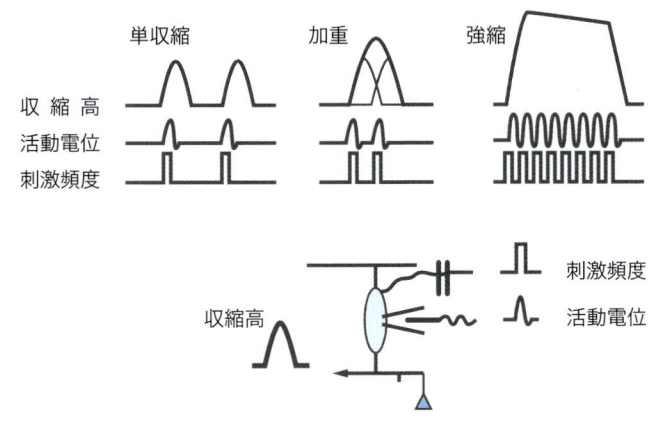

図 8-8　単収縮, 加重, 収縮

　1回の刺激による1回の収縮を単収縮といい, 単収縮を起こす刺激が連続すると収縮は加重して大きくなる. 刺激が連続したときの大きな収縮を強縮という. 細胞内から導出した活動電位は, 連続した刺激に対応して観察される (図 8-8).

(2) 収縮様式の筋の長さや張力による分類

　等尺性収縮と等張力性収縮とがある.
　等尺性収縮とは, 筋の長さを一定にして変えないで収縮することである. かみ締めて咬筋が収縮するときは等尺性収縮に近い状態である. 等張力性収縮は, 張力が一定状況での収縮で, このとき, 筋の長さは変化する.

(3) 筋の長さと発生する張力との関係

　等尺性収縮での最大張力は, 生体内での筋の長さに近い状態のときに発生する.

4) 脊髄反射

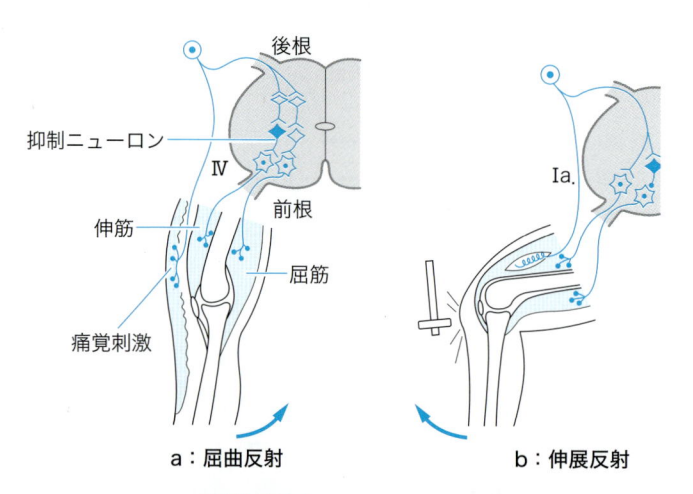

図 8-9　脊髄反射(伸展反射および屈曲反射)
(覚道幸男 ほか：図説歯学生理学 第2版第7刷，学建書院，2003 より)

　反射中枢が脊髄にあるものを脊髄反射とよび，骨格筋を効果器とするものには伸張反射と屈曲反射とがある(図8-9)．

(1) 伸張反射
　腱をたたいて筋を急激に伸展させると筋にある筋紡錘が興奮し，そこから出ているⅠa神経線維が単シナプス性にその筋を支配している運動ニューロンを興奮させ，伸びた筋を急激に収縮させる現象を伸張反射という．このとき，屈筋を支配している運動ニューロンは抑制される．このような抑制を相反性抑制という．この反射は，自己受容反射とか筋伸展反射，腱反射などともよばれる．

(2) 屈曲反射
　手足の皮膚を強く刺激すると，刺激を受けた肢の屈筋が収縮して刺激から逃げるような反射がおこる．これを，屈曲反射という．この反射の受容器は侵害受容器で，多シナプス性の反射で，屈筋運動ニューロンには促進的に，伸筋運動ニューロンには抑制的に作用する．この反射は逃避反射とか侵害受容反射ともいわれる．

5　心筋，平滑筋の収縮

1) 平滑筋

　平滑筋の活動電位は，膜電位依存性の Ca^{2+} チャネルを介する Ca^{2+} の流入により発生する．細胞内 Ca^{2+} 濃度が増加すると収縮する．Ca^{2+} が増加すると，カルモジュリン(原生動物から高等動物に至るまで広汎に分布している細胞内酸性タンパク質で，アミノ酸一次構造は種

族や組織による差異は少ない．外来刺激によって引きおこされるCa^{2+}シグナルの細胞内伝達タンパク質と考えられている）活性化を介してミオシンをリン酸化し，ATP分解エネルギーによってアクチンとミオシンとの間で収縮反応がおこる．

2）心筋の収縮特性

心筋には自動性がある結合組織があるので，心筋を体外に取り出しても自動的に拍動する性質がある．心筋の収縮は，twitch（単縮）のみでtetatus（強縮）しないことが特徴である．活動電位持続時間は，固有筋で300 msec（不応期150 msec）であり，骨格筋の数msecに比べて比較的長時間である．

(1) 心臓神経　cardiac nerve

心臓の機能調節に関与する自律神経系の神経を，心臓神経という．自律神経系には交感神経および副交感神経の2種類があり，その機能は拮抗的である．交感神経が緊張したときには心拍数の増加，収縮力の増加および心電図のPQが短縮する．副交感神経が緊張したときには心拍数の低下，房室伝導時間の延長，心電図のPQが延長する．右迷走神経は洞房結節に，左迷走神経は房室結節を支配している．

(2) 心臓収縮

心臓の1回の収縮・弛緩時間を心臓周期といい，約0.8〜0.9秒である．このうち，収縮時間は0.3秒，弛緩時間は0.5秒である．

1分間に心臓が収縮する回数が脈拍数で，成人の安静時では約70回，子どもでは80〜90回である．1回の拍出量は約70 ml で，1分間の心拍出量は4〜5l である．

体循環における血圧は80〜120 mmHgで，心臓を出てから心臓に帰ってくるまでの循環時間は約1分である．肺循環での血圧は10〜25 mmHgで，その循環時間は約4秒である．

6　筋電図，心電図

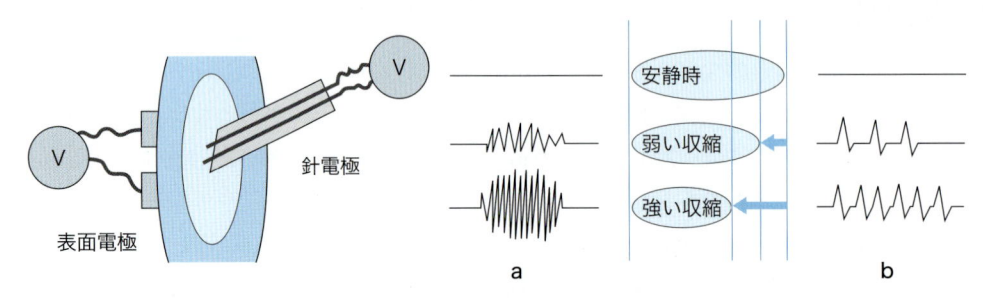

図8-10　収縮強度による筋電図

　骨格筋および心臓が活動することによって生じた電気現象を記録したものを，筋電図や心電図という．

　筋電図は，針電極と表面電極とで記録したときでは，その波形が異なる．表面電極で記録すると，収縮が強まるにつれて鋸歯状波形の振幅(電位差)が大きくなる(図8-10,a)．これに対して，針電極で記録すると，興奮に伴う筋単位の電位差が記録できたときは，同一形状のスパイク状の波形が現れる(図8-10,b)．収縮力を増強するとその頻度が増加し，別の筋単位の興奮に伴う電位差による異なる波形が観察される．さらに収縮力が増すと複雑な鋸歯状波形になる．

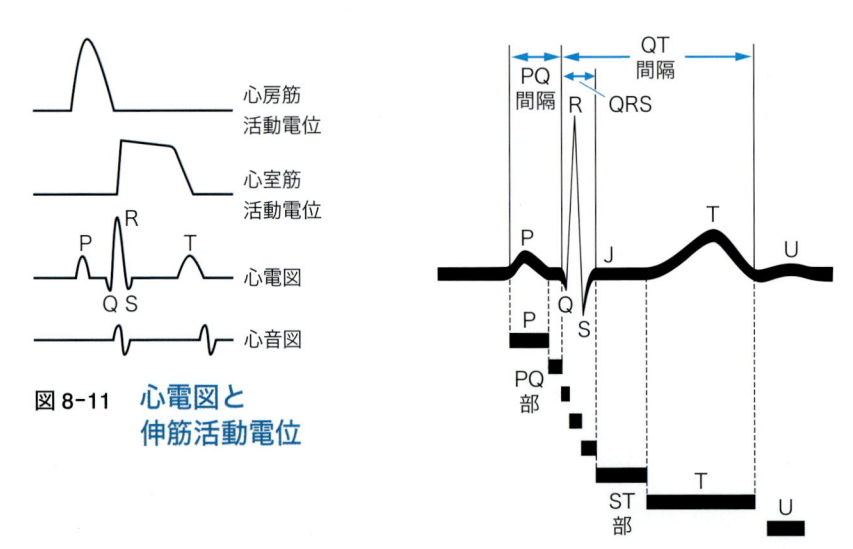

図8-11　心電図と伸筋活動電位

P ：心房筋興奮期
PQ：興奮が心室に至るまでの時間
QRS：心室の興奮伝導時間
QT ：心室の電気的収縮期

図8-12　心電図の波形の名称

表 8-2 心電図の主要部の活動持続時間および振幅

	持続時間	振幅	備考
P	0.1 秒以内	0.25 mV 以下	ただし，P_1は 0.1 mV 以下
PQ 間隔	0.20 秒以下		
QRS 群	0.06〜0.1 秒	1 mV 以内	ただし，(Ⅱ)では 1.6 mV 以下
ST-部		(±)0.05 mV 以内	
T	0.1〜0.25 秒	0.2〜0.5 mV	ただし，(Ⅲ)では下向きのこともある

( )内数字は導出法　　　　　(藤森聞一 ほか：生理学 第7版第2刷，南山堂，1975 より)

心電図は，心臓の心筋は同期して収縮するので，収縮に対応して常に同じ規則正しい波形が観察できる(図 8-11)．

P 波は心房筋の興奮時，QT 波は心室の電気的収縮期である(図 8-11)．PQ 間隔は，興奮が心室に至るまでの時間を，QRS 間隔は心室の興奮伝導時間を示す(図 8-12)．

心臓の弁が閉じるときに聞こえる音が心音で，R 波の時点に心室筋の収縮で心室内圧が上昇し，房室弁が閉じ，第一心音が聞こえる．T 波終了時点は心室筋の終了時点で，動脈弁が閉じる第二心音が聞こえる(図 8-11)．

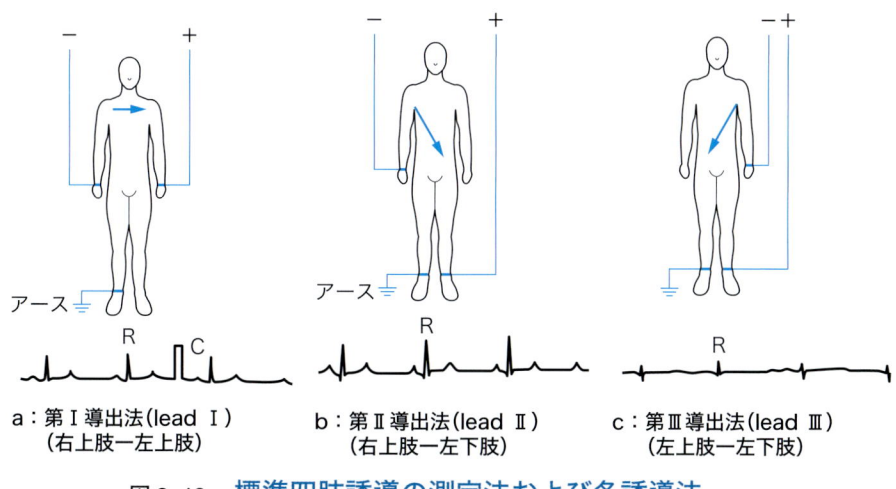

a：第Ⅰ導出法(lead Ⅰ)
(右上肢—左上肢)

b：第Ⅱ導出法(lead Ⅱ)
(右上肢—左下肢)

c：第Ⅲ導出法(lead Ⅲ)
(左上肢—左下肢)

図 8-13 **標準四肢誘導の測定法および各誘導法によって得られた R 波の大きさ**
第Ⅱ誘導によるR＞第Ⅰ誘導によるR＞第Ⅲ誘導によるR
(覚道幸男 ほか：図説歯学生理学 第2版第7刷，学建書院，2003 より)

心電図波形では R 波が最大で，一般には第二標準肢誘導(右手と左足との間で記録した心電図)時の R 波(R2)が最大で，次が第一標準肢誘導(右手と左手との間で記録した心電図)の R 波(R1)で，第三標準肢誘導(左手と左足との間で記録した心電図)の R 波(R3)が最小である(図 8-13)．

9 神経

　神経系は体内の情報を迅速に伝達し，生体の各器官および組織が連携し，まとまりのある機能を発揮するように働いている．その基本単位は，神経細胞（ニューロン）である．神経細胞は内部環境や外部環境の変化を刺激として受容し，その情報を中枢に伝える．中枢では多くの情報の統合に働き，さらに，筋や腺などの効果器へと信号を送り出す．神経細胞や筋細胞は興奮性細胞とよばれ，刺激に応じて活動電位（興奮）を発生する．感覚器からの情報，または効果器への情報は，この活動電位が基本的な電気信号となって伝えられる．

1 神経細胞の形態と連絡

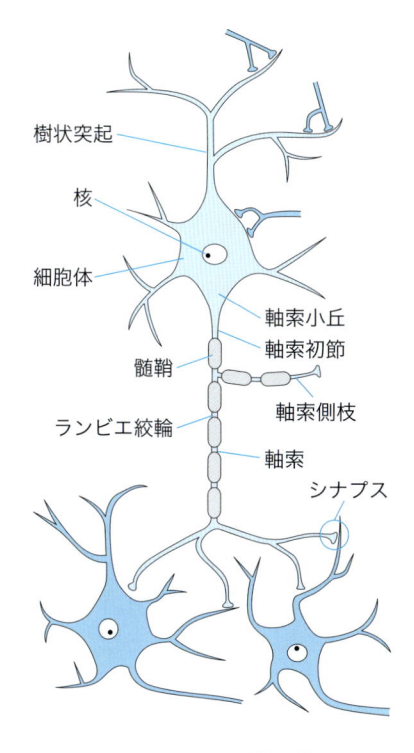

a：ニューロンの形態の模式図

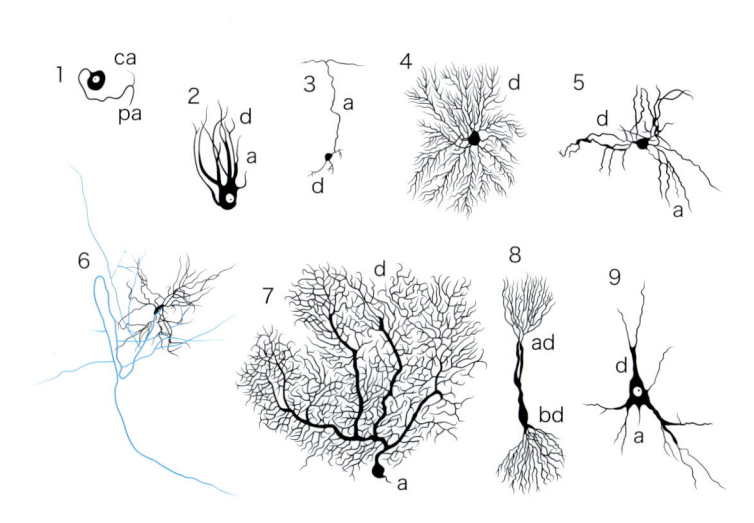

b：ほ乳類のさまざまなニューロンの形態
1：後根神経節細胞　　2：交感神経節細胞　　3：小脳の顆粒細胞
4：視床の細胞　　5：大脳基底核の細胞
6：大脳皮質第Ⅵ層の有棘星状細胞　　7：小脳のプルキンエ細胞
8：海馬の錐体細胞　　9：脊髄前角の運動神経細胞
a：軸索　　ca：軸索中枢枝　　pa：軸索末梢枝　　d：樹状突起
ad：先端樹状突起　　bd：基底樹状突起
（本郷利憲，廣重　力，豊田順一 監：標準生理学 第6版第1刷，医学書院，2005，p176 より）

図 9-1　ニューロンの形態

神経細胞は多種存在し，その形態も多様である(図 9-1)．運動ニューロンは細胞体，長い1本の軸索，細胞体から広がる多数の樹状突起からなる．軸索は神経線維ともよばれる．樹状突起の広がりは細胞表面積を増加し，ほかのニューロン軸索との，より密な連絡を可能にしている．感覚ニューロンには樹状突起はなく，細胞体から一方は感覚受容器が存在する末梢側と，他方は中枢側へと両側性に伸びた軸索をもつものが多い(第 19 章，感覚参照)．ニューロンの長く伸びた軸索は，通常終末に近い部位で枝分かれし，その先端はほかのニューロンの細胞体あるいは樹状突起に接続している．この接続部分をシナプスとよんでいる．脊髄運動ニューロンの例では，1つのニューロンに，多いものでは数千個のシナプスが存在する．運動ニューロンは骨格筋と接続するが，この部分もニューロン同士のシナプスと本質的には類似した仕組みになっている．そして，運動ニューロンと骨格筋との接合部位は，神経筋接合部とよばれている(第 8 章，筋参照)．

2　細胞興奮のメカニズム

1)細胞膜の基本的性質

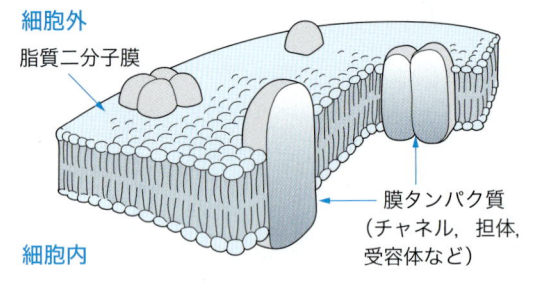

図 9-2　細胞膜の模式図

細胞膜は，脂質二分子膜の中に膜タンパク質が分布する基本構造をもっている．

細胞膜は，厚さ 7.5〜10.0 nm の脂質の二重膜から構成されている(図 9-2)．物質が細胞膜を通って細胞を出入りすることを膜透過といい，その透過のしやすさを透過性という．細胞膜の透過性は物質により著しく異なり，一般に O_2，CO_2 などの気体や水，および油に溶けやすい疎水性物質は通すが，イオンやアミノ酸およびタンパク質などは自由に透過させることはない．すなわち，細胞膜は選択的透過性をもつ．

a 細胞膜を介する物質の移動
(1) 拡　散

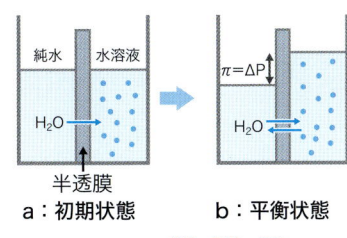

図 9-3　浸透圧
(本郷利憲, 廣重　力, 豊田順一 監：標準生理学 第6版第1刷, 医学書院, 2005, p32 より改変)

　溶液中の溶質粒子は，ランダムな熱運動により濃度が均一になるよう広がる．溶質粒子は濃度の高い方から低い方へ移動し，この現象を拡散といっている．水の濃度は溶質濃度の低い側では相対的に高いので，そのときは，溶質濃度の高い側へ移動する．これを浸透という．すなわち，浸透は水の拡散である．水の浸透を防ぐ圧力を，浸透圧という(図 9-3)．浸透圧は，溶質粒子の濃度に比例する．1 mol の分子が 1 l の水溶液中にあるとき 1 オスモル(osmol/l)の浸透圧が発生する．電解質は水溶液中でイオンに解離していて，NaCl では，1 mM が 2 mOsm/l となる．血漿浸透圧は 290 mOsm/l で，溶液がそれと等しい浸透圧をもつとき，それを等張であるといい，高ければ高張，低ければ低張であるという．等張液の例として，0.9% NaCl 液(生理食塩水)と 5% グルコース液とがある．

　電荷をもたない分子の移動は濃度勾配だけの影響によるが，イオンの移動の場合は電気的に常に中性になるように移動する力が働くので，その電気勾配とイオンの化学的な濃度勾配との両方が働く．その力を電気化学ポテンシャルといい，次の式で表す．

$$\mu i = RT \ln Ci + nF \cdot \phi$$

ただし，R：気体定数　8.31×10⁷ エルグ
T：絶対温度　273+t
ln：自然対数　2.303×log10
n：イオン価数
F：ファラデイ定数　96,500 クーロン/モル

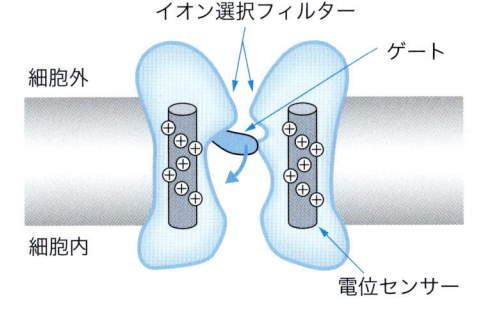

細胞外側にイオン選択的フィルターがあり，膜貫通領域の電位センサーが細胞内外の電位変化を捉え，ゲートを開閉する．

図 9-4　イオンチャネル(電位依存性チャネルに対する概念図)

　イオンは，膜タンパク質であるイオンチャネルを介して膜を選択的に透過する(チャネル輸送，図 9-4)．イオンの電気化学ポテンシャルは，チャネル孔における拡散速度や輸送方向に影響する．

細胞興奮のメカニズム

(2) 担体性輸送

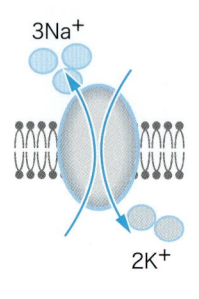

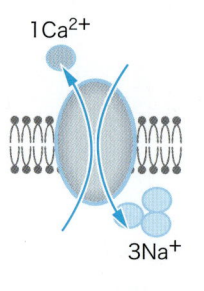

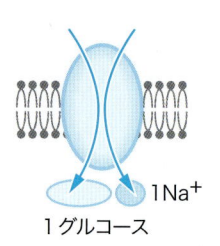

図 9-5 担体性輸送
a：能動輸送(Na-K ポンプ)　　b：Na-Ca 交換輸送　　c：グルコース-Na 共輸送

　イオンはイオンチャネルを介する輸送のほかに，グルコースやアミノ酸などと同様に，膜に存在する担体(トランスポーター)を介して輸送される場合もある(図 9-5)．通常，低濃度側から高濃度側への輸送にはエネルギーが必要で，そのために ATP が分解される．このような輸送を，能動輸送という．もっとも基本的で重要な輸送は Na-K 能動輸送(Na-K-ポンプ)である．その実体は Na-K ATPase という酵素で，ATP を消費して 3 個の Na を細胞外に，2 個の K を細胞内に輸送する．したがって，このポンプは，細胞内外のイオン濃度分布を不均衡にさせ，また同時に，Na を K よりも常に 1 個余分に細胞外に運ぶことによって細胞内を負にする(起電性をもつともいう)．したがって，Na-K ポンプは，興奮性細胞の静止膜電位の発生にも関与している．このポンプは，強心配糖体のウアバインで阻害される．ほかに，Na-グルコース共輸送や Na-Ca 交換系対向輸送などがあるが，いずれも移動のエネルギーは Na と K との濃度勾配によるので，Na-K ポンプの働きに間接的に依存している．

b 平衡電位

表 9-1 細胞内液・細胞外液のイオン組成

ほ乳類

電解質	細胞内液(mM)	細胞外液(mM)
Na^+	5〜15	145
K^+	140	5
Mg^{2+}	0.5	1〜2
Ca^{2+}	10^{-4}	1〜2
H^+	7×10^{-5}	4×10^{-5}
(pH)	(7.2)	(7.4)
Cl^-	5〜30	110
HCO_3^-	〜10	〜30

各種細胞

電解質	ネコ神経細胞(mM) 細胞内液	細胞外液	ヤリイカ軸索(mM) 細胞内液	細胞外液	カエル骨格筋(mM) 細胞内液	細胞外液
Na^+	15	150	50	440	10.4	109
K^+	150	5	400	20	124	2.25
Cl^-	10	125	40〜150	560	1.5	77.5

生きている細胞は，選択的な透過性や能動輸送などにより，細胞内外溶液のイオン濃度は表 9-1 に示す組成に保たれている．

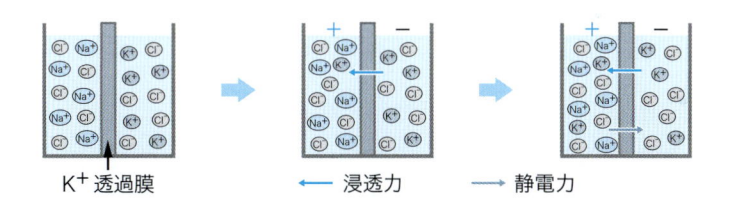

図 9-6　膜の選択的透過性による電位発生のしくみ
K^+ 透過膜で隔てられた容器のそれぞれに，同じ濃度の NaCl および KCl 溶液を入れると，浸透力により K^+ が拡散して電気的なバランスが崩れ，残された Cl^- による K^+ を引き戻そうとする静電力が生じる．浸透力と静電力とがつりあったときの電位差を，K^+ の平衡電位とよぶ．

細胞膜の両側のイオン濃度が異なる状態で平衡に達するとき，膜を介して電位に差が生じる(図 9-6)．たとえば，K^+ の細胞内の濃度を$[K]_i$，細胞外の濃度を$[K]_o$とすると，平衡に達しているときは細胞膜内外の電気化学ポテンシャルは等しいと考えられるので，次の式が成り立つ．

$RT \ln[K]_i + F \cdot \phi_i = RT \ln[K]_o + F \cdot \phi_o$

電位差を V_K とすれば，

$V_K = \phi_i - \phi_o = -(RT/F) \times \ln([K]_i/[K]_o) = -60 \log_{10}[K]_i/[K]_o$ (37℃の場合)

これを K^+ の平衡電位という．
各イオンの平衡電位は，次のネルンスト Nernst の式によって求められる．

$V_C = -RT/nF \ln[C]_i/[C]_o$

2) 静止電位

図9-7 膜電位記録法

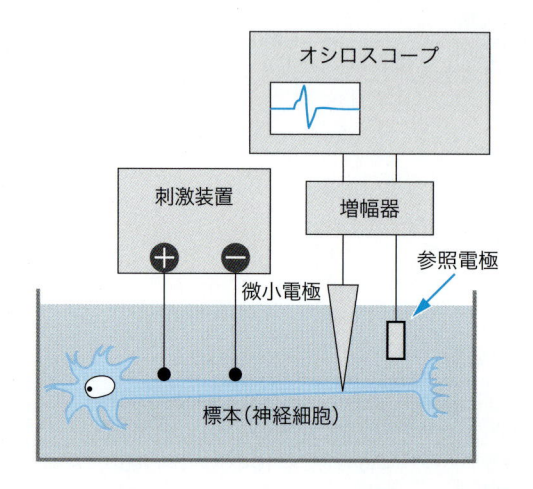

刺激は，標本近くにおいた1対の電極にパルス状電流を流しておこなう．活動電位は陰極で発生する．膜電位は，ガラス微小電極を細胞内に刺入して記録する．ガラス微小電極には 3M KCl が満たされ，参照電極として銀—塩化銀電極を細胞外溶液中におく．膜電位は，増幅器を介してオシロスコープで観察する．

　細胞の膜電位を陰極線オシロスコープで記録すると，微小電極が細胞外にあるとき，細胞外にある不関電極との間の電位差は0であるが，細胞内に微小電極(記録電極)を刺入すると，内側が外側に対して負の電位が記録される(図9-7)．この電位を静止電位という．すなわち，非興奮時，細胞膜は外側が正に，内側が負に分極している．その電位の大きさは細胞により異なる．代表的な例では，ニューロン：-60 mV，骨格筋細胞：-90 mV，心筋細胞：-80 mV および平滑筋細胞：-60 mV である．

　いま，静止電位を E_r とすれば，ゴールドマン Goldman の式

$$E_r = -RT/F \ln(P_K[K]_i + P_{Na}[Na]_i + P_{Cl}[Cl]_o)/(P_K[K]_o + P_{Na}[Na]_o + P_{Cl}[Cl]_i)$$

で表される(ただし，P_K，P_{Na}，P_{Cl}は K^+，Na^+，Cl^-の透過性 Permeability)．

　静止時のイオン透過性は，$P_K : P_{Na} : P_{Cl} = 1 : 0.04 : 0.23$(カエル骨格筋の例)である．$K^+$チャネルの多くは開いていて，$Na^+$チャネルは多くが閉じていると考えられる．そのため，静止電位の大きさは K^+の細胞内外の濃度差に著しく依存する．表9-1 に示すネコの神経細胞内外の K^+濃度は，それぞれ 150 mM および 5 mM である．その値を Nernst の式にあてはめると，K^+の平衡電位は約-90 mV になる．実際の神経細胞の静止電位は-60～-70 mV であるから，この値は少し低いが，近似している．少し低いのは，Na^+の細胞内へのごくわずかな透過によるものである．細胞外液の K^+濃度の増加あるいは内液の K^+濃度の減少は，いずれも静止電位を減少させる．静止電位の減少(0 mV になる方向への変化)は，細胞膜内外の電位差の減少であり，膜の分極が消失していく過程なので，これを脱分極といい，逆に，静止電位が増大する現象を過分極といっている．

3) 活動電位

(1) 全か無かの法則

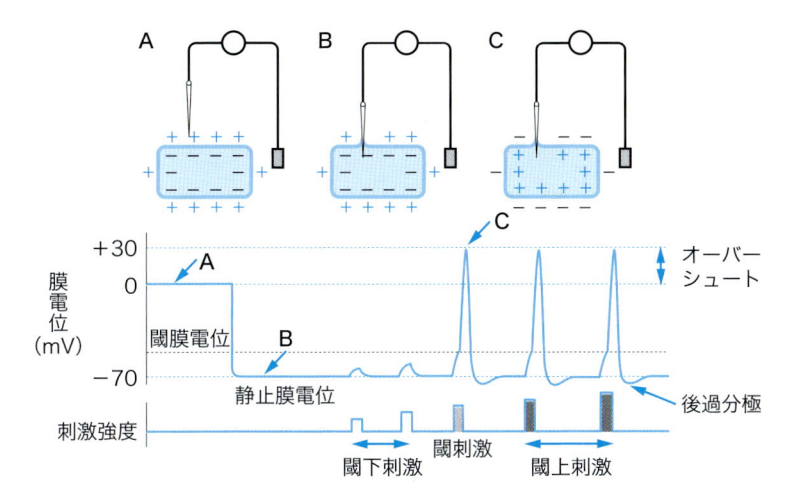

図9-8 閾下刺激，閾刺激，閾上刺激と活動電位の発生

刺激の強さを増していくと，膜の電位差が減少し，閾電位に達すると活動電位が生じる．閾刺激よりも強い刺激を加えても，活動電位の形および大きさは閾刺激で生じるものと同じである．

図9-7の装置で細胞の静止電位を記録したのち，細胞を刺激電極を介して刺激すると，弱い刺激では細胞はわずかに脱分極し，またもとの静止電位にもどる．刺激を強くしていくと，脱分極が大きくなり，閾値(閾膜電位)を超えると，負から正へと急激な膜電位の変化がみられ，すみやかにもとの静止電位のレベルにもどる(図9-8)．この細胞の興奮時にみられる数 msec 間の一過性の電位変化を，活動電位という．この活動電位をおこさせる最低の強さの刺激を閾刺激といい，刺激の大きさをいくら強くしても活動電位の大きさは変わらない．この活動電位のように，閾下刺激ではおこらないが，閾上刺激を加えても閾刺激を与えたときと大きさが変わらないとき，その反応は，全か無かの法則に従うという．

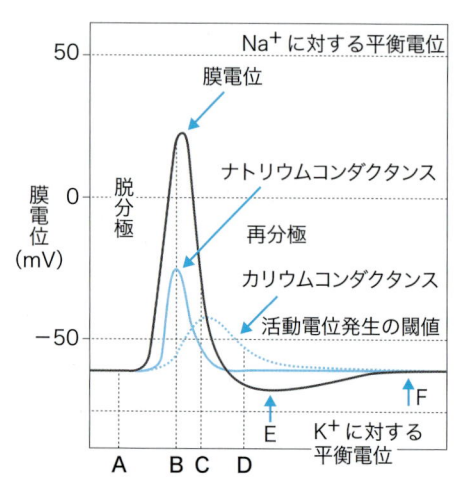

a：活動電位とナトリウム，カリウムコンダクタンスを示す模式図

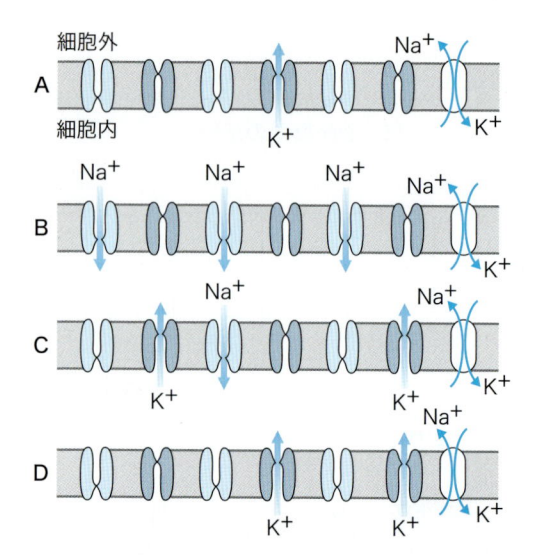

b：a の A〜D 点におけるチャネルの開孔状態を示す模式図
A：静止状態．
B：隣接部から電流が流れ込み脱分極が生じると，Na チャネルが開き，Na 電流により膜電位は脱分極を続け Na の平衡電位 E_{Na} に近づく．
C：Na チャネルが不活性化により閉じ，K チャネルが開き再分極が生じる．
D：後過分極時には K チャネルが多く開いている．

図 9-9　活動電位が生じるときの Na チャネルおよび K チャネルの開孔
（大地陸男：生理学テキスト 第 3 版第 4 刷，文光堂，2001，p36 より改変）

　　活動電位の発生は，電気刺激によって静止電位（約－70 mV）が減少，すなわち，脱分極を始め閾膜電位に達すると急激に脱分極が進んで，膜電位は 0 レベルを超えて，すなわち，負から正へと極性が逆転して＋30〜40 mV に達する．この極性が正に逆転した部分をオーバーシュートという．その後，膜電位は減少して，再び負の静止電位にまでもどる．この静止電位に分極する過程を再分極という．神経では通常，いったん静止電位よりマイナス方向へ進んでから（図 9-9，E）静止電位にもどる（図 9-9，F）．これを後過分極という．骨格筋ではこの後過分極が現れず徐々に静止電位にもどるので，この部分は後脱分極という．活動電位の立ち上がりの部分と再分極部分とは時間経過が急速で，とげ状に見えるのでスパイク電位ともよばれる．

(2) 発現機序（イオン説）

　　神経や筋細胞に弱い刺激を与えたとき，細胞膜は脱分極するが，通常，その電位が低下した分，電位勾配にしたがって細胞内へ引き戻される K^+ の量が減るため，結果として K^+ の細胞外流出量が増加してしまい，膜電位が元に戻ってしまう．しかし，強い刺激を与え，脱分極の大きさが閾膜電位を超えると，この K^+ の正味の流出量を上回るような Na^+ の透過性の一過性の上昇がおこる．これは，電位依存性の Na^+ チャネルが開くことによっておこる．開孔する Na^+ チャネルの数が増加することにより，膜全体のイオン透過性は $P_K：P_{Na}：P_{Cl}＝1：20：0.23$（カエル骨格筋の例）となり，$Na^+$ に対する透過性は静止時の約 500

倍にも達する．そのため，Na^+ は細胞内外の濃度差による拡散力によって，一気に細胞内へ入ってくる．したがって，膜電位差は Na^+ の平衡電位に近づくことになる（図9-9）．

表9-1に示すネコの神経細胞の例では，

$$Va = -(RT/F) \times \ln([Na]_i/[Na]_o) = -60 \log_{10} 15/150 \text{(mM)} = 約 +60 \text{ mV}$$

である．しかし，実際の活動時の膜電位は $+30～40$ mV で，Na^+ の平衡電位よりもやや低い．これは，Na^+ の電位依存性 Na^+ チャネルを介する細胞内への一過的な流入と，やや遅れて遅延整流性 K^+ チャネルが開くことにより，K^+ の細胞外流出もおこることが原因している．また，電位依存性 Na^+ チャネルは閾膜電位に達すると，いったん開くが，膜電位が上昇すると不活性化がおこり，閉じてしまう．この Na^+ チャネルの不活性化と K^+ の流出とにより，膜はすばやく再分極され，スパイクが形成される．電位依存性 Na^+ チャネルは，フグ毒のテトロドトキシン（TTX）により，K^+ チャネルはテトラエチルアンモニウム（TEA）によって選択的に阻害されるので，それらを処理することにより活動電位がおこっているときの Na^+ の流入と K^+ の流出とについて別々に調べることができる．

表9-2　活動電位発生時の膜の透過性と電位変化

	膜の透過性	イオンの動き	膜電位
活動初期	Na^+ に対する膜の透過性の一次的増大	Na^+ は濃度の高い細胞外から細胞内に流入する	急速に脱分極し，負から正へ約 $+30$ mV オーバーシュートする
活動終期	K^+ に対する膜の透過性の増大	K^+ は濃度の高い細胞内から細胞外に流出する	膜電位は減少し，正から負となり，静止電位に戻る
回復期	物質代謝によるエネルギーを使って膜のポンプ作用が働く	細胞内にたまった Na^+ を排出し，K^+ が取り込まれる	Na^+ と K^+ の交換が同量であるため，膜電位は変化しない

なお，静止時から活動電位の発生，さらに再分極過程における膜のイオン透過性と電位の変化との関係は表9-2に示すとおりである．

(3) 不応期

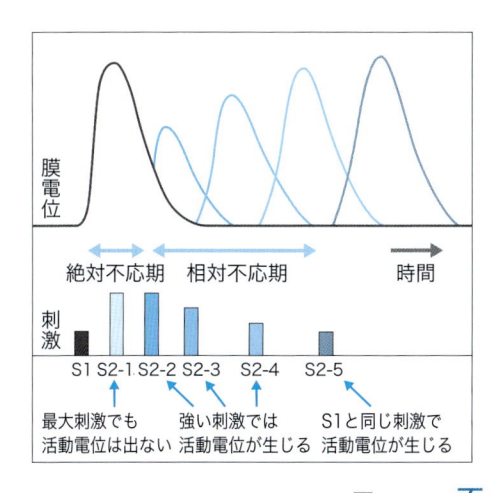

活動電位が発生すると，興奮性が低下する．一般に，活動電位中は刺激が無効であり，この時期を不応期という．大きな脱分極中は大きな刺激でも興奮せず，この時期を絶対不応期という（S2-1）．再分極の進行につれて大きな刺激に対しては不完全ではあるが，興奮の発生する時期があり，この時期を相対不応期という（S2-2～S2-4）．閾値は興奮後，次第にもとの大きさまで減少する（S2-5）．

図9-10　不 応 期
（大地陸男：生理学テキスト　第3版第4刷，文光堂，2001，p36 より改変）

神経や筋細胞に閾刺激を数 msec 以内の間隔で繰り返したとき，最初の刺激で興奮がおこるが，その後，一定期間刺激に対して興奮がおこらなくなる．この期間を不応期という．最大の刺激をしても応答しない時期を，絶対不応期という．絶対不応期は，活動電位がおこりはじめてから下降相の途中までがそれに相当する．それに続く期間は相対不応期とよばれ，閾刺激では興奮しないが閾上刺激で興奮する（図 9-10）．この不応期の発生には，前述の Na^+ チャネルの不活性化が関与している．

3　神経興奮の伝導

神経細胞のように長い軸索をもった細胞では，細胞の一部でおこった興奮が発生部位から軸索に沿って伝播する．このことを興奮の伝導という．また，シナプスを介して次のニューロンに興奮が伝わることを，興奮の伝達という．

1) 伝導の機序（局所回路説）

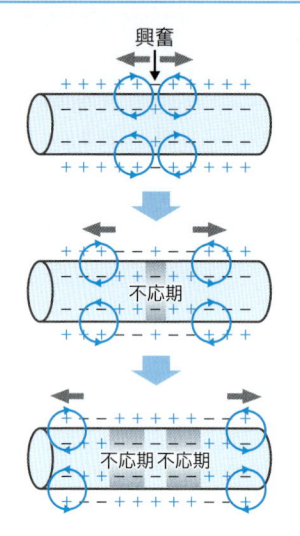

無髄神経細胞で興奮が生じると，興奮部から未興奮部へ局所電流（青の矢印）が流れ，未興奮部は流入した電荷により脱分極され，興奮が伝導されていく（灰色の矢印）．有髄神経線維の場合，数 mm 間隔にあるランビエ絞輪のみが興奮する．髄鞘は絶縁性が高く，容量も少ないため，局所電流は次の絞輪へ効率よく流れるので，興奮は絞輪から絞輪へ跳躍しつつ伝導する．このため，有髄神経は無髄神経と比較して伝導速度が早い．

図 9-11　**神経興奮の伝導**

興奮部では細胞内に Na^+ が流入し，脱分極している．このとき，周辺の非興奮部は細胞内が負になっており，正の興奮部から負の非興奮部へ電流が流れる．このようにして興奮部の境界部に回路が形成される．これを局所回路といい，そこを流れる電流を局所電流という．この局所電流により非興奮部は脱分極され，閾膜電位を超えるとその部位で新たな活動電位を発生させる．そこから隣接する非興奮部との間に，新たな局所回路が形成される．この繰り返しにより，活動電位が軸索に沿って次々と連続しておこることにより，興奮は伝導する（図 9-11）．

2) 跳躍伝導

図 9-12　有髄神経軸索の絞輪部

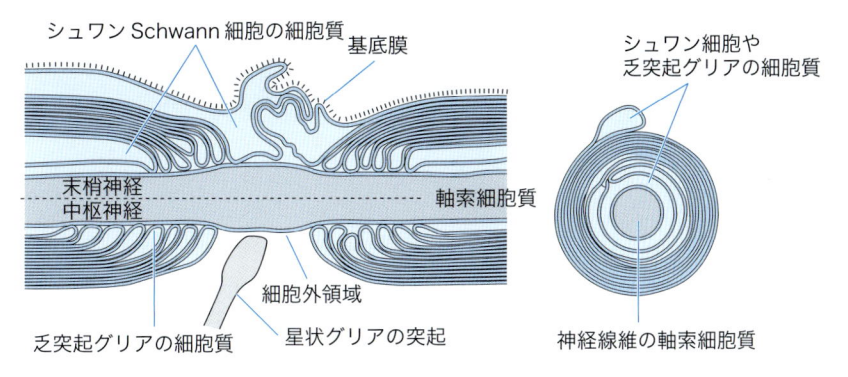

a：絞輪部の縦断面の模式図
上半分は末梢神経の場合，下半分は中枢神経における場合．
b：横断面

ほ乳類の有髄神経では軸索が髄鞘でおおわれるが，髄鞘が途切れるランビエ絞輪部で軸索膜が直接，細胞外液に露出する．
（本郷利憲，廣重　力，豊田順一　監：標準生理学　第6版第1刷，医学書院，2005, p68 より）

　無髄神経では，上述したように興奮が隣接部に次々に伝えられていく．これに対して，有髄神経では髄鞘部の電気抵抗が高いので，局所電流は抵抗の低い両側のランビエ絞輪部（図9-12）を通って流れる．絞輪部には Na^+ チャネルが高密度存在する．したがって，有髄神経では絞輪部ごと（1〜2 mm間隔）に興奮が伝えられるため，同じ太さの無髄神経よりも興奮ははやく伝導される．このような興奮伝導を跳躍伝導という．

　1つの絞輪が興奮したとき，隣の絞輪を興奮させる閾値の何倍の局所電流が供給できるかを興奮伝導の安全率といい，有髄神経では約5である．また，受動的な膜電流は興奮部から離れるにしたがって電気緊張的に減少するが，その大きさは，絞輪1つごとに約1/2となる．したがって，1つの間で絞輪が興奮性を失っても，興奮はその絞輪を飛び越えて次の絞輪へ進むことができる．

3) 興奮伝導の3原則

　神経線維の興奮伝導には，次の3原則が成り立っている．

(1) 両方向性伝導

　神経線維の1点でおこった興奮は，両方向へ伝導される．ただし，後述するように，シナプス伝達は原則的に一方向性であるため，生体内では求心性神経，遠心性神経のように区別される．また，神経細胞内でも一度興奮がおこると，その軸索部位は不応期になっているため，ある方向に伝導されている興奮が軸索を逆戻りすることはない．

(2) 絶縁性伝導

　坐骨神経などは多くの神経線維が束をなしたものであるが，一本の神経線維でおこった興奮は周りの神経線維には伝わらない．局所電流は細胞外液の低抵抗部分を流れ，隣の神経は刺激しない．

(3) 不減衰伝導
神経線維の直径などの条件が一定であれば，興奮の大きさや伝導速度は一定である．

4　神経線維の伝導速度

1) 複合活動電位

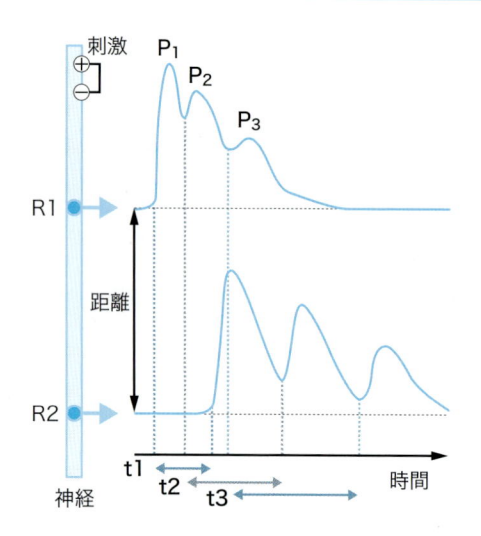

図 9-13　複合活動電位

左：神経束における刺激点と記録部位．R1 および R2 は記録点．
右：それぞれの記録点における記録波形．各成分（P1〜P3）の伝導速度は，記録点間の距離（R1-R2）と立ち上がりの時間差（t1〜t3）から計算できる．

　坐骨神経などの末梢神経は，有髄や無髄の多くの神経線維から構成されている．それを生体外に単離して，一端を刺激したときの電位を記録すると，多くの神経線維のそれぞれの活動が複合された電位（複合活動電位）が記録できる（図 9-13）．記録電極の位置を刺激部位から離していくと，活動電位はいくつもの峰に分かれる．神経線維は伝導速度の異なるグループに分かれるので，距離が長くなるとその差が波形の峰として現れ，各群の活動電位の波形が分離する．各記録部位における各成分の立ち上がりまでの潜時と刺激部位との距離から，各群の伝導速度を求めることができる．

2) 神経線維の分類

　伝導速度は，神経線維の太さに依存する．無髄神経線維では，直径の平方根に比例する．有髄神経線維では跳躍伝導によるので，絞輪間の距離も影響する．有髄 A 線維では伝導速度 $V(m/sec)$ は直径 $D(m)$ に比例し，ほ乳動物では $V=6D$（Hursh の式），食用ガエルでは $V=2D$ の関係がある．

　脊椎動物の神経線維は髄鞘の厚い A 群，薄い B 群，無髄の C 群に分類され，自律神経線維は B 群と C 群とに，体性神経線維は A 群と C 群とに分かれる．A 群線維は，さらに，直径および伝導速度により α，β，γ，δ の 4 群に分けられる．運動神経は $A\alpha$ と $A\gamma$ との

線維に大別され，感覚神経では筋紡錘や腱紡錘からおこる Aα 線維，触圧受容器からおこる Aβ 線維，痛覚などを受容する自由神経終末からおこる Aδ 線維および C 線維などに分けられる．

表 9-3 神経の分類

末梢神経線維の分類（ABC 分類法）

分類	種類	直径（μm）	伝導速度（m/s）	機　能（例）
Aα	有髄	15（13～22）	100（70～120）	求心性（筋，腱），遠心性（骨格筋）
Aβ	有髄	8（8～13）	50（40～70）	求心性（皮膚触覚，圧覚）
Aγ	有髄	5（4～8）	20（15～40）	遠心性（錐内筋）
Aδ	有髄	3（1～4）	15（5～15）	求心性（皮膚温度覚，痛覚）
B	有髄	3（1～3）	7（3～14）	自律性（交感神経節前線維）
C s. C	無髄	0.5（0.2～1）	1（0.2～2）	自律性（交換神経節後線維）
C dr. C	無髄	0.5（<1）	1（0.5～2）	求心性（皮膚痛覚）

求心性神経の分類

分類	種類	直径（μm）	伝導速度（m/s）	機　能（例）
Ⅰa	有髄	15（15～20）	100（72～120）	筋紡錘の環らせん終末
Ⅰb	有髄	15（15～20）	100（72～120）	腱器官
Ⅱ	有髄	9（6～12）	50（36～72）	筋紡錘の散形終末，皮膚触圧覚
Ⅲ	有髄	3（1～6）	20（6～36）	温度覚，痛覚
Ⅳ	有髄	0.5（<1）	1（0.5～2）	痛覚

（本郷利憲，廣重　力，豊田順一　監：標準生理学 第 5 版，医学書院，2000，p90 より）

なお，表 9-3 はネコのデータをもとに，ABC 分類法と求心性神経線維の分類法とで神経線維を分類したものである．

5　シナプス

1 つのニューロンから別のニューロンや筋への情報伝達は，シナプスを介しておこなわれる．シナプスでは神経伝達物質や受容体を介して，シナプス前細胞からシナプス後細胞へ，信号は一方向性に伝達される．

1）シナプスの構造

シナプスは，シナプス前部と後部とがシナプス間隙を挟んで向かい合う．シナプス前部には直径 40～50 nm のシナプス小胞があり，このなかにグルタミン酸や γ アミノ酪酸（GABA）などの神経伝達物質が蓄えられている．シナプス小胞の膜には，シナプス前膜への輸送やドッキングあるいは開口放出に必要な多くの分子がある．シナプス後膜上には神経伝達物質をリガンドとする受容体があり，シナプス後膜の細胞質側には電子密度の高い層（シナプス後膜肥厚）がある．これは，受容体分子の細胞内領域や受容体をシナプスに保持・調節する結合タンパクや，シナプス関連タンパク質の集積を反映しているものと考えられる．シナプス間隙はシナプス前膜とシナプス後膜との間の狭いスペース（幅：約 500 Å）

のことで，放出された神経伝達物質がここを拡散する．シナプス間隙の電子密度の高い部分は糖タンパクが豊富で，細胞密着分子や各種受容体の細胞外領域を反映していると考えられる．

2) シナプスの情報伝達

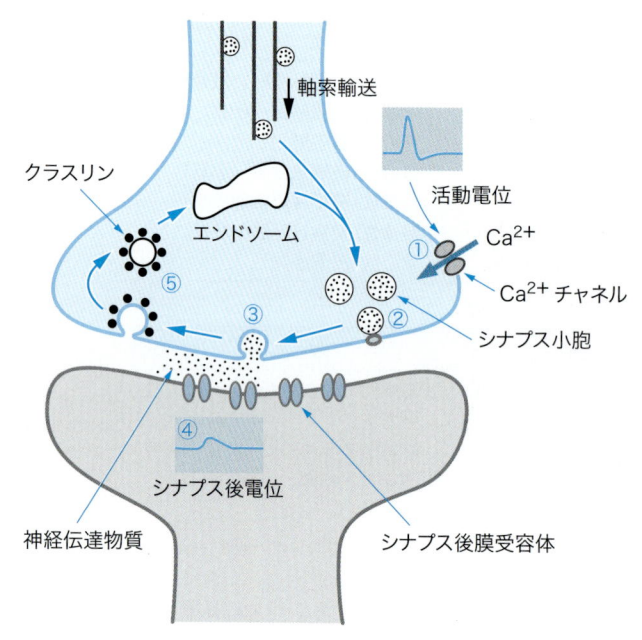

図 9-14　シナプス伝達のメカニズム

①電位依存性 Ca^{2+} チャネルの開口
②シナプス小胞のシナプス前膜への結合
③開口放出による神経伝達物質の放出
④神経伝達物質によるシナプス後膜受容体の活性化およびシナプス後電位の発生
⑤シナプス小胞の再循環

化学シナプスでは次のような現象が生じ，情報が伝達される(図 9-14)．
① 活動電位がシナプス前終末に到達すると，シナプス前終末の活動帯にある電位依存性 Ca^{2+} チャネルが開き，Ca^{2+} が流入し，シナプス前終末の脱分極がおこる．
② 流入した Ca^{2+} により，カルシウム結合性タンパクがリン酸化などの変化を受け，シナプス小胞をシナプス前膜と結合させる．
③ シナプス小胞膜とシナプス前膜とが融合し，開口放出により神経伝達物質がシナプス間隙へ放出される．小胞膜はシナプス前終末への細胞内取り込みにより，回収され，再利用される．
④ 神経伝達物質がシナプス間隙を拡散し，シナプス後膜に存在する受容体と結合し，受容体を活性化する．一部の伝達物質はシナプス間隙の外へ拡散してなくなり，ほかのものは酵素的あるいはシナプス前細胞への取り込みにより不活性化される．この不活性化はシナプスが正常に動作するために必要である．
⑤ 受容体の活性化により，シナプス後膜の電位に変化がおこる．個々の小胞は一定量(素量)の神経伝達物質を含んでいて，その放出(素量的放出)は，決まった大きさのシナプス後電位変化(微小シナプス後電位および神経筋接合部では微小終板電位)を引きおこす．複数小胞から伝達物質が放出されると，微小シナプス後電位の加重によりシナプス後

電位が生成され，これが閾値を超えると，シナプス後細胞に活動電位をおこさせる．

3）シナプスの機能

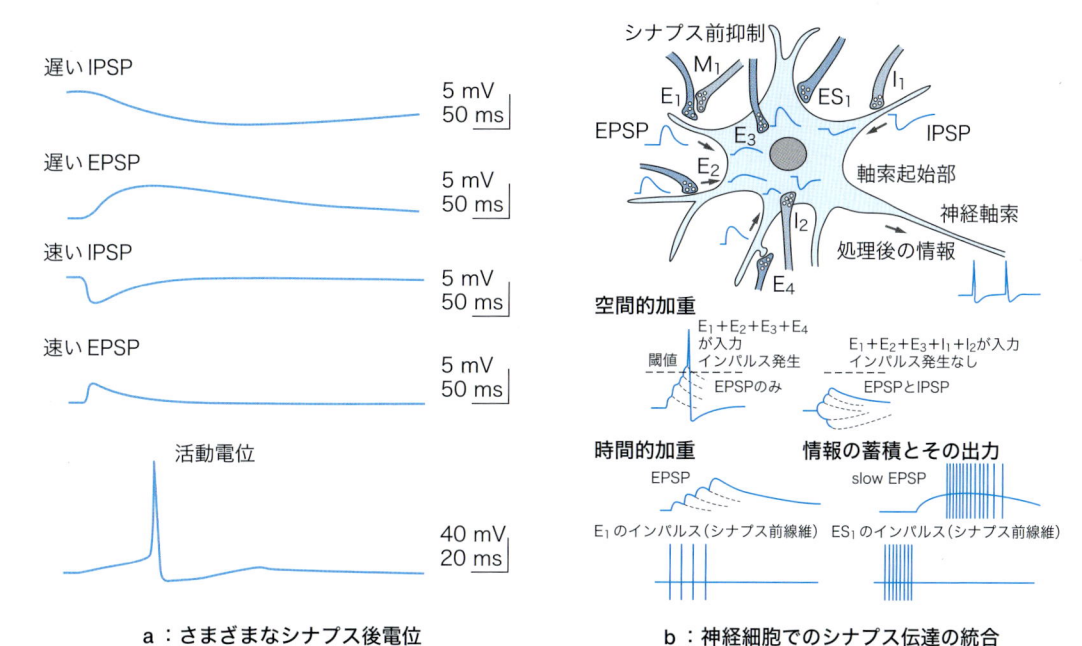

a：さまざまなシナプス後電位
EPSP：興奮性シナプス後電位　IPSP：抑制性シナプス後電位

b：神経細胞でのシナプス伝達の統合

図9-15　シナプス後電位
（本郷利憲，廣重　力，豊田順一　監：標準生理学第6版第1刷，医学書院，2005，p166，167より）

1つの活動電位がシナプス前ニューロンの末端に達し，シナプス後ニューロンに応答が現れるまでに少なくとも0.5ミリ秒の時間が必要で，これをシナプス遅延という．したがって，ほかの条件が同じであれば，多くのシナプスを介するほど情報伝達速度が遅くなる（図9-15）．

化学シナプスは，機能的に興奮性シナプスと抑制性シナプスとに大別される．興奮性シナプスでは，興奮性神経伝達物質がシナプス後膜のNa^+やCa^{2+}チャネルを開口させて脱分極させることで，興奮性シナプス後電位（EPSP）が生じる．抑制性シナプスでは，抑制性神経伝達物質がシナプス後膜のCl^-やK^+チャネルを開口させて過分極させることで，抑制性シナプス後電位（IPSP）が生じる．EPSPやIPSPは時間的ならびに空間的に加重されることによりシナプス後細胞で統合され，その結果，細胞が脱分極し，閾値を超えると活動電位が生じる．時間的加重は1つのシナプス後電位が消滅する前に次のシナプス後電位が生じるとおこり，空間的加重は同時に複数のシナプスが興奮することでおこる．また，抑制性シナプスにはシナプス後抑制とシナプス前抑制とがあり，前者はシナプス後細胞に直接的な膜電位変化を与えることで抑制するが，後者は興奮性シナプスにシナプスを形成し，それを阻害することで間接的に抑制する．

4) 神経伝達物質

　　　神経伝達物質はアミノ酸，アセチルコリン，モノアミンおよびペプチドの4つのグループに分けられる．

(1) アミノ酸

　　　アミノ酸系の神経伝達物質は，中枢神経系で早い興奮と早い抑制とを起こす伝達物質である．代表的な伝達物質として，興奮性のグルタミン酸と抑制性のγアミノ酪酸とがあげられる．そのほか，抑制性の伝達物質として，グリシンがよく知られている．

(2) アセチルコリン

　　　アセチルコリンは，神経筋接合部や自律神経系をはじめ広い範囲で用いられる興奮性伝達物質である．末梢神経系において，アセチルコリンはもっともよく知られた神経伝達物質である．

(3) モノアミン

　　　生理活性を有するモノアミンはドーパミン，アドレナリン，ノルアドレナリンおよびセロトニンである．これらの伝達物質は感覚，運動，情動行動および精神機能などに関与することが示唆されている．

(4) ペプチド

　　　神経ペプチドは，すでに50種類以上の異なる構造・生理機能をもつものが同定されていて，神経伝達・修飾物質として重要であると考えられる．痛覚にかかわるサブスタンスP，鎮痛作用をもつオピオイド，および睡眠・摂食にかかわるオレキシンなどが存在する．

6　末梢神経系

　　　末梢神経は，末梢器官(目，鼻，舌，皮膚，内臓，筋など)に達する神経である．末梢神経は，機能的に求心性神経(感覚神経)と遠心性神経(運動神経)とに分けられ，前者はそれぞれ受容器に連絡していて，得られた情報を中枢神経系に伝えるのに対し，後者は末梢の効果器に連絡していて，中枢神経系から得られた情報を末梢器官に伝える働きをしている．

1) 脳神経

表 9-4 脳神経の構成成分とその機能

神経の記号	神経名	構成成分	機能
I	嗅神経	内臓求心線維	嗅覚
II	視神経	体性求心線維	視覚
III	動眼神経	体性遠心線維 体性求心線維 内臓遠心線維（副交感神経）	眼球運動 外眼筋からの固有感覚 瞳孔の縮小
IV	滑車神経	体性遠心線維 体性求心線維	眼球運動 外眼筋からの固有感覚
V	三叉神経	内臓遠心線維 体性求心線維	咀嚼・嚥下運動，鼓膜の拡張 顔面，頭部，耳部の一般感覚
VI	外転神経	体性遠心線維 体性求心線維	眼球運動 外眼筋からの固有感覚
VII	顔面神経	内臓遠心線維 内臓遠心線維（副交感神経） 内臓求心線維	顔面表情筋の収縮，鼓膜の弛緩 唾液分泌，流涙 舌の前 2/3 の味覚
VIII	内耳神経	体性求心線維	聴覚，平衡感覚
IX	舌咽神経	内臓遠心線維 内臓遠心線維（副交感神経） 内臓求心線維 内臓求心線維 内臓求心線維 体性求心線維	茎突咽頭筋の収縮 唾液の分泌 舌の後 1/3 の味覚 頸動脈洞圧受容器，頸動脈小体の感覚 舌および咽頭の感覚 外耳からの感覚
X	迷走神経	内臓遠心線維 内臓遠心線維（副交感神経） 内臓求心線維 内臓求心線維 内臓求心線維 体性求心線維	咽頭，口喉頭の運動 胸部および腹部臓器の運動と分泌 咽頭蓋の味覚 頸動脈洞圧受容器，頸動脈小体の感覚 舌および咽頭の感覚 外耳からの感覚
XI	副神経	内臓遠心線維 内臓遠心線維（副交感神経）	胸鎖乳突筋，僧帽筋の収縮 迷走神経と同じ
XII	舌下神経	体性遠心線維	舌の運動

（貴邑冨久子，根来英雄：シンプル生理学 改訂第 2 版，南江堂，1994，p39 より）

　脳から出る末梢神経を総称して脳神経といい，嗅神経，視神経，動眼神経，滑車神経，三叉神経，外転神経，顔面神経，内耳神経，舌咽神経，迷走神経，副神経および舌下神経の 12 対の神経があり，おのおのが重要な機能をはたしている（表 9-4）．

2) 脊髄神経

　脊髄から出る末梢神経系を，脊髄神経という．8 対の頸神経，12 対の胸神経，5 対の腰神経，5 対の仙骨神経および 1 対の尾骨神経からなり，合計 31 対ある．脊髄神経の求心性神経は脊髄後根から入り，遠心性神経は脊髄前根から出る．これをベル-マジャンディー Bell-Magendie の法則という．

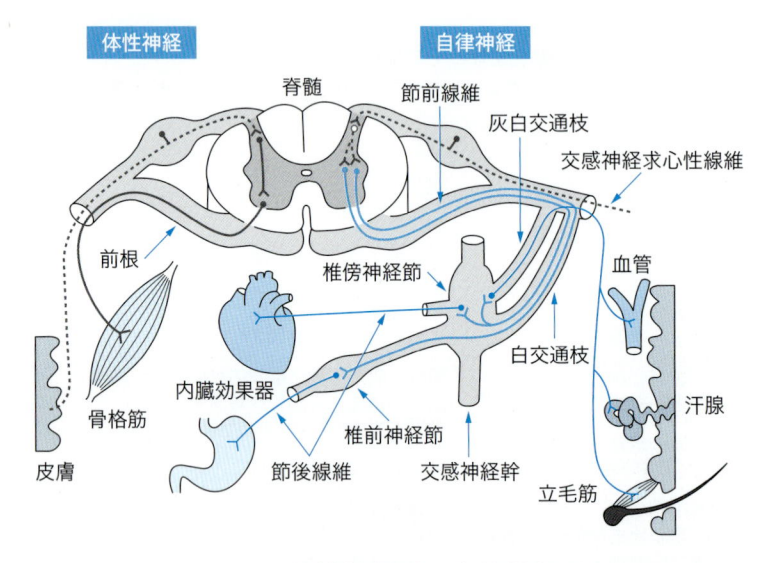

3) 体性神経系と自律神経系

図 9-16　体性神経系と自律神経系とのニューロン構成の比較
(中村嘉男, 森本俊文, 山田好秋：基礎歯科生理学　第 4 版第 1 刷, 医歯薬出版, 2003, p214 より)

　体性神経系は，反射による姿勢および運動の調節や意思による(随意的な)運動機能に関与する神経系である．自律神経系は，循環，呼吸，消化，排泄，分泌および生殖などの生命維持のための基本的な機能を自動的(不随意的)に制御する神経系である．これら神経系の遠心性神経の細胞体は，脳幹内の脳神経核と脊髄前角(体性神経系)および脊髄側角(自律神経系)とに存在し，求心性神経の細胞体は，神経節(脳神経節と脊髄神経節)に存在する(図9-16)．

7　自律機能

　生命維持のための基本的な機能(循環，呼吸，消化，代謝，排泄，分泌および生殖など)は自律機能とよばれ，自律神経系により自動的に調節されている．意思による制御を受けない(不随意的である)ので，植物神経系とよばれることもある．自律神経系は，生体の恒常性を保つために非常に重要な役割をもっている．自律神経系は交感神経系と副交感神経系とに大別され，どちらの系も遠心性部分は中枢神経系にある節前ニューロンと，それにつながる節後ニューロンとからなり，節後ニューロンがおのおのの効果器を支配している．各臓器からの情報は，内臓性求心線維を伝わり中枢に送られる．

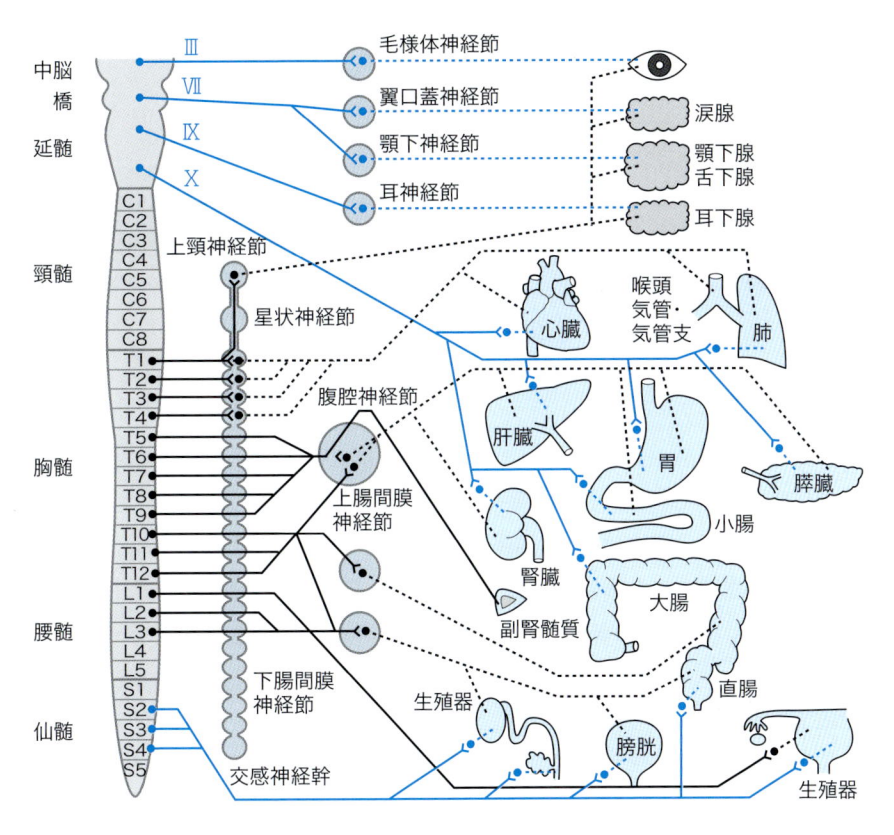

図 9-17　**自律神経遠心路**
実線は節前線維を，破線は節後線維を示している．また，黒線は交感神経系を，色線は副交感神経系を示している．

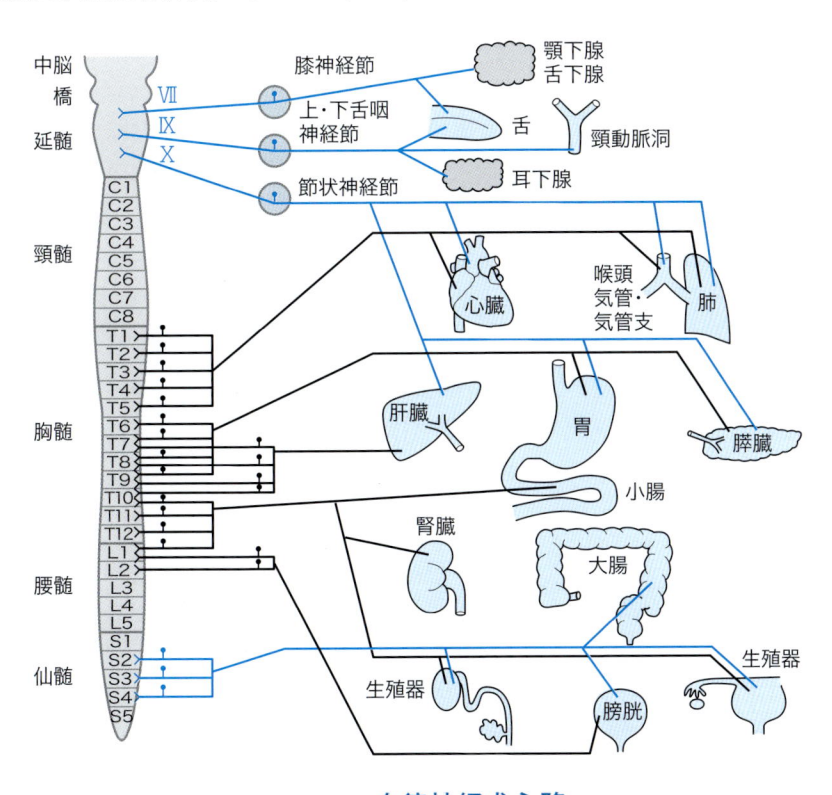

図 9-18　**自律神経求心路**
黒線は交感神経求心路を，色線は副交感神経求心路を示している．

自律機能　73

1) 交感神経系

　　交感神経系の節前ニューロンは第1胸髄から第3腰髄の脊髄中間層にあり，その軸索は脊髄前根から出て白交通枝を通り交感神経幹内の交感神経節に至り，ここで節後ニューロンと接続する．腹部内臓を支配する交感神経では，節前線維は腹腔神経節に達し，ここで節後ニューロンと接続する（図9-17, 18）．

2) 副交感神経系

　　副交感神経系の節前ニューロンは脳幹と仙髄とにあり，節前線維は器官近くにある神経節にまでのびていて，交感神経の場合と比べて非常に長い．節後ニューロンは器官近くにあるため，節後線維は短い．脳幹から出る副交感神経は動眼，顔面，舌咽および迷走神経を介して胸腔および腹腔内器官を，仙髄から出る副交感神経は骨盤神経を通り骨盤腔内器官を支配している（図9-17, 18）．

3) 自律性内臓求心性神経

　　内臓からの自律性求心性神経は自律性遠心神経とほぼ同じ経路を遡り，脊髄後根から入り節前ニューロンと接続して反射弓を形成する．これにより，不随意的に内臓機能を調節する．内臓からの情報としては動脈圧や胃腸の充満度，内容物の酸性度や電解質濃度などの情報が中枢へ伝えられる．

4) 自律神経系の性質

　　多くの内臓器官は交感神経と副交感神経との両方から支配を受けている．これを二重神経支配という．ただし，瞳孔散大筋，副腎髄質，腎臓，立毛筋，汗腺および血管の大部分は交感神経のみ，瞳孔括約筋は副交感神経のみに支配される．二重神経支配の場合，交感神経と副交感神経との働きは反対方向になっていて，これを拮抗的支配という．ただし，唾液腺などの器官によっては，拮抗的ではない場合もある．二重支配されている器官において，どちらか一方の神経系が働いているとき，他方の神経系の活動は抑制され，これを相反性支配という．また，自律神経系は自発的に一定のインパルスを発し，ある程度の緊張を常に維持している．この活動は自律神経の自発的活動，あるいはトーヌスとよばれる．トーヌスは自律神経中枢の支配を受けて増減し，これにより，各効果器の機能を調節する．このような自律神経系の性質により，自律機能は巧妙に調節されている．

5) 自律神経シナプスにおける化学的伝達

　　自律神経系の化学シナプスでは神経伝達物質として，おもにアセチルコリンとノルアドレナリンとが用いられ，これらを伝達物質として用いるニューロンをそれぞれコリン作動性ニューロン，アドレナリン作動性ニューロンという．ドーパミンも，交感神経節で介在ニューロンから分泌される．すべての節前ニューロン，副交感神経節後ニューロン，汗腺および骨格筋の一部の血管を支配する交感神経節後ニューロンはコリン作動性で，そのほ

かの交感神経節後ニューロンはアドレナリン作動性である．ノルアドレナリンに対する受容体はα受容体とβ受容体とに大別され，アセチルコリンに対する受容体はムスカリン受容体が用いられている．

表 9-5　自律神経系の効果器に対する作用

効果器	副交感神経刺激	交感神経刺激 アドレナリン作動性 α受容体	交感神経刺激 アドレナリン作動性 β受容体	コリン作動性
眼	瞳孔，毛様体筋の収縮	瞳孔散大	毛様体筋弛緩	
心臓	心拍数減少 心収縮力減少 伝導速度減少		心拍数増加 心収縮力増加 房室伝導速度増加	
気道・肺	気管支筋収縮 気管支腺分泌増加	気管支腺分泌抑制	気管支筋弛緩 気管支腺分泌増加	
胃腸管	平滑筋収縮 括約筋弛緩 分泌増加	平滑筋弛緩 括約筋収縮 分泌抑制	平滑筋弛緩	
肝臓	グリコーゲン合成	グリコーゲン分解	グリコーゲン分解	
脾臓		収縮	弛緩	
膵臓	膵液分泌増加 インスリン分泌増加	膵液分泌抑制 インスリン分泌抑制	インスリン分泌増加	
腎臓			レニン分泌増加	
直腸	平滑筋収縮 括約筋弛緩	平滑筋弛緩 括約筋収縮	平滑筋弛緩	
膀胱	膀胱三角部（括約筋）弛緩 排尿筋収縮	膀胱三角部収縮	排尿筋弛緩	
生殖器	男性性器勃起	男性性器射精 子宮収縮	子宮弛緩	
唾液腺	分泌増加	分泌増加	分泌増加	
涙腺	分泌増加			
鼻腔腺	分泌増加			
血管	拡張	収縮	拡張	拡張（筋血管）
脂肪組織			脂肪分解	
立毛筋		収縮		
汗腺		局所的分泌		全身的分泌
副腎髄質				カテコールアミン分泌

自律神経系によって支配されている効果器は，副交感神経および交感神経によって各種の影響を受ける（表 9-5）．

6) 内臓反射

図 9-19　内臓反射
(Schmidt, R. F., 内薗耕二 ほか訳：神経生理学 第2版, p229 より改変)
(本郷利憲, 廣重　力, 豊田順一 監：標準生理学 第6版第1刷, 医学書院, 2005, p425 より)

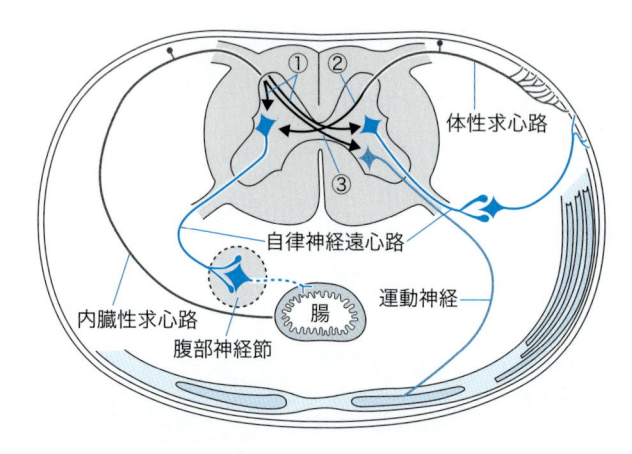

①内臓─内臓反射
②体性─内臓反射
③内臓─体性反射
脊髄内に存在する介在ニューロンは省略.

　さまざまな内臓機能は自律神経系を介して反射的に調節されているが，これらの反射は内臓─内臓反射，体性─内臓反射および内臓─体性反射の3つに分けられる(図9-19)．内臓─内臓反射では各種の内臓からの情報が中枢に送られ，そこで処理された情報は自律神経遠心路を介して効果器に送られる．血圧，胃腸管運動および膀胱機能などがこれにより調節される．体性─内臓反射では体性感覚刺激(皮膚や筋に対する，温度および圧などの刺激)が，中枢を介して反射的に自律神経遠心路の自発的な活動を変化させ，これにより効果器の機能を調節している．これには，体温調節反射，授乳反射および射精反射など，多くの反射がある．内臓─体性反射では，内臓からの情報が中枢神経を介し反射的に体性運動神経の活動を変化させ，骨格筋の収縮を引きおこす．呼吸反射，排尿反射および筋性防御などがこの反射に属している．

7) 免疫と自律神経系

　免疫に関与する骨髄，胸腺，脾臓およびリンパ節にも，自律神経による支配が存在する．自律神経は免疫組織に分布する血管を支配し，血流量を変化させることで間接的に免疫機能を調節している．近年，一部の自律神経は直接的に免疫組織を支配し，免疫反応に影響を与えることが明らかになってきている．

8) 視床下部

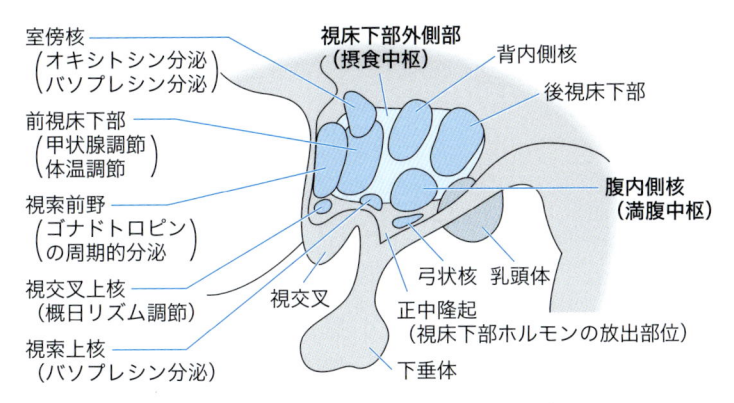

a：視床下部のさまざまな領域とその機能

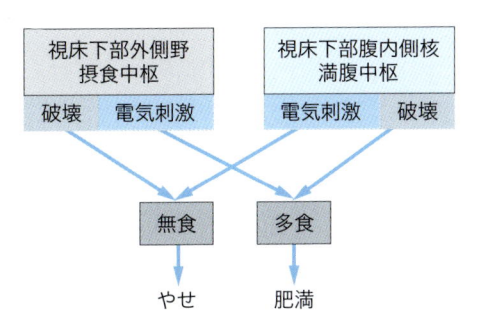

b：摂食中枢，満腹中枢の破壊，または刺激の摂食に及ぼす影響

図 9-20　視床下部
（本郷利憲，廣重　力，豊田順一 監：標準生理学 第6版第1刷，医学書院，2005, p238, 423 より）

視床下部は自律神経系の制御において重要な働きをしており，さらにホメオスタシス（喉の乾き，飢餓，水分調節および体温調節），サーカディアンリズムおよび内分泌機能の制御など多くの機能に重要な働きをもっている（図9-20）．

(1) 摂食調節

視床下部での食欲の調節は，視床下部外側部にある摂食中枢と視床下部内側部にある満腹中枢とによっておこなわれる．摂食中枢を刺激すると摂食行動が生じ，これを破壊すると致命的な食欲不振に陥る．満腹中枢を刺激すると摂食が中止され，破壊すると過食に陥る（図9-20）．摂食による血糖値（グルコース濃度）の上昇は，摂食中枢のグルコース感受性ニューロンの活動を抑え，満腹中枢のグルコース感受性ニューロンの活動を亢進する．空腹時に濃度が増加する遊離脂肪酸（オレイン酸，パルミチン酸，リノール酸およびステアリン酸など）は血糖値と逆の働きをもっている．摂食時に増加するインスリンは，単独では遊離脂肪酸と同様の効果をもつが，血糖値との兼ね合いによりその影響は複雑になる．そのほかにセロトニン，レプチン，aFGF（以上満腹物質），グレリン，ニューロペプチドY，ACTH，カテコールアミンおよび成長ホルモン（以上空腹物質）などにより，摂食・満腹中枢が調節されていると考えられる．

(2) 飲水調節

飲水は，血漿浸透圧濃度と細胞外液量により調節される．視床下部には浸透圧受容器が存在し，これにより，体液の浸透圧濃度を感知して，渇きの感覚を引きおこす．細胞外液量の低下は圧受容器，レニン―アンジオテンシン系を介して視床下部に伝えられ，渇きの感覚を引きおこす．

8　中枢神経系

中枢神経系は大きく脳と脊髄とに分けられ，脳は発生学的見地から終脳，間脳，中脳，後脳および延髄の5つに区分される．終脳は大脳皮質と大脳基底核，間脳は視床と視床下部，後脳は小脳と橋とからなり，また，中脳・橋・延髄を合わせて脳幹とよんでいる．中枢神経系は，機能的にはさまざまな情報処理をおこなう場であり，高等な動物ほど発達している．

1) 大　脳

(1) 大　脳

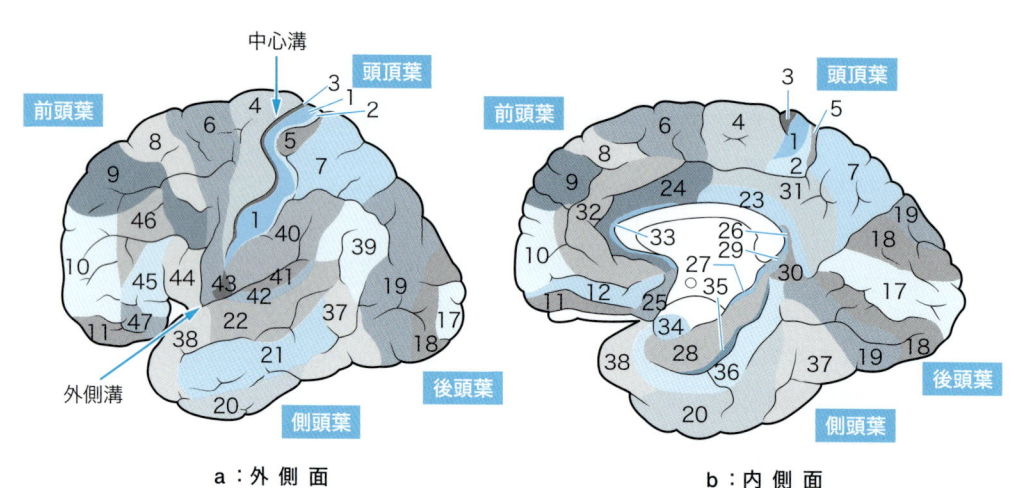

図 9-21　大脳の概観とブロードマンの大脳皮質図
大脳皮質は52の領域に分けられる．

a：外側面　　　　　　b：内側面

大脳は前後に走る大脳縦裂によって左右の大脳半球に分けられ，脳梁でお互いがつながっている．それぞれの大脳半球は中心溝，外側溝，頭頂後頭溝により前頭葉，頭頂葉，側頭葉および後頭葉の4つに分けられる．大脳表層の灰白質は大脳皮質とよばれ，神経細胞が高密度に存在している．大脳皮質は組織学的に6層の細胞層からなり(p.85参照)，細胞構築学的にはブロードマン Brodmann の脳地図(図 9-21)のように52の領域に分けられ，これらの領域とその機能のあいだにはかなり密接な対応関係(機能局在)がみられる．大脳は機能的には運動性と知覚性とに分けられ，これらは，さらに一次皮質野，二次皮質

野および連合野に分けられている．一次運動野からの遠心性出力は，錐体路を介し下位運動性中枢に送られる．錐体路は脳幹下部で交差するので，右大脳半球は左半身を，左大脳半球は右半身を支配する(機能 →p.85，統合機能参照)．

(2) 大脳基底核

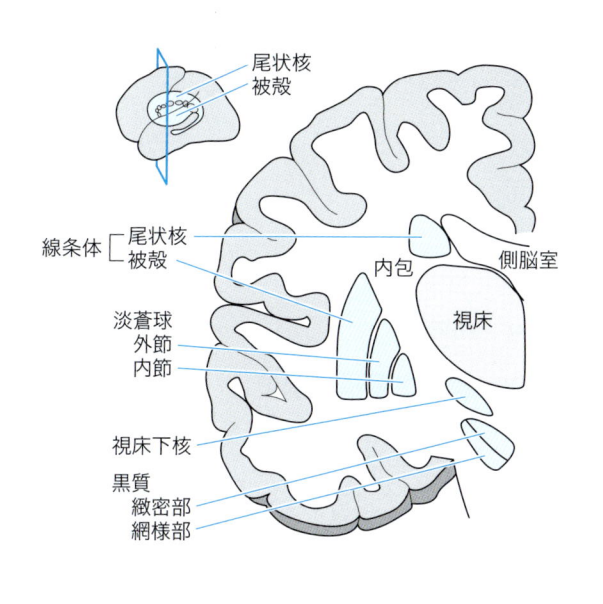

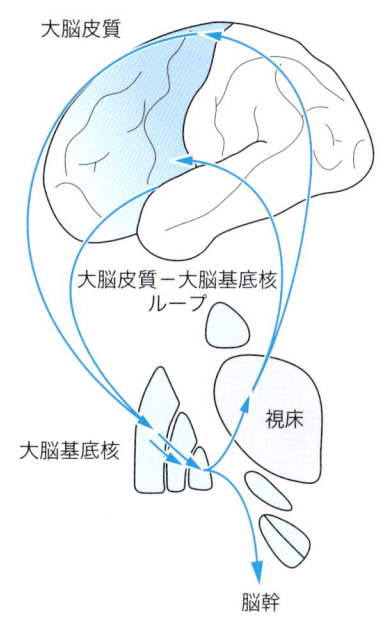

a：ヒト脳の大脳基底核の前額断および側面からの透視図(左)．
色は大脳基底核を構成する核．

b：大脳基底核は，大脳皮質から入力を受け，視床を介して大脳皮質に投射する(大脳皮質―大脳基底核ループ)と同時に，脳幹へも投射している．

図 9-22　大脳基底核
(本郷利憲，廣重　力，豊田順一　監：標準生理学 第 6 版第 1 刷，医学書院，2005，p376 より)

　大脳の深部にも，神経細胞が集合した部位である大脳基底核がある．大脳基底核は尾状核，被殻，淡蒼球，視床下核および黒質の 5 つの核から構成される．尾状核と被殻とは大脳から発生した新しい核で線条体とよばれ，大脳皮質の広い領域から入力を受ける．淡蒼球内節および黒質網様帯は基底核の出力部で，視床，脳幹および上丘に投射する(図 9-22)．視床を介する経路は，再び大脳皮質に戻る大脳皮質―大脳基底核ループ回路を形成していて，小脳とともに大脳皮質の活動を制御している．線条体から基底核出力部への投射には，出力部に対し抑制性の働きをもつ直接の投射経路(直接路)と淡蒼球外節，視床下核を介して興奮性の働きをもつ間接路とがある．大脳基底核の病変は，運動が減少する病変と亢進する病変とに大別される．運動減少疾患は，黒質のドーパミン細胞の変性によりおこるパーキンソン病，運動亢進疾患には常染色体優性遺伝を示し尾状核に病変が認められるハンチントン Huntington 舞踏病，そして，視床下核の病変で生じるバリスムなどがある．

(3) 大脳辺縁系

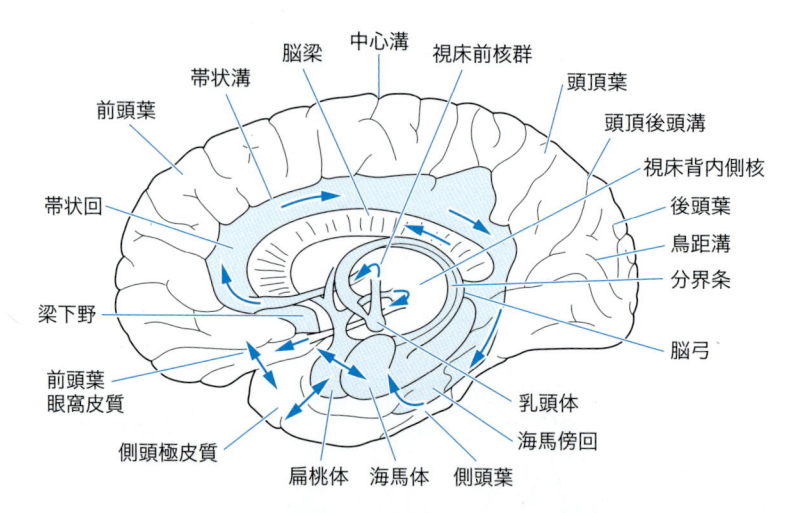

図 9-23　大脳辺縁系領域(色部)と主要構成部位
(本郷利憲, 廣重　力, 豊田順一 監：標準生理学 第6版第1刷, 医学書院, p411 より)

　大脳辺縁系は脳幹を取り巻く皮質領域のことで, 辺縁皮質と辺縁皮質とに密接に関連する部位を合わせて辺縁系とよんでいる. 辺縁系はおもに扁桃体, 海馬体, 帯状回および中隔核から構成され, 本能行動や情動行動に関与している(図 9-23).

2) 間　　脳

間脳は大脳と中脳との間にあり，視床および視床下部からなる．

(1) 視　　床

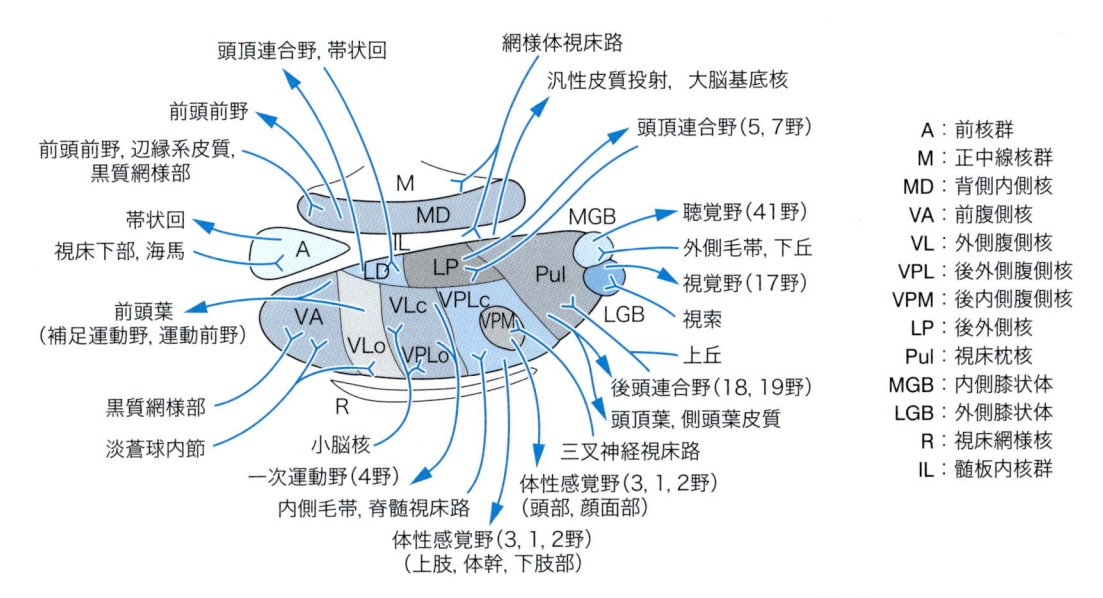

a：視床のおもな核とその求心・遠心系；図の左が吻側方，上が内側方．

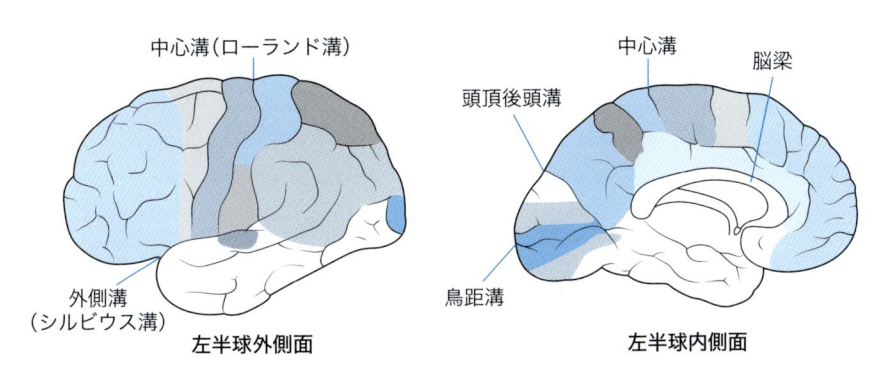

A：前核群
M：正中線核群
MD：背側内側核
VA：前腹側核
VL：外側腹側核
VPL：後外側腹側核
VPM：後内側腹側核
LP：後外側核
Pul：視床枕核
MGB：内側膝状体
LGB：外側膝状体
R：視床網様核
IL：髄板内核群

b：大脳皮質における視床核からの投射領域の分布；aと同じシンボル領域に投射する．

図 9-24　視床核群とその求心系ならびに遠心系の模式図
(本郷利憲，廣重　力，豊田順一：監：標準生理学 第6版第1刷，医学書院，2005, p205 より改変)

　視床は発生学と局所解剖学とからみて視床上部，背側視床および腹側視床の3つの部分に分けられる．視床へは外界や体内からの感覚情報がすべて伝えられ，ここで情報処理されて投射線維を介して大脳皮質に伝えられる．また，大脳皮質や大脳基底核からの入力を受け，脳内各部の連合を司る．特殊核ははっきりした上行性入力を受けて特定の領域に投射する核で，連合核は上行性入力を直接には受けず，大脳皮質の連合野に投射する（図9-24）．

(2) 視床下部

視床下部は視床の腹側，下垂体の背側に位置し，脳の最深部に存在して数個の神経核が存在する(図9-20)．視床下部は，ほかの脳部位にはみられない特徴をもつ．すなわち，1つは視床下部とその周辺に存在する脳弓下器官，終盤器官および正中隆起などが血液脳関門を欠いていること，そして，ほかの1つは，温・冷ニューロン，グルコース感受性ニューロンなどの化学感受性をもつニューロンが多数存在することである．これらの特徴により体温，浸透圧，血糖値および血液中のホルモンや神経活性物質の濃度変化に反応し，生体恒常性の維持をおこなう．視床下部はさまざまな自律神経中枢がある脊髄や下部脳幹の上位に位置し，神経，内分泌および免疫反応を介して，自律性反応を統合する自律神経中枢として働いている(p.72，自律機能参照)．

3) 脳　　幹

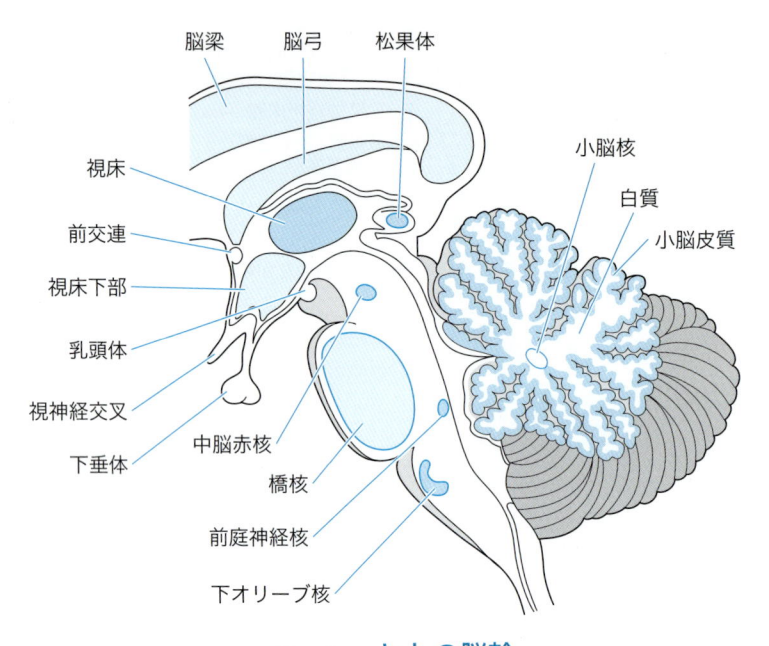

図9-25　ヒトの脳幹
(森　寿，真鍋俊也，渡辺雅彦 ほか：脳神経科学イラストレイティッド，羊土社，2000，カラーページⅳより改変)

延髄，橋および中脳を合わせて，脳幹とよぶ(図9-25)．脳幹には上行性・下行性伝導路，小脳求心路および遠心路や，それらの起始核や終止核の一部があり，上位脳と脊髄と小脳とを相互に結び付けている．また，呼吸，循環，嘔吐，嚥下および排尿中枢といった生命維持にかかわる重要な中枢がある．

(1) 中　　脳

中脳は中脳水道を中心に背側に中脳蓋，腹側に中脳被蓋と大脳脚とがあり，中脳蓋の上丘は視覚に，下丘は聴覚に関係している．中脳被蓋には赤核，黒質，動眼神経核，動眼神経副核，滑車神経核，脚間核および間質核がある．

(2) 橋

橋は橋背部と橋腹部とに分けられ，橋背部には外転神経核，顔面神経核，三叉神経核，内耳神経核，青斑核および橋網様体があり，橋腹部には橋核があって，ここから小脳に入る線維が出ている．

(3) 延　髄

延髄には舌下神経核，迷走神経核，舌咽神経核，副神経核，後索核，オリーブ核，網様体および弓状核がある．延髄には循環，心臓および肺を自律神経により反射的に制御する中枢があり，呼吸，心拍数および血圧の制御をおこなうため，生命中枢ともよばれている．また，嚥下，咳，くしゃみおよび嘔吐などの生命機能の中枢を構成している．

4) 小　脳

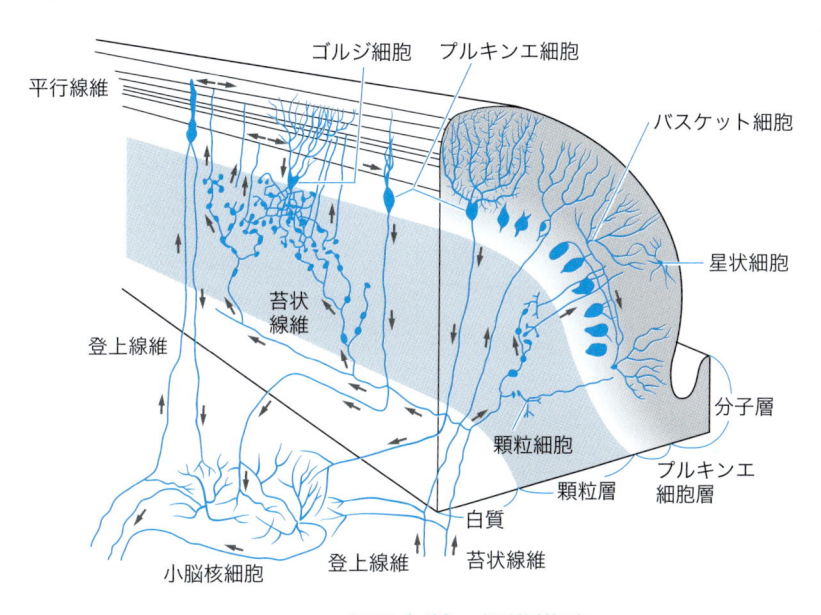

図9-26　小脳皮質の組織構造
(本郷利憲，廣重　力，豊田順一　監：標準生理学　第5版，医学書院，2000，p366より)

　小脳は表面の白灰質からなる小脳皮質により包まれ，その下は大脳と同じく白質の入出力線維で構成されていて，さらに，深部に小脳核がある．小脳皮質は外側から分子層，プルキンエ細胞層および顆粒層の3層から構成され，このなかに星状細胞，バスケット細胞，プルキンエ細胞，ゴルジ細胞および顆粒細胞の5種類の神経細胞がある．小脳核は外側より歯状核，栓状核，球状核および室頂核の4種類の核から構成され，ここでプルキンエ細胞から情報を受け取り，遠心性線維を出している．小脳への求心性の入力は，苔状線維と登上線維とによって伝えられる(図9-26)．小脳は円滑な運動の遂行に必要不可欠であり，何度失敗しても練習を重ねるうちに円滑な動作を，とくに意識しなくても半ば自動的におこなうことができるようになる「運動の学習」には不可欠である．これは，練習を重ねるうちに，小脳を含む神経回路のなかに一連の動作からなる運動モデルが形成され，これを駆

動するだけで円滑な運動ができるようになると考えられている．また，この脳内の運動モデル形成には，小脳皮質内の平行線維―プルキンエ細胞間のシナプスにおける長期抑圧が重要であると思われる．小脳の機能欠落により生じる小脳性運動失調は，現象的に平衡障害，筋緊張異常および運動障害に大別される．

5) 脊　髄

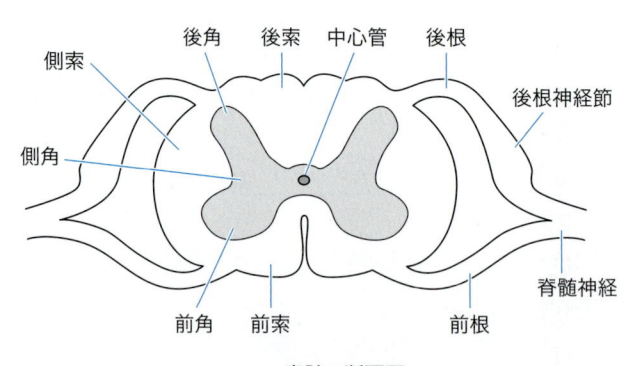

a：脊髄の断面図

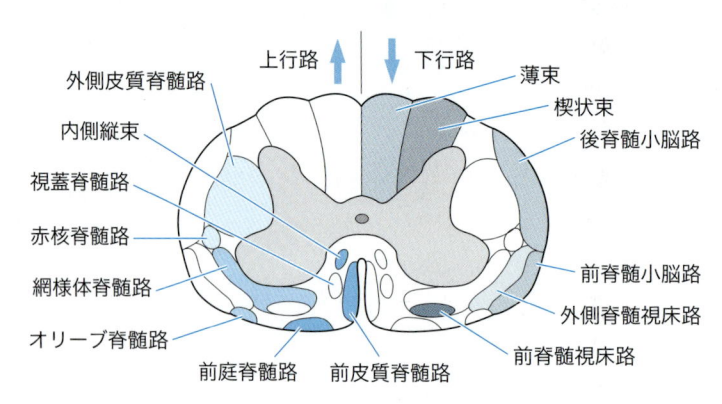

（ラベル：側索，側角，後角，後索，中心管，後根，後根神経節，脊髄神経，前角，前索，前根）

b：脊髄の主要な上行路(右)および下行性伝導路(左)

（ラベル：上行路，下行路，外側皮質脊髄路，内側縦束，視蓋脊髄路，赤核脊髄路，網様体脊髄路，オリーブ脊髄路，前庭脊髄路，前皮質脊髄路，薄束，楔状束，後脊髄小脳路，前脊髄小脳路，外側脊髄視床路，前脊髄視床路）

図9-27　脊　髄

　脊髄は直径約1cmの白色で，円柱状の器官である．脊髄の横断面を見ると，その中心に中心管があり，その周囲にH型をした灰白質がある．灰白質は前角，側角および後角に分けられ，多くの神経細胞の細胞体がある．灰白質の周囲は，さらに白質でおおわれている．脊髄灰白質には，前根に軸策を送り，筋を支配する運動ニューロン，白質を通り脳に軸策を送る上行性ニューロン，および軸策の終止が脊髄内に見られる介在ニューロンがあるが，これらのうち介在ニューロンが圧倒的に多い．白質は神経線維の集合で，前索，後索および側索からなる脊髄索を形成している(図9-27)．

9 統合機能

　大脳皮質を中心とした中枢神経系は，思考，認識，意志，言語，記憶(学習)，行動，情動および覚醒や睡眠(意識)など，統合機能に重要な役割をはたしている．そのうち，思考，認識，意志，言語および記憶(学習)は大脳皮質が，行動，情動および記憶は大脳辺縁系がおもに関与している．自律機能に関連する行動や情動には視床下部も関係し，覚醒水準は脳幹の上行性網様体賦活系が関与している．大脳皮質は末梢からの感覚信号を受け取り，それを評価し，記憶をもとに最適な反応を決定し，運動系を介して末梢に出力している．

1) 大脳皮質の構造および領域の分類

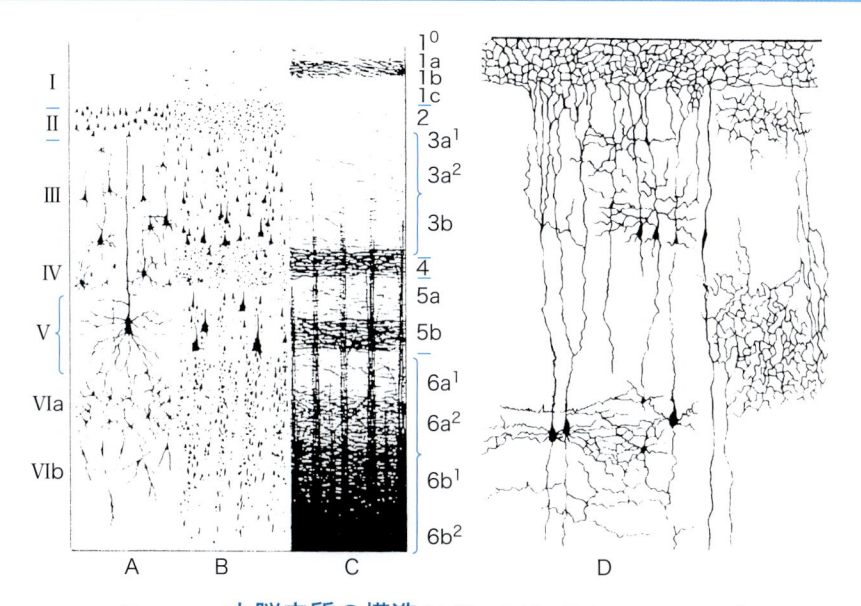

図9-28　大脳皮質の構造(皮質の各層は数字で示している)
A：ニューロンの細胞体および樹状突起を示す Golgi 染色
B：細胞体を示す Nissle 染色
C：有髄神経線維を示す Weigert 染色
D：神経接続を示す線画
(A, B, C：Ranson S. W., Clark S. L.：The anatomy of the nervous system, 10th ed., Saunder, 1959 より)

　大脳皮質は厚さ 1.3～4.5 mm の皺の多い組織で，引きのばすと表面積は 2,000～2,500 cm^2 にもなる．組織学的に6層からなっていて，表層からⅠ．分子層，Ⅱ．外顆粒層，Ⅲ．外錐体細胞層，Ⅳ．内顆粒層，Ⅴ．内錐体細胞層，Ⅵ．紡錘状細胞層の順に分けられる(図9-28)．大脳皮質の領域はその位置関係から，大きく前頭葉，頭頂葉，後頭葉および側頭葉の4領域に分けられるが，さらにその領域内においても，各層の発達の状態，細胞の密度や形など細胞構築学的な差が認められる．ブロードマン Brodmann はこの差に基づいて脳地図を表し，大脳皮質を52の領野に分類した．この組織学的に分類された皮質領野は，機能の局在と密接な関係がある．

2) 大脳皮質機能局在性

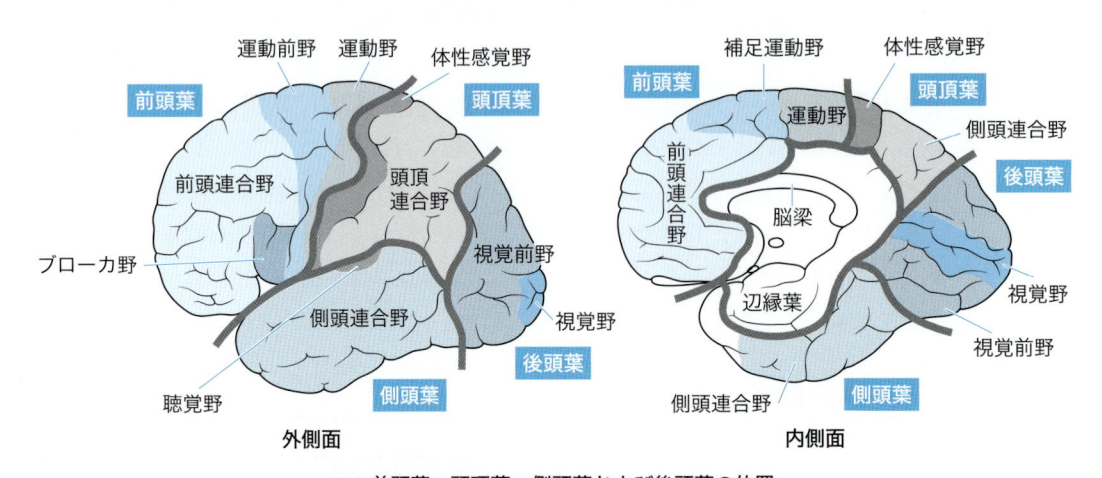

a：前頭葉，頭頂葉，側頭葉および後頭葉の位置
運動野，体性感覚野，視覚野，聴覚野以外の広い区域を，連合野（前頭，頭頂，側頭）が占めている．

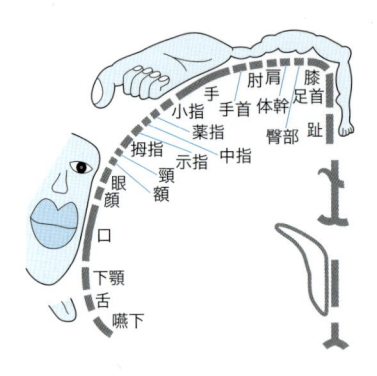

b：大脳皮質の一次運動野における身体部位の配置（運動のこびと）
(Penfield and Rasmussen, 1950 より)

図 9-29　大脳皮質の機能局在
（大地陸男：生理学テキスト 第3版第4刷，文光堂，2001, p197 より）

　もっとも明確な機能局在性は，運動野と感覚野とにみられる（図9-29, a）．中心溝の前方に運動野（4野），後方に感覚野（3, 1, 2野）があるが，体部位局在性は足を上に，頭を下に，それぞれ順序よく配列されていて，その部位の運動，感覚に関与している（図9-29, b）．後頭葉は視覚情報処理に関与していて，視覚野（17野）には反対側のスクリーンがあり，それぞれ左視野は右脳に，右視野は左脳にある．視覚空間と視覚野内の部位との間には，空間的局在関係がある．視覚前野（18, 19野）は，視野内の対象を色，形，大きさ，奥行きおよび動きなどの要素に分類処理し，その対象の認知や記憶に関係している．頭頂葉は体性感覚野と頭頂連合野（5, 7野）とがあり，体性感覚による素材，形態の認知，物体間の距離，遠近，左右，上下の空間定位や，各種感覚が，いつどこでおこるかという発生源の認識に関与している．また，頭頂弁蓋部とこれに隣接する島周囲の領域とには味覚野がある．側

頭葉は，聴覚野(41野)と側頭連合野とからなる．上側頭回(22，39，40野)は聴覚性の連合野であり，左半球には話し言葉の理解に関係する感覚性言語野(ウェルニッケ Wernicke，22野)がある．右半球は，言葉以外の音楽や環境音の認知に関係している．中下側頭回(20，21野)は，視覚性の言葉の理解や記憶などに関係していると考えられる．前頭葉は運動野，運動前野(6野)および前頭連合野(8～14，44，45野)からなる．前頭連合野はもっとも高度な精神活動である性格，意欲，創造，企画および思考に関係している．したがって，この領域が全体に占める割合は高等動物ほど発達していて，ヒトでは30％，チンパンジーでは17％，イヌで7％，そして，ウサギで2％である．このような高次機能が明らかになった背景の1つに，重度の統合失調症(精神分裂症)やうつ病の患者に対して1940～50年代におこなわれた前頭葉ロボトミー手術(前頭葉白質切断術)の例がある．その結果，知能指数(IQ)が低下することなく，不安，焦燥感および狂暴性はなくなるが，創造的能力や人格の変化，動機の欠如および意欲や計画性の低下がみられた．

3) 大脳左右半球の機能差と優位性

左右の大脳半球は，約2億本の脳梁線維が連絡して互いに情報を共有し，通常，右脳と左脳とがそれぞれ単独で働くことはまれである．しかし，個々の機能についてみてみると，その働きが左右半球で大きく異なっているものがある．

(1) 言語野

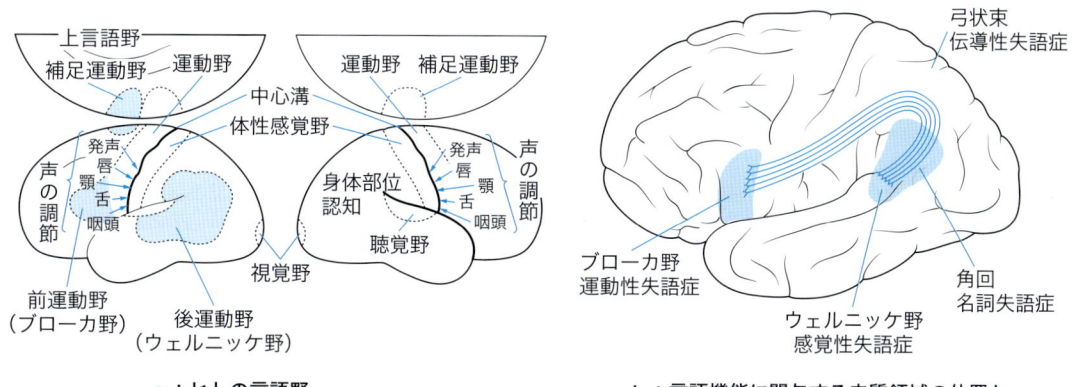

図9-30　ヒトの言語野
a：ヒトの言語野 (Penfield and Roberts, 1959 より)
b：言語機能に関与する皮質領域の位置とその障害による失語症
(大地陸男：生理学テキスト 第3版第4刷，文光堂，2001，p201 より)

左右差がもっとも明確にみられるのは言語野である．95％のヒトは左にあるが，左利きの一部のヒトでは右半球や両半球にある．左右脳の代償性は6歳くらいまではあるが，12歳では部分的で，14歳以降はまったくなく，その脳部位の損傷により言語機能が障害される．

言葉を理解するおもな部位は，側頭葉にある感覚性言語野(ウェルニッケ野)で，一次聴覚野の後部にある．そこが損傷されると，音は聞こえ文字も見えるが，言葉の意味がわからなくなる．知的機能のほとんどが言語に基づくことから，この部位の損傷により高次の脳

機能が大きく損なわれる．書かれた文字の理解やイメージを言葉にするのは，ウェルニッケ野の後部にある角回(39野)が関与している．ここから，弓状束により運動皮質の最下端にあるブローカ野(44, 45野)に投射される．ブローカ野は運動性言語野とよばれ，言語パターンを形成して運動皮質に情報を伝え，言葉を発声させる．弓状束やブローカ野の損傷により，運動性の失語症となる(図9-30)．

(2) 分離脳の研究

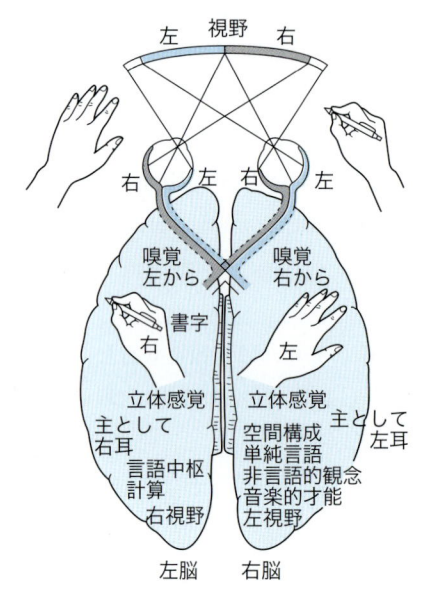

a：左脳および右脳の機能
視交叉における交叉により，左右の視野はそれぞれ反対側の視覚野に投射する．耳から聴取された音も，おもに反対側の聴覚野に投射される．嗅覚は鼻孔に関して同側性である．右手の立体感覚は左に，左手の立体感覚は右にある．書字は左である．左脳には言語中枢があり，また，計算する数学的能力も左である．これに対し，右脳は空間構成の把握や非言語的思考や音楽的能力に関係している．

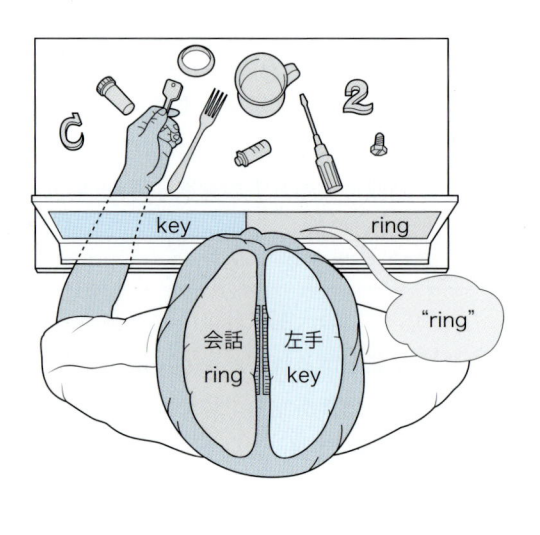

b：分離脳患者の心理テスト
患者はスクリーンの中央を見る．視覚刺激は瞬間的にスクリーンに現れる．図のテストの場合，患者は右視野に写された ring を見たといい，左視野の key を見たことを否定する．左手はスクリーンごしに key を正しく選択できるが，その名を尋ねられると言語脳に従い ring と答える．

図 9-31　右脳と左脳
（大地陸男：生理学テキスト 第3版第4刷，文光堂，2001, p201, 203 より）

重症のてんかん患者に治療の目的で脳梁を切断する手術がおこなわれたことがある．左右の大脳半球は連絡が絶たれ，独自に機能を営まなくなった脳を分離脳という．分離脳患者の神経心理学的評価により，左右の大脳半球で異なった機能をもつことが明らかになった(図9-31)．スクリーンの左視野に短時間写される文字を見て，文字の示すものを左手で示す動作をさせたのち，「今，何をしたか？」と質問すると，分離脳患者は言語野のある左半球で言葉を理解して話すことになるが，一連の指示された動作は右半球のみでおこなっているため，左半球にその情報が入らず，「何をしたかわからない」と答えることになる．

これらの研究や，最近では，脳の活動状況を知るさまざまな検査法(陽電子放射断層撮影法：PET，機能的磁気共鳴画像法：fMRI，脳磁気図記録法：MEG)により，視野，体性感覚，

運動系のすべて，および聴覚の大部分が反対側の脳に，そして，嗅覚が同側の脳に支配されていることが明らかになった．また，右半球に比べ，左半球は，話す，書く，聞くなどの言語機能と計算機能とに優れており，論理的な活動を担当している．右半球は顔の認知，視覚的パターン，空間的な感覚の処理および和音の弁別などに優れている．

4）情　　動

"喜怒哀楽"といった感情は一般に情動に含まれ，ヒト以外の動物においても認められる動物的な脳機能であると認識されているが，近年，情動は思考や学習，認知などと同様にヒトで著しく発達した高次精神機能の1つであることが明らかにされつつある．情動は大脳皮質を介して現れる精神的要素と，自律神経系，内分泌系および骨格筋系を介する身体的反応要素とからなる．

(1) 大脳辺縁系

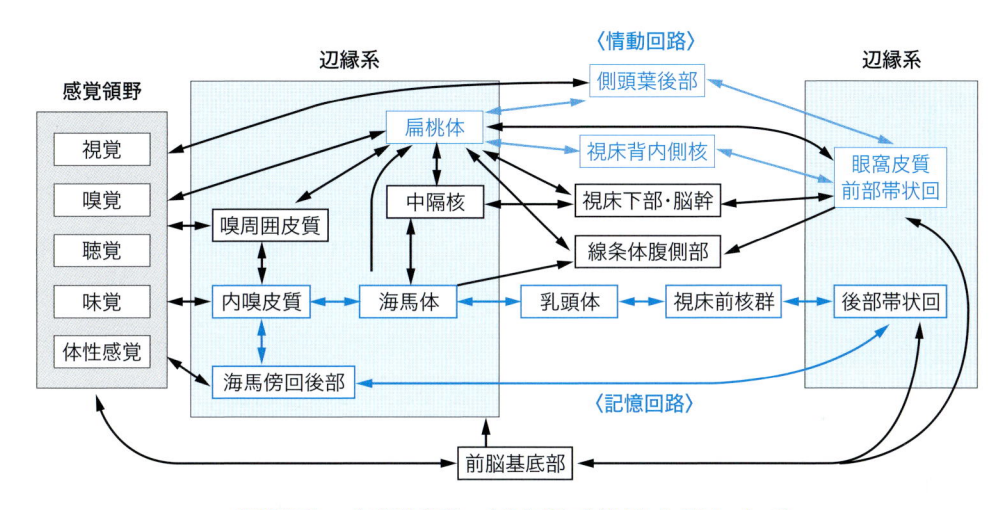

図9-32　辺縁系の各領域間，新皮質感覚連合野および視床下部・脳幹の線維投射様式の模式図

図中の情動および記憶回路は，それぞれ基底外側辺縁回路およびペーピッツ Papez の情動回路にほぼ相当する．
(本郷利憲，廣重 力，豊田順一 監：標準生理学 第6版第1刷，医学書院，2005，p464 より改変)

情動にもっとも関係の深い脳領域の1つは，大脳辺縁系である(図9-32)．情動の発動には認知，記憶，行動，内分泌および自律神経系の各機能の統合が必要である．大脳辺縁系は認知や記憶に関与する新皮質系と，自律神経反応や内分泌反応に関与する視床下部—脳幹系との間でインターフェスとして機能し，情動発現に重要な役割をはたしている．

ネコで扁桃体を電気刺激すると，逃避行動や攻撃行動などの情動反応がおこる．ヒトでは，扁桃体の電気刺激により怒りや恐れの感情がおこる．動物で両側の扁桃体を含む側頭葉を切除すると精神盲，口唇傾向(口唇愛期)，性欲亢進および情動反応の低下などの症状を呈するクリューヴァー・ビューシー Klüver-Bucy 症候群がおこる．扁桃体は各感覚系の連合野との間で感覚情報を処理し，外界刺激を記憶や経験と照合して生物学的意味づけをおこない，視床下部・脳幹および大脳皮質に線維を投射して情動反応全体を統合制御している．

(2) 視床下部

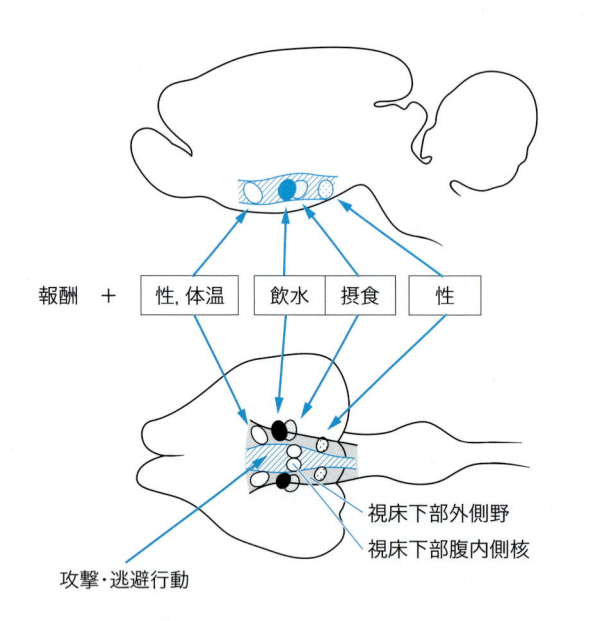

図9-33　視床下部の電気刺激により誘発される各種行動と報酬系
(本郷利憲, 廣重 力, 豊田順一 監：標準生理学 第6版第1刷, 医学書院, 2005, p466 より)

a：視床下部の電気刺激による各種本能・情動行動の誘起部位(Olds, 1976 より改変)
視床下部外側野では前部から後部にかけて体温調節行動, 飲水行動, 摂食行動, 性行動の順でそれぞれの行動がおこりやすい部位が配列している. 一方, 攻撃・防御行動は, 視床下部腹内側核とその周辺部の電気刺激によりおこりやすい.

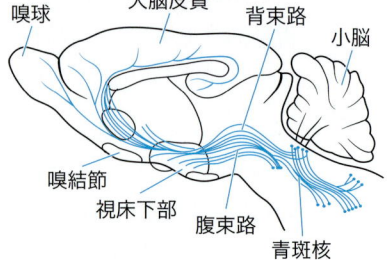

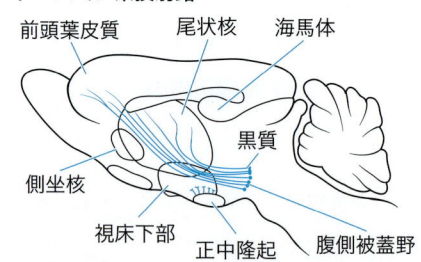

b：ノルアドレナリン系およびドーパミン系投射路
脳内自己刺激が誘発される報酬系と重複している.

　視床下部には, さまざまな本能行動の中枢が存在している(図9-33). これらの中枢は大脳皮質や辺縁系からの情報を統合し, 行動や情動表出に直接関与する下位中枢の働きを調節している. このため, 視床下部の刺激や破壊は, 動物のさまざまな行動に多大な影響を与える. このことから, 視床下部は動物の動機付けと情動とによる行動表出の重要な統合中枢であると考えられる.

(3) 報酬系と嫌悪系

　1953年, オールズ Olds およびミルナー Milner は, ラットがみずから好んでペダルを押すことによって, みずからの脳を電気刺激する現象(脳内自己刺激)を発見した. その後の研究により, 脳内には動物が電気刺激を好んで求める領域(報酬系)と, 電気刺激を回避しようとする領域(嫌悪系)とがあることが明らかになった. 脳内自己刺激のもっともおこりやすい領域は視床下部外側野で, この領域は同時に性行動, 飲水行動および摂食行動などの本能行動のおこりやすい部位が配列している. また, 視床下部の腹内側核あるいはその周辺への刺激は, 自然の刺激によって引きおこされるのと同様な攻撃行動や防御行動を引きおこす(図9-33).

5) 記　　憶

記憶は日常生活のなかで物事を認識するあらゆる状況下では不可欠なものである．一般的には，記憶とは，経験に基づく内的変化の一定時間の保持をいう．その長さは数秒から一生つづくようなものまであり，また，頭で覚える記憶や体で覚える記憶などさまざまな分類があり，それらは記憶のメカニズムと密接な関係がある．

(1) 分　　類

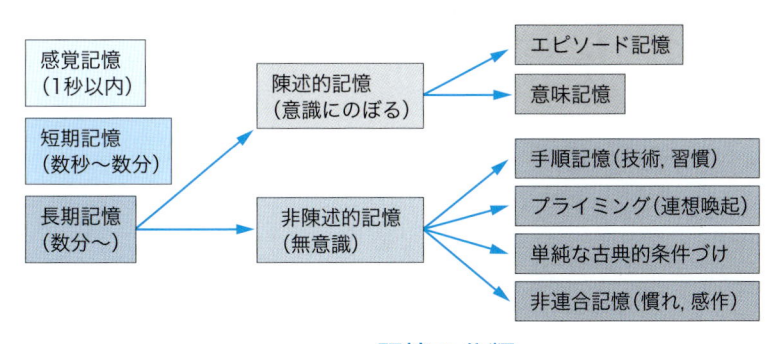

図9-34　記憶の分類

記憶の持続時間をもとに，感覚（視覚や聴覚）の残像など1秒以内保持される記憶（感覚記憶），必要な電話番号を覚え，ダイヤルした数分後には忘れてしまうような記憶（短期記憶）およびコンピュータのハードディスクに保存されているような半永久的に蓄えられているような記憶（長期記憶）に分類される．このうち，短期記憶は，数字にすれば5〜9桁の記憶であり，ときには20桁程度まで可能である長期記憶に変換されることがある．長期記憶は，記憶内容から，過去の経験など，頭で覚えている陳述的記憶と，運動の順序など，体で覚えている手続き的（非陳述的）記憶に分類される．陳述的記憶は，いつ，どこで，だれと，どうしたというエピソード記憶と，文字や色の概念など，さまざまな知識にかかわる意味記憶から構成されている（図9-34）．これらは，意識的に思い出すことができる．一方，手続き的記憶は意識に上らない記憶のことで，ピアノの演奏や自転車の運転などの運動技能などが含まれる．

(2) 記憶の過程

記憶は感覚情報が脳に入力され，意識に上った事柄や事象を覚え込む記銘からはじまる．これを脳内に保持し，それを想起（再認）するという3つの過程がある．これらの過程のいずれが障害されても，記憶障害がおこる．事故などで脳震盪をおこすと，直前の記憶が明確でない．したがって，記憶保持には一定の固定時間が必要である．短期記憶から長期記憶に変換されることを，記憶痕跡（エングラム）が形成されたという．

(3) 記憶障害

健忘症には短期記憶から長期記憶に移行する過程が障害され，新しい記憶が形成されない前行性健忘症と，過去の古い記憶を思い出せない逆行性健忘症とがある．前行性健忘症の例として，慢性アルコール中毒とビタミン B_1 欠乏によりおこるコルサコフ Korsakoff 症

候群が知られている．記憶障害の内容と脳の損傷部位の検索などから，陳述的記憶の記憶固定には，海馬などの辺縁系が深く関係しているといわれている．

(4) メカニズム

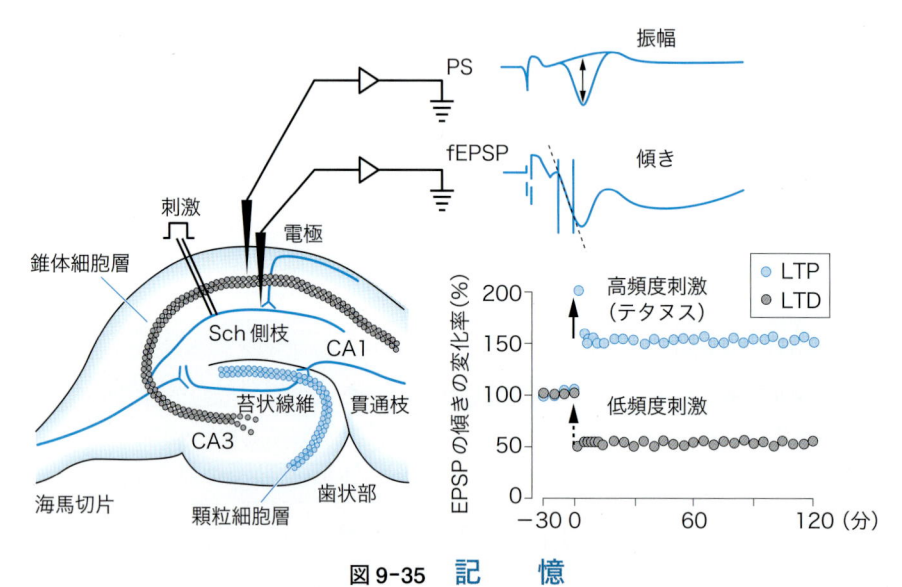

図 9-35　記　憶
海馬 CA1 領域における LTP，LTD 記録．シェーファー Schäffer 側枝(Sch 側枝)を刺激して CA1 錐体神経細胞樹状突起層から得られる fEPSP を示している．表は CA1 錐体細胞樹状突起層から得られる fEPSP の傾きを指標とした LTP と LTD との経時変化．
（森　寿，真鍋俊也，渡辺雅彦 ほか：脳神経科学イラストレイテッド．羊土社，2000，p167 より）

　記憶の形成にはニューロンのシナプス伝達における性質の変化が関係していて，シナプス効率の変化を伴うことが予想される．電気的応答変化の1つに高頻度刺激後増強(PTP)という現象がある．シナプス前細胞に数 10〜数 100 Hz の連続刺激を与えると，単発刺激に対するシナプス後細胞の興奮性電位(EPSP)の一過的増大がおこる．高頻度刺激により，シナプスにおける神経伝達物質の合成増加がおこることなどが関与している．すなわち，ウォーミングアップのときにみられるように，あらかじめニューロンを強く働かせておくと，その後しばらく活動性が高まる．この PTP は脳の多くの部位でみられ，また，数分以内に消失することから，短期記憶との関連が示唆されている．

　シナプス伝達効率の長期的な変化の例として，海馬ニューロンにおける長期増強(LTP)や小脳ニューロンにおける長期抑圧(LTD)が知られている．海馬はおもに事実，概念および出来事の記憶，すなわち，陳述的記憶に関与し，運動系の中枢である小脳は，おもに手続き的記憶に関与すると考えられる．いずれも繰り返しの頻度刺激が原因でおこる変化であるが，前述の PTP とは異なり，長期記憶と同じように数時間から一生に至る長さでおこる現象であると考えられる．その LTP の分子メカニズムについて，基本的には，シナプス後部への Ca^{2+} の流入が重要であるといわれている．Ca^{2+} 濃度が上昇すると，LTP が誘発され，Ca^{2+} 濃度を低下させると，LTP は形成されない．Ca^{2+} 流入には，電位依存性 Ca^{2+} チャネルあるいはグルタミン酸受容体(NMDA 型)が関与するといわれている．それら Ca^{2+} チャ

ネルやグルタミン酸受容体は，流入したCa^{2+}が活性化する酵素によりリン酸化され，さらにCa^{2+}流入が促進され，シナプス効率が上昇する．また，Ca^{2+}上昇は遺伝子の発現にも影響を与え，LTPが長期間維持されると考えられる（図9-35）．

6) 脳　　波

脳の持続的な電気活動を，頭皮上電極や脳表面，または内部に入れた電極から記録したものを，脳波あるいは脳電図（EEG）といっている．

(1) 脳波の分類

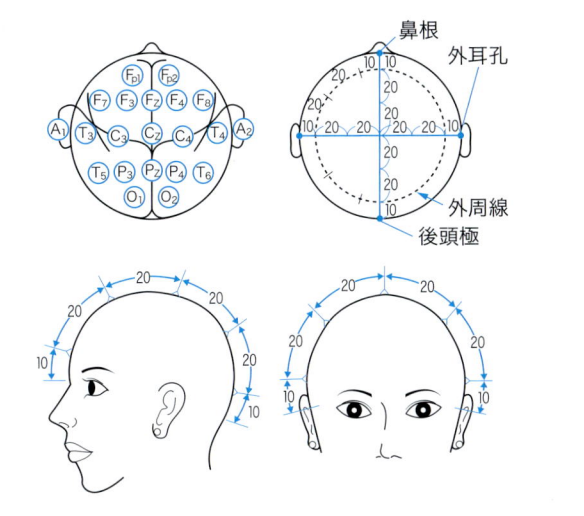

a：10-20法による脳波記録電極の位置の決め方とその解剖学的表示名
（本郷利憲，廣重　力，豊田順一　監：標準生理学　第6版第1刷，医学書院，2005，p452より）

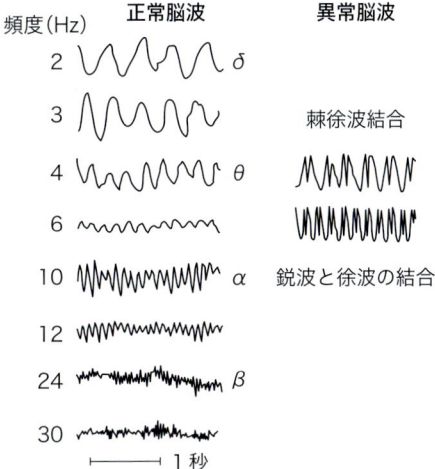

b：ヒト脳波の各種成分
（貴邑冨久子，根来英雄：シンプル生理学　改訂第2版，南江堂，1994，p71より）

図9-36　脳　　波

ヒトの正常な脳波は，その周波数によりα波（8〜13 Hz），β波（14〜30 Hz），δ波（〜3.5 Hz）およびθ波（4〜7 Hz）に大きく分けられる．α波は，目覚めていて精神的に安定状態にあるときに生じる振幅20〜70μVの規則正しい波で，頭頂部から後頭部にかけてもっとも顕著に表れる．何かあるものに注意を集中したり，感覚刺激を受けたり，精神的に興奮したりするとα波は消失する．これをα波阻止（α block）という．β波は，α波阻止のときに前頭部に目立つ20μV程度の不規則な波形である．このような規則正しいα波が，β波のような不規則で低振幅の電気活動に代わることを，覚醒反応あるいは注意反応という．δ波は100μV程度の高振幅で現れ，新生児や幼児の基礎律動であり，正常成人では睡眠時に出現する．θ波は50μV程度の規則正しい波で小児の基礎律動として現れる．正常には見られない波形の脳波や，波形が正常でも異常に出現するような場合を，両者併せて異常脳波といい，臨床診断上きわめて重要である．正常に見られない波形として，棘波，鋭波，徐波，棘徐波結合などがある（図9-36）．

統合機能

(2) 睡眠パターン

睡眠は，大きく2つの種類に分けられる．

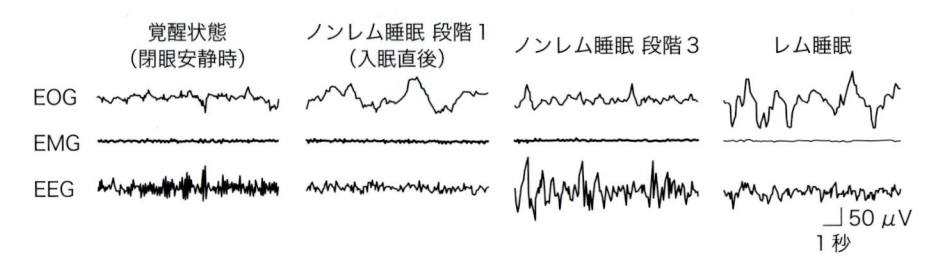

図9-37　ヒト睡眠時の脳波パターン(Rechtschaffen & Kales, 1968より改変)
EOG：眼電図　　EMG：オトガイ筋筋電図　　EEG：脳波

　すなわち，1つは急速眼球運動 rapid eye movement が見られるレム睡眠 REM sleep で，もう1つはノンレム睡眠 NREM sleep である．ノンレム睡眠は徐波睡眠 slow wave sleep ともよばれ，4つの段階に分けられる．ヒトが眠りに入ると低振幅速波の脳波を特徴とする段階1に入り，睡眠紡錘波が段階2で現れる．段階3で周波数低下，振幅増大のパターンが生じ，周波数のもっとも低い徐波が段階4でみられる．したがって，深睡眠は同期化した徐波を特徴とする．レム睡眠は高振幅の徐波が消失し，覚醒した状態でみられるような低振幅速波の脳波活動と急速眼球運動とにより判別される．この睡眠では，よく眠っているにもかかわらず，脳波上は覚醒時と区別が困難な波形を示すので逆説睡眠ともよばれる．また，レム睡眠は夢を見ることと密接な関係があると考えられている（図9-37）．

10 咬　合

咬合とは上顎の歯と下顎の歯との嵌合をいい，理論的には生後1年前後に上下顎の乳中切歯が萌出し，それらが接触するときから，すなわち，かみ合うときから始まる．

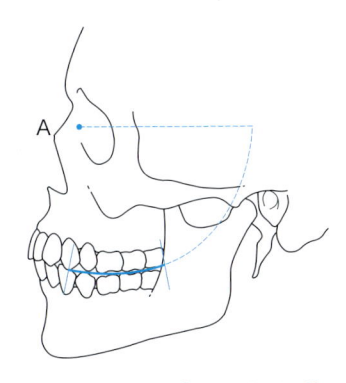

図 10-1　スピーのわん曲

下顎第一小臼歯から最後方歯の頰側咬頭頂を連ねた曲線状の線を矢状面に投影したもので，1890年にスピーが報告した．この図はスピーのわん曲の後方を延長したものである．スピーのわん曲は，眼窩の涙骨上縁(A)を中心とした円弧上にあり，下顎頭の前縁をとおる．また，歯列を側方から見て，各歯の切縁および頰側咬頭頂を連ねたときに得られるわん曲を，歯列の前後わん曲とよんでいる．

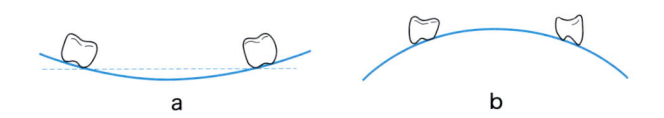

図 10-2　ウィルソンのわん曲

前頭面に見られる下顎および上顎の咬合わん曲で，側方咬合わん曲ともいう．このわん曲は上顎でも下顎でも，下にふくらんだ曲線を示すが，上顎では頰側咬頭よりも舌側咬頭のほうが高いため，また，下顎では頰側咬頭よりも舌側咬頭のほうが低いためである(a)．ウィルソンのわん曲はスピーのわん曲とともに，下顎の側方運動時に上下顎の歯列を接近させ咀嚼効果を高めるのに役立つ．また，総義歯の調節のときに，これら2つのわん曲をつくることにより，クリステンセン現象(後述)を防止し，総義歯の安定を図ることができるともいわれている．なお，モンソンは，左右の下顎頭の上面中央の点と左右の切歯が接する点(切歯点)とを結んだ三角(ボンウィル三角)とスピーのわん曲とから考えて，スピーのわん曲をすべての下顎運動の範囲まで拡大すると1つの球面が形成されるという下顎運動理論(球面説)をつくった．しかし，この理論は科学的根拠に乏しいとして広まらなかったが，ウィルソンの側方咬合わん曲に相当するわん曲を，球面説を説明するときに使った名称として，モンソンカーブという人もいる．

ところで，ウィルソンのわん曲は下にふくらむ形態をとるが，強い咬耗や摩耗などによって，頰側および舌側咬頭の高さ関係が逆になることがある．このようなときは，ウィルソンのわん曲は上にふくらむ形状を示すようになる．このようなわん曲を逆ウィルソンわん曲(逆モンソンカーブ)といっていて(b)，咬合に不調和を訴える人には，このわん曲がよく見られる．

逆モンソンというほうが多いので

咬合は咀嚼筋群をはじめとする多くの筋群の協調運動によっておこなわれるから，協調運動に関連の深い次の事項，すなわち，

① 歯冠の各歯面および接触点の形態，ならびに位置，歯列弓の形態，歯の傾斜，口腔内

に認められる各種のわん曲(スピー Spee のわん曲：図 10-1，ウィルソン Wilson のわん曲：図 10-2)の形状および咬合関係ならびに咬合高径
② 顎骨，顎関節および歯周組織
③ 口唇，頰，舌および咀嚼に関与する筋群
④ 口腔内圧，呼吸様式および姿勢
⑤ 顎運動および咀嚼に関与する神経機構

などに異常があると，咬合に不調和が生じ，その結果，いわゆる咬合病がおこりやすくなる．

咬合は，頭蓋に対する下顎の位置関係である．したがって，咬合を考えるとき，上下顎の歯が接触することは絶対的な条件である．しかし，上下顎の歯は接触していないが，頭蓋と下顎との位置関係を理解するために必要な顎位として安静位がある．

1　安静位

安静位は全身の力を抜いて深呼吸し，その後，上下の口唇を軽く接触させたときに得られる，頭蓋に対する下顎の位置である．このとき，全身の力を抜いているので，下顎は重力の方向にしたがって自然に下方へ移動する．すなわち，開口してしまうので，それを防ぐために，安静位では上下の口唇が軽く接触する程度に側頭筋の後部や舌筋が活動している．

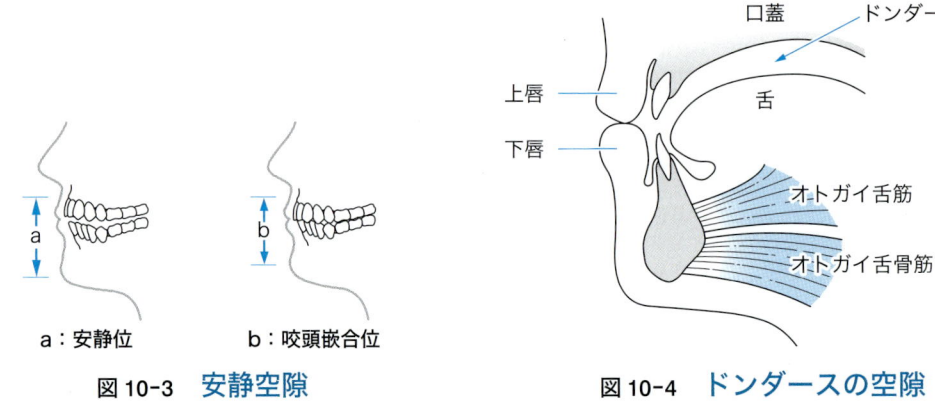

図 10-3　**安静空隙**
(a-b)mm＝安静空隙．通常は 1～3 mm である．

図 10-4　**ドンダースの空隙**

安静位をとったとき，上顎の歯と下顎の歯とは接触せず，上下顎の歯間には前歯部で 1～3 mm 程度の空隙ができる．これを安静空隙とよんでいる(図 10-3)．この安静位をとったとき，安静空隙以外に舌背と口蓋との間にも空隙ができる．これをドンダース Donders の空隙とよんでいる(図 10-4)．この空隙は，上下顎の歯を接触させると消失する．嚥下をスムーズにおこなうためには，下顎を安定した位置へ維持する必要がある．そのためには，上下顎の歯を接触させて閉口位にするが，上下顎の歯が接触すると安静位の位置に比べて舌が挙上されるので，舌背と口蓋との間の隙，すなわちドンダースの空隙は徐々に狭めら

れ，その結果，食塊は口腔の後方へ移動する．この現象からもわかるとおり，ドンダースの空隙は嚥下時の食塊の通路になっている．

　なお，無歯顎者では歯が咬合接触しないので，下顎が安定しない．そこで，嚥下時には上下顎の前歯部の歯提間に舌尖を挿入して嚥下することが多い．そのため，無歯顎者のドンダースの空隙は有歯顎者よりも一般に広いことが多い．逆に，口蓋の床が厚い義歯を装着すると，安静時でも口蓋床と舌背とが接触することが多い．そのため，ドンダースの空隙がなくなるか，あるいは通常よりも狭くなるので，ドンダースの空隙をつくるために下顎は前下方へ移動しやすくなる．このため，閉口筋群が常に伸展され，疲労しやすくなる．なお，安静位は常に一定の位置にあるのではなく，頭位や姿勢などによって異なってくる．また，比較的安定した安静位をとっていても，側頭筋や舌筋などの弱い緊張によって，下顎自体には 300 μm 程度の振動が認められることが多い．

　安静位をとらせるには，被検者を直立させるか，または腰を直角になるように奥深くイスに座らせ，背筋を伸ばさせて，鼻根部位で吸気するようにイメージさせ，ゆったりした深呼吸を 4，5 回おこなわせて S 音(sixty-six や yes など)，あるいは M 音(Emma や Mississippi など)を発音させる．なお，このときの下顎位を S 音位，あるいは M 音位という．これらの音を発音するとき，切歯間距離は安静空隙に近似した値をとり，しかも，再現性があって安定している(発音法)．また，S 音あるいは M 音以外にも，日本語語音の「プ」，「ス」，「ム」および「シ」の各音を発音したときも上下顎の切歯部に 1.1〜2.6 mm の空隙ができるので，この方法で安静位を得ることもできる(発音法)．あるいは，唾液や水を嚥下させたあと，そのまま楽な姿勢をとらせていると下顎は自然に安静位をとる(嚥下法)．

　ところで，上下の歯をかみ合わせると，かみ合わせの高さ(垂直顎間距離)が決まる．このとき，上下顎の嵌合している咬頭を支持咬頭という．すなわち，支持咬頭は咬合の高さを決める咬頭である．通常は上顎の大臼歯および小臼歯の舌側咬頭と，下顎の大臼歯および小臼歯の頬側咬頭とがこれに相当するが，上顎の第一小臼歯の舌側咬頭，上顎大臼歯の遠心舌側咬頭や下顎大臼歯の遠心咬頭はこのような機能を十分にはたしていないので，これらの咬頭は，とくに支持咬頭とはよばないこともある．なお，上顎の第二小臼歯の舌側咬頭および第一大臼歯の舌側近心咬頭は支持咬頭として，また，咬合力を発揮するのにも重要な部位であることから，とくに，パワーゾーンとよんでいる．なお，垂直顎間距離を決める咬頭を支持咬頭ということから，下顎前歯の切縁も支持咬頭といえる．

　この咬合高径を決める支持咬頭と対合歯の窩や隣接面鼓形空隙とが接触している状態をセントリックストップといい，この位置をとったとき，咬合の高さが決まる．

　安静位をとったとき上下の歯は接触していないが，実際に上下顎の歯を接触させたときの咬合位として，咬頭嵌合位，中心位，最後退位，および偏心位がある．

2　咬頭嵌合位

　上下顎の歯がかみ合うと，上顎に対する下顎の相対的な咬合位が決まる．いま，支持咬頭が対合歯の窩や隣接面鼓形空隙と最大の面積で接触し，下顎が前後左右に動かず，安定した状態の咬合位を咬頭嵌合位といっている．この咬頭嵌合位は，咀嚼周期の終わりに上下顎の歯が接触する咬合位でもある．この咬合位をとったとき，下顎頭は下顎窩の最深部に位置している．咬頭嵌合位は健全歯列者では比較的安定していて，しかも再現性も高い．しかし，咬頭嵌合位は歯列によって決まるため，歯の位置異常，咬耗，動揺あるいは欠損などの影響を受けやすい．したがって，たとえ上下顎が咬頭嵌合位をとっていても，各種の障害がみられることが多い．なお，咬頭嵌合位をとり，筋および神経系に異常を認めない咬合位を，以前はとくに中心咬合位とよんでいた．

3　中心位

　左右の下顎頭が，下顎窩内で関節円板の中央狭窄部をはさんで関節結節の後方傾斜部にある下顎位を中心位という．この位置は顎関節に強い圧が加わっても，強い圧に十分抵抗できる関節円板中央狭窄部を介して，緻密骨がきわめて豊富な関節窩の前方の関節結節後壁へ外力を分散できることと，下顎頭が前後左右のどの方向へもきわめて容易に移動できるという特徴がある．なお，この中心位の位置は絶対的に不変な位置ではなく，条件によっては 0.5 mm 程度の範囲でずれることがある．

4　最後退位

　不快感がない状態で下顎頭が下顎窩内で最後方に位置し，そこから自由に前方および側方へ運動できるときの頭蓋と下顎との位置関係を最後退位，あるいは蝶番位といっている．以前は，この下顎位を中心位とよんでいた．

　最後退位と咬頭嵌合位との間に咬合高径を変えずに前後的に自由域(0.5〜1.0 mm)をつくることがある．これをロングセントリックといい，左右的な自由域をワイドセントリックといっている．

5　偏心位

　下顎を前方や側方へ移動させたとき(偏心運動)の下顎位で，前方位と側方位とがある．

前方咬合位は上下顎の臼歯部を軽く接触させながら下顎を前方へ移動させ，上下顎の前歯切端部を接触させたときの咬合位で，このとき，上下顎の臼歯部は離開している（矢状クリステンセン Christensen 現象）．通常では咬頭嵌合位から約 4.0 mm 前方へ移動させると切端咬合位をとり，このとき，下顎頭は前下方へ移動する．

　側方咬合位は，上下顎の臼歯部を軽く接触させながら左右どちらかへ偏位させたときの咬合位である．このとき，作業側の上下顎の犬歯だけが接触し，他の上下顎の前歯および臼歯は離開するときと，作業側の前歯どうし，および臼歯の頰側咬頭どうしが接触し，非作業側の歯は接触しないときとがある．前者をミューチュアリープロテクテッドオクルージョンといい，後者をグループファンクションとよんでいる．これらは，ともに天然歯の理想的な咬合形式である．通常では，咬頭嵌合位から平均 4.5 mm 側方へ偏位させると作業側の上下顎の犬歯が尖頭対尖頭の咬合位をとり，非作業側の下顎頭は前下内方へ移動する．いずれの側方咬合位をとっても，接触している歯以外の上下顎前歯部および臼歯部は離開しているので，この状態を側方クリステンセン現象といっている．

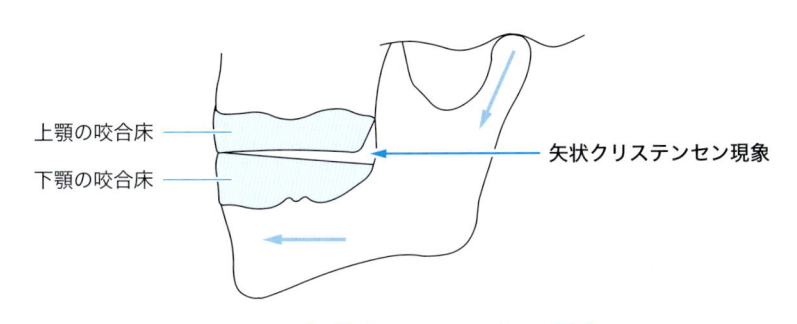

図 10-5　矢状クリステンセン現象

　クリステンセン現象は天然歯列者にもみられるが，総義歯患者を例にとるとわかりやすい．すなわち，いま，総義歯患者に咬合床を装着させて下顎を前方へ移動させると，両側の臼歯部が離開して空隙ができる．この離開する程度は下顎頭が前下方へ移動する方向と基準線との角，すなわち矢状顆路傾斜度が大きければ大きいほど大きくなる．すなわち，顆路傾斜度が 0° でないかぎり，前方運動時，顆路（下顎頭の軌跡）は前下方へ移動するので，後方の臼歯部ほど離開する割合が大きくなる．これを矢状クリステンセン現象（図 10-5）といっている．

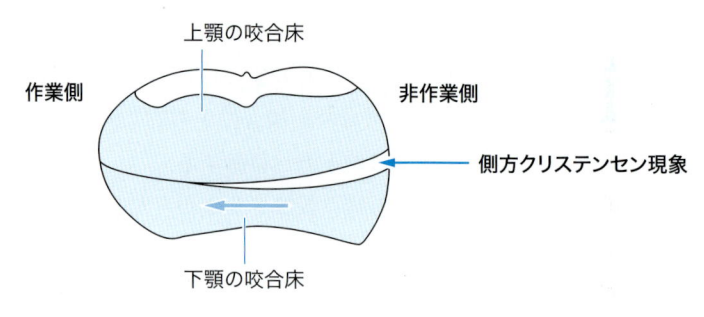

図 10-6　側方クリステンセン現象

　また，側方運動をさせると，作業側の下顎頭はほとんど回転するだけであるのに対して，非作業側(平衡側)の下顎頭は前内方へ移動する．このとき，非作業側(平衡側)の上下顎の咬合床が離開して空隙ができる．これを側方クリステンセン現象(図 10-6)といっている．この大きさも矢状顆路傾斜度の大きさに比例する．以上が矢状および側方クリステンセン現象の説明であるが，実際に総義歯を装着している人にこのような現象がおこると即座に義歯は脱落してしまう．したがって，矢状および側方クリステンセン現象は天然歯の人にみられる現象であり，総義歯の人では前方および側方運動時にはクリステンセン現象が生じないように人工歯を排列しなければならない．

　以上，上下顎の歯が接触する咬合位について述べてきた．ところで，安静位以外に上下顎の歯は接触しないが，頭蓋と下顎との間にとってきわめて重要な下顎位がある．それは，開口時の顎位で，その位置は前方限界運動，習慣性開閉口運動および後方限界運動のいずれの経路をとっても最終的に集約する位置である最大開口位である．

6　最大開口位

　上下顎の歯は接触しないが，上顎に対する下顎の位置として最大開口位がある．この顎位は，最大に開口したときの下顎位で，この位置をとったとき，上下顎の中切歯の切端間の距離は 50～60 mm(三横指)になる．最大開口位をとるときは，下顎頭はまず下顎窩内で回転運動をして，そののち，滑走運動をおこなって前下方へ移動する．意識的におこなうことはあっても，発音，咀嚼および嚥下などの機能運動時に最大開口位をとることはほとんどない．なお，顎機能に異常を訴える人では，最大開口時に顎関節部に痛みを訴えると同時に，下顎が患側へ偏位することが多い．

　以上，各種の下顎位について述べてきたが，これらに基づく咬合理論として次のようなものがある．

7　咬合理論

1) ミューチュアリープロテクテッドオクルージョン

　　　　天然歯における咬合方式で，かみしめたとき，すなわち，咬頭嵌合位では臼歯が前歯を保護し（このとき，上下顎の前歯部は接触しない），前方運動をしたときは切歯と犬歯とが臼歯を保護し（このとき，上下顎の臼歯は離開する），側方運動では犬歯が切歯と臼歯とを保護する（このとき，作業側の上下顎犬歯だけが接触し，上下顎のその他の前歯およびすべての臼歯は離開する）咬合様式である．

　　　この咬合形式は，
　　　① 歯列が安定した咬頭嵌合位をとるので，そのときに発生する咬合圧は歯の長軸方向へ向かう
　　　② 前歯が臼歯と同時に接触滑走しないので，強い力で剪断することができる
　　　③ 歯ぎしりをする傾向が少なくなる
などの特徴がある．

2) グループファンクション

　　　　側方運動中に作業側の中切歯から最後方臼歯までのすべての歯を接触滑走させて，歯周組織にとってきわめて為害作用の強い側方圧をできるだけ多くの歯に分担させる咬合形式で，フルバランスドオクルージョン（後述）からクロスアーチバランス（側方運動中に非作業側に見られる上顎臼歯の舌側咬頭と下顎臼歯の頰側咬頭との接触滑走）およびクロストゥースバランス（側方運動中に作業側の舌側咬頭どうしの接触滑走）を除いた咬合形式である．

　　　この咬合理論は，
　　　① ロングセントリックの考え方に基づいている
　　　② 側方運動時は作業側のすべての歯に側方圧を分担させる
　　　③ 側方運動時に非作業側の臼歯が接触するのを防止する
などの特徴をもっている．

3) フルバランスドオクルージョン

　　　　下顎を前方や側方へ移動させたとき，すなわち下顎を偏心運動させたときにすべての歯が接触するような咬合形式である．フルバランスドオクルージョンでは，咀嚼中に生じる側方圧をすべての歯に平等に分散させることを目的にした咬合理論である．前方あるいは側方へ偏位させたとき，天然歯列ではクリステンセン現象が認められるが，義歯の安定を最優先する総義歯でこの現象がおこることは望ましくない．したがって，このフルバランスドオクルージョンは天然歯列には適用できず，総義歯にのみ許される咬合形式である．

11 顎運動

　下顎の運動は，下顎骨に付着している筋群の作用によって左右の下顎頭が移動することによっておこる．下顎骨へ付着している筋群は，それぞれの筋の長さや方向が決まっているので，下顎の運動にはおのずと制限がある．下顎は下顎頭を基点に動くので，下顎が動くときには下顎頭からもっとも離れた部位がもっとも大きな運動軌跡を示す．したがって，それを記録すると，下顎の運動範囲の概略が理解できる．

　下顎運動の軌跡を記録する方法として，初期では，下顎のオトガイ皮膚部や前歯切端部に豆電球のようなセンサーを取り付けて記録していたが，現在では下顎の左右中切歯の歯頸部にマグネットのようなセンサーを取り付け，そのセンサーと頭部に装着したフレームに取り付けたセンサーとの磁場の変化を，矢状面，水平面および前頭面に投影した図形として記録している．

1　矢状面に投影したときの下顎限界運動

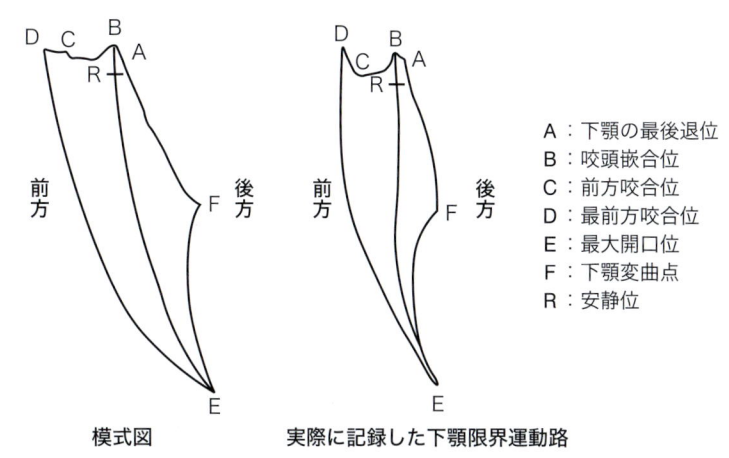

図11-1　**矢状面に投影した下顎限界運動路**(ポッセルトの図形)

A：下顎の最後退位
B：咬頭嵌合位
C：前方咬合位
D：最前方咬合位
E：最大開口位
F：下顎変曲点
R：安静位

模式図　　実際に記録した下顎限界運動路

　矢状面に投影したときの下顎運動の軌跡は，上方限界運動路，前方限界運動路および後方限界運動路の3つの運動路から構成される．なお，この軌跡は，発表者のスウェーデン人のポッセルト Posselt にちなんで，ポッセルトの図形 Posselt's figure (Swedish banana) ともよばれている(図11-1)．

1) 上方限界運動路

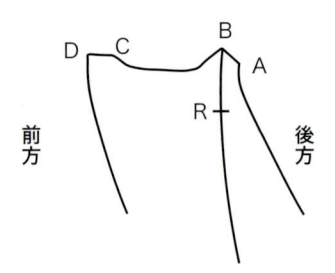

図 11-2　矢状面に投影した上方限界運動路

　上方限界運動路は前方運動路（D↔B）と後方運動路（B↔A）とから構成されている．前方運動路は，咬頭嵌合位（B）からいずれかの歯の一部を接触させながら，下顎を前方へ移動させ，咬頭嵌合位から切端咬合位を経て前突位へ至る平均 11 mm の運動経路である（図 11-2，前方運動路）．この運動路の特徴は，咬頭嵌合位から切端咬合位までの経路で，この経路は下顎の前歯切端部が上顎前歯の舌面に沿って前方へ移動するため，上顎前歯の舌面の形状や上顎前歯の植立状態に影響を受け，経路としては傾斜を示しながら切端咬合位に達する．上顎前歯の植立状態は個人によって異なるので，傾斜の大きさは各個人によって異なる．

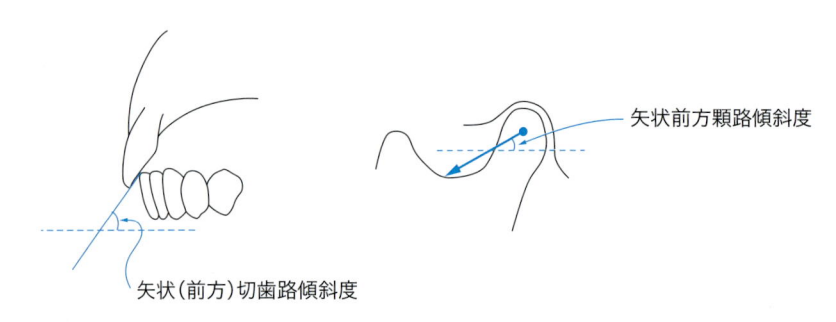

図 11-3　前方移動時の切歯路傾斜度および顆路傾斜度

　切歯点が咬頭嵌合位から切端咬合位に至る経路を，とくに矢状（前方）切歯路（3～4 mm）とよび，矢状（前方）切歯路が水平基準面となす角を矢状切歯路傾斜度という（図 11-3）．いま，水平基準面を鼻翼下点と左右の外耳路上縁とを結ぶ平面であるカンペル平面を水平基準面としたとき，矢状（前方）切歯路がカンペル平面となす角度（矢状切歯路傾斜度）は平均 43°とされている．なお，最初にこの角度を測定したギージー Gysi によると，矢状切歯路傾斜度は平均 60°であると報告している．また，下顎が前方へ移動するとき，下顎頭（顆頭）は下顎窩内を前下方へ移動する（関節結節の後壁に沿って前下方へ移動する）が，そのときの軌跡と水平基準平面の 1 つであるカンペル平面とのなす角度を矢状前方顆路傾斜度といい（図 11-3），この角度は平均 42°である．しかし，測定上の誤差を考慮に入れ，通常，矢状切歯路傾斜度は矢状前方顆路傾斜度よりも平均 5°程度大きいといわれている．

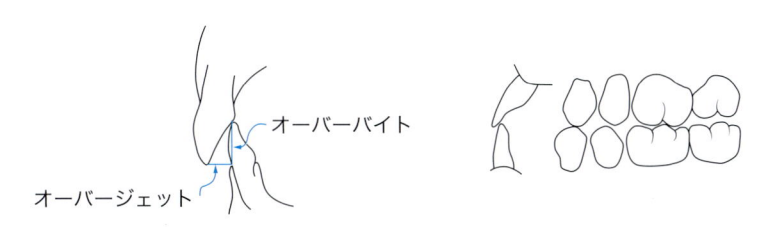

図11-4 オーバーバイトが浅いときの上下顎臼歯部の離開状態
矢状切歯路傾斜度が小さい(上顎前歯の傾斜が緩やかな)とき，上下顎の臼歯の離開度は小さい．

　矢状切歯路傾斜度が小さいときは，上顎の前歯が下顎の前歯に対して垂直的におおっている度合い，すなわち，オーバーバイトが浅く，下顎を前方へ移動させるときは，上下顎の臼歯の離開度は小さい(図11-4)．

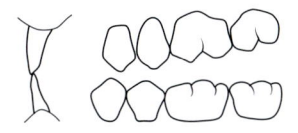

図11-5 オーバーバイトが深いときの上下顎臼歯部の離開状態
矢状切歯路傾斜度が大きいときは，上下顎の臼歯の離開度は大きい．

　しかし，矢状切歯路傾斜度が矢状前方顆路傾斜度よりも大きいときはオーバーバイトが深いときで，下顎を前方へ移動させるときは上下顎の臼歯は大きく離開する(図11-5)．切端咬合位からさらに前方へ移動させると，あとは比較的平坦な経路をとる．さらに前進させると，下顎の大臼歯部と上顎の小臼歯部とが接触するようになるため，下顎の前歯部は平坦な経路から上方へ変わり，上方限界運動路の最前端である前突位へ達する．前述したとおり，矢状切歯路傾斜度は上顎前歯の舌面の勾配によって決まるので，顎関節の形態によって決まるポステリアガイダンス(後方誘導要素)に対して，アンテリアガイダンス(前方誘導要素)とよんでいる．アンテリアガイダンスとポステリアガイダンスとは，下顎の運動経路を決定する重要な要素であり，それと同時に臼歯の咬頭の形態(咬合面の形態や咬頭傾斜度など)を決める要素にもなる．

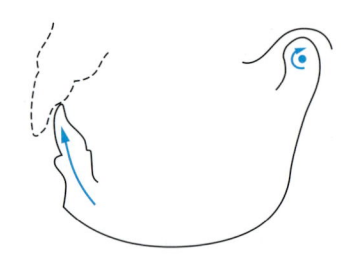

図 11-6　閉口時の下顎頭の回転方向(正常)
(月刊歯科技工別冊, 図解咬合の基礎知識, p.1, 医歯薬出版, 1984 より)

下顎が閉口するときの方向と下顎頭が回転する方向とは一致している.

アンテリアガイダンスとしての矢状切歯路傾斜度とポステリアガイダンスとしての矢状顆路傾斜度の大小関係は, 咬合の調和を維持するためにはきわめて重要である. すなわち, 閉口運動時, 下顎は一体として運動することが望ましいので, 下顎の切歯部の運動軌跡と下顎頭の運動軌跡とが同じ方向へ回転することが望ましい(図 11-6).

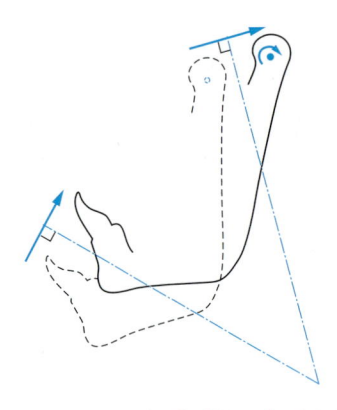

矢状切歯路傾斜度＞矢状顆路傾斜度のとき
下顎が閉口する方向と下顎頭が回転する方向とが一致するので問題は生じない. ただし, 矢状切歯路傾斜度があまりにも大きいときは滑走運動が困難になったり, 歯に過剰な側方力が加わるので歯周組織が障害を受けやすくなる.

図 11-7　矢状切歯路傾斜度＞矢状顆路傾斜度のときの閉口方向と下顎頭の回転方向との関係
(月刊歯科技工別冊, 図解咬合の基礎知識, p.2, 医歯薬出版, 1984 より)

矢状切歯路傾斜度＞矢状顆路傾斜度のとき, 運動の中心は下顎骨の下方にあるので, このとき, 下顎の切歯部と下顎頭とは同じ方向へ回転する(図 11-7).

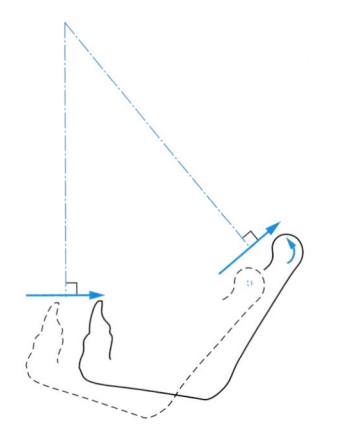

矢状切歯路傾斜度＜矢状顆路傾斜度のとき
閉口時，咬頭嵌合位へ誘導しようとしても，下顎頭の回転方向が逆方向になる．下顎頭の回転する方向は開口時の方向なので，開口筋が活動しようとする．したがって，矢状切歯路傾斜度＜矢状顆路傾斜度のときは，閉口しようという気持ちと筋の作用との間に不調和が生じ，ストレスの原因になる．

図11-8　矢状切歯路傾斜度＜矢状顆路傾斜度のときの閉口方向と下顎頭の回転方向との関係
(月刊歯科技工別冊，図解咬合の基礎知識，p.1，医歯薬出版，1984より)

　しかし，矢状切歯路傾斜度＜矢状顆路傾斜度のとき，下顎の運動の中心は下顎骨の上方になるので，その結果，下顎の切歯部は上顎の切歯部よりも前方から後方へ移動して咬頭嵌合位をとるようになる（**図11-8**）．このときの下顎頭の運動軌跡は，明らかに矢状切歯路傾斜度＞矢状顆路傾斜度のときの運動方向とは逆になり，結果的には非生理的な運動経路になる．ところで，矢状顆路傾斜度を生じさせる関節結節や下顎頭の形態は先天的なもので，後天的にそれらの形態を変えることはきわめてむずかしい．しかし，矢状切歯路傾斜度は，前歯を形態修正や変位させることによって容易に変えることができる．したがって，矢状切歯路傾斜度と矢状顆路傾斜度との大小関係が顎口腔系の異常の原因となっているときには，補綴的あるいは矯正的な手段で矢状切歯路傾斜度を修正することが望ましい．
　なお，上下顎の歯を接触させながら咬頭嵌合位から最後方咬合位まで下顎を移動させると，約0.85～1.54mm移動する．これを後方運動路(B↔A)といっている．この後方運動路は約1mmときわめて短い運動路ではあるが，運動路上に咬頭干渉のような障害があると，歯周疾患や顎機能に重大な影響が生じやすい．

2) 前方限界運動路

　前突位から下顎を前方へ押し出すように開口し，最大開口位に至るまでの運動経路を前方限界運動路(D↔E)という．この運動は，左右の下顎頭と関節円板とが下顎窩の前下方へ移動することによっておこる．このとき，下顎頭は関節円板とともに関節腔内で関節結節の後壁に沿って滑走しながら下降し，最大開口位へ達する．なお，最大開口量は成人男性で48.9±7.0mm，成人女性で42.5±6.6mmであり，臨床的には約三横指分(50～60mm)である．

3) 後方限界運動路

　最後方咬合位から，苦痛を感じない程度に下顎をできるだけ後方へ移動させながら徐々

に一横指程度開口すると，下顎はそれ以上動かなくなる．その位置から同様に下顎をできるだけ後方へ移動させながらさらに開口すると，最大開口位へ到達する．前者は下顎頭が下顎窩内で回転するだけで開閉口できる運動路で，最後退位である最後方咬合位から変曲点までの運動路で，この経路を終末蝶番軸運動路(A↔F)とよんでいる．そして，回転運動だけをするときの顆頭の回転軸を蝶番軸(ターミナルヒンジアキシス)といっていることから，終末蝶番軸運動路を，とくにターミナルヒンジアキシスムーブメントという．下顎が終末蝶番軸運動をおこなったとき，前歯部の開口量は約 20 mm (約一横指分)で，このときの下顎頭の回転角は 13〜15°である．変曲点から最大開口位までの運動経路は，後方開閉運動路(F↔E)とよばれ，この運動をするとき，下顎頭は下顎窩内で回転と移動とが同時におこっている．なお，この運動をおこなっているときの下顎の回転中心は下顎枝の中心部付近，すなわち，下顎孔のやや後下方であると考えられている．

終末蝶番軸運動路と後方開閉運動路との間に変曲点が現れる理由は，前述のとおり終末蝶番軸運動路では下顎頭が回転だけの運動であるのに対して，後方開閉運動路では下顎頭が回転と移動とをおこなっているからである．すなわち，運動の様式の相違から，2つの性質の異なった運動経路が現れるのであり，このことは，下顎の限界運動および下顎頭の運動を矢状面に投影するとよくわかる．すなわち，下顎が上方限界運動路の前方移動や前方限界運動をしているとき，下顎頭は咬頭嵌合位から前下方へ移動する．そして，最大開口位から後方限界運動路の後方開閉運動路に移ると，下顎頭は回転と移動とをおこないながら，一気に変曲点へ向かう．しかし，次に続く蝶番軸運動では下顎頭は移動せずに回転だけをおこなう．すなわち，蝶番軸運動だけが下顎頭の回転のみで下顎が動いているのに対して，その他の限界運動は下顎頭の回転および移動とによって下顎が動いていることの違いが，変曲点が現れる理由である．

4) 習慣性開閉口運動路

口腔内に咀嚼物質が入っていない状態で，無理なく開閉口運動をしたときの経路を習慣性開閉口運動路(B↔E)という．切歯点の運動経路は咬頭嵌合位から開口し，途中，安静位(R)を経由して最大開口位へ至る軌跡を示す．習慣性開閉口運動路の特徴として，この運動路を矢状方向へ投影した軌跡でみると，開口量が小さいときは蝶番軸運動路に近接した軌跡をとるが，開口量が大きくなるにつれて前方限界運動路に近接し，最大開口位近くで前方限界運動路に合流する．

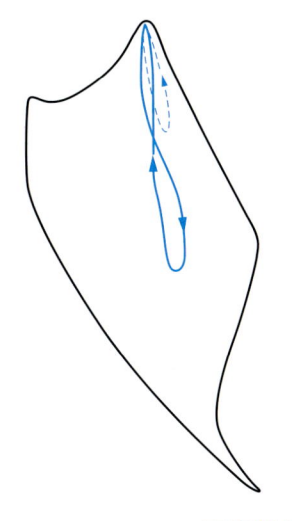

開口量が少ないときは開口路は閉口路の前方をとおるが，開口量が多くなると途中で交差し，開口路は閉口路の後方をとおる．

図11-9　習慣性開閉口運動路の運動路の特徴
(河野正司：下顎の矢状面内運動に対応する顆頭運動の研究 第2報，マルチフラッシュ装置による矢状面運動軸の解析，補綴誌，12：350〜380，1968より)

　習慣性開閉口運動路で開口量が小さいとき，下顎頭は回転とごくわずかな移動とがおこっている（純粋な回転運動ではない）ので，開口路は閉口路の前方をとおるが，開口量が大きくなると開口路と閉口路とが途中で交差し，開口路は閉口路の後方をとおる（**図11-9**）．なお，開口路よりも閉口路のほうが比較的安定していて，運動路としての経路のばらつきは少ない．また，習慣性開閉口運動路は開口する速度や体位でかわり，開口する速度が速いときほど後方の経路をとおり，水平位に近いときには垂直位の経路よりもやや後方をとおり，頭部が前屈気味のときには，後屈のときの経路よりもやや前方をとおる．

　カンペルは咬合平面に対して平行になるということで，水平基準面を鼻翼下点と左右の外耳路上縁とを結ぶ平面を考えだし，それをカンペル平面とした．しかし，ギージーは，より咬合平面に対して平行にするためには，外耳路上縁よりも外耳路下縁のほうがより実際的であるとして，鼻翼下点と左右の外耳路下縁とを結ぶ平面をカンペル平面と定義しなおしている．
◆**水平基準面**　下顎運動や下顎位を検討するときに基準とする面で，前方基準点および左右の後方基準点を含む平面．
◆**前方基準点**　頭蓋と上顎歯列との垂直的位置関係を咬合器に移すために使われる基準点で，眼下部や鼻稜部などが良く用いられる．前方基準点を眼窩下点を用いたときの水平基準面をフランクフルト平面とよび，鼻翼の下縁を用いたときの水平基準面をカンペル平面（補綴学的平面）とよんでいる．これら2つの水平基準面の角度の差は後方基準点を外耳道下縁にしたときは約12°である．
◆**後方基準点**　下顎が中心位にあるときの左右の顆頭中心または顆頭点を結ぶ水平軸を水平基準軸といい，後方基準点を左右の顆頭の中心，あるいは顆頭の上部の点を用いる．その測定には蝶番軸を実測する方法，解剖学的平均値を求める方法，および前運動軸を用いる方法などがある．通常，後方基準点は顔面皮膚上に設定するが，顆頭（下顎頭）は皮膚の内側にあるので，両者の位置は異なる．日本人の平均的な値は，両顆頭の正中からの距離が約55 mmなので，顆頭間距離は約110 mm，顆頭から顔面皮膚までは約20 mmなので，下顎運動を計測するときは，通常，顆頭中心を基準としている．

2　水平面に投影したときの下顎限界運動

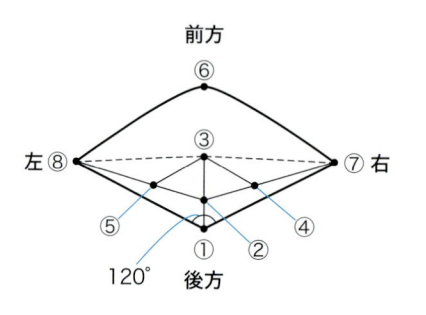

図11-10　ゴシックアーチ

① 下顎後退接触位（アローポイント）
② 咬頭嵌合位
③ 前方咬合位（切端咬合位）
④ 右側方咬合位
⑤ 左側方咬合位
⑥ 最前方咬合位（前突位）
⑦ 右側方限界咬合位
⑧ 左側方限界咬合位

　下顎の切歯点の運動路を水平面へ投影してできる軌跡は，前後の限界運動と左右側方への限界運動とによって構成されていて，前後左右の4つの頂点を結ぶひし形状の運動路を示している．

　下顎の任意の高さで，最後方位から左右側へ側方限界運動をすると山状の運動路が描ける．これをゴシックアーチとよんでいる（図11-10）．なお，この言葉はギージーが切歯路描記装置（ゴシックアーチトレーサ）を用いてこの運動路を描いたとき，その外形がゴシック風建築の屋根に似ていたことに由来している．

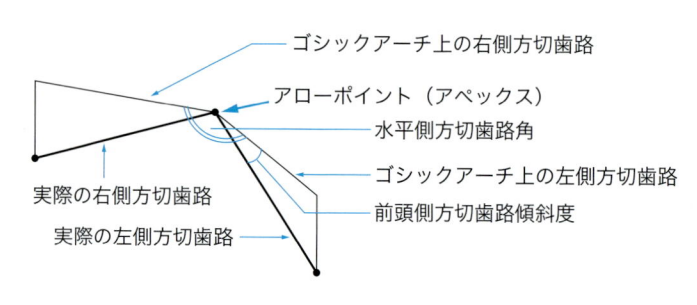

図11-11　水平側方切歯路角
水平側方切歯路角は平均120°である．

　咬頭嵌合位から下顎歯の切端が上顎の犬歯の尖頭まで移動したとき（犬歯尖頭咬合位）の経路を側方切歯路とよんでいて，この経路の長さは4～6 mmである．なお，側方切歯路は両側にあり，それらの外側に側方限界運動路としてのゴシックアーチ上の側方切歯路がある．左右両側の側方切歯路によってつくられる展開角を水平側方切歯路角といい，この角度は約120°である（図11-11）．また，側方切歯路を描記するとき，前方部はアローポイントよりも下方へ移動するので，側方切歯路と水平基準面との間に角度ができる．これを前頭側方切歯路傾斜度とよび，大きさは約31°である．前頭側方切歯路傾斜度は，臼歯の咬

合面形態のうち，とくに咬頭傾斜と強く関係している．

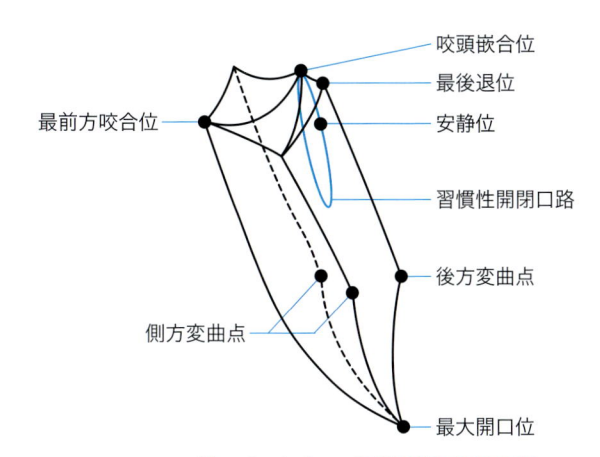

図 11-12　ポッセルトの運動範囲菱形柱
開口量が大きくなるにつれてゴシックアーチの範囲は徐々に狭くなる．

　ゴシックアーチはどの咬合の高さでも描くことができるが，開口量（咬合高径）が大きくなればなるほど狭くなる．したがって，咬合高径が 0 mm から最大開口位までのゴシックアーチを合成すると，ポッセルトの運動範囲菱形柱が描ける（図 11-12）．菱形柱の大きさは，前後方向が約 9.2 mm，左右方向が約 26.5 mm，そして，上下方向が約 43.4 mm である．

　なお，ゴシックアーチの最後退をゴシックアーチの頂点といい，アローポイントともアペックスともいう．このポイントは，従来から咬合採得時の水平的な下顎位の決定に用いられてきている．

　また，ゴシックアーチを描くとき，すなわち下顎を側方へ運動させるとき，非作業側の顎関節部にはベネット角が発生する．このときの下顎の運動をベネット運動といっているが，側方運動時の作業側におこる運動を，とくにベネット運動ということもある．

3　前頭面に投影したときの下顎限界運動

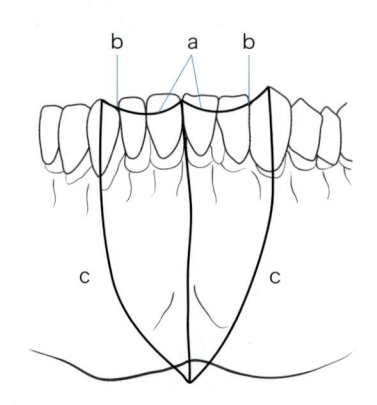

図11-13　前頭面に投影したときの下顎限界運動

　前頭面に投影したときの下顎の運動は上方，下方および左右側方の限界運動から構成される．いま，咬頭嵌合位から上顎臼歯の頬側咬頭内斜面と下顎の頬側咬頭外斜面との接触によって，最初は下にふくらみをもつ（図11-13,a）が，下顎の歯が上顎の歯の外側へ移るにつれて，今度は徐々に上方へ向かう曲線に変わり（図11-13,b），ついには最外方位へ至る．次に，最外方位からできるだけ下顎を側方へずらしながら最大開口すると，作業側は下方へ移るにつれて正中に収束するような図形になる（図11-13,c）．前頭面に投影した図形で重要なのは側方移動したときの上方限界運動路で，この図形から，臼歯の咬頭傾斜の程度を推察することができる．したがって，前頭面に投影した図形を描いたとき，側方移動したときの上方限界運動路の曲線は，正中線，すなわち咬頭嵌合位と最大開口位とを結んだ線を中心に線対称することが望ましい．

12 顎関節

1　顎関節の形態

　顎関節は頭蓋にあるただ1つの関節で，左右2か所で関節をつくっている．顎関節は一側の運動が他側の関節の運動を制限する，すなわち，両側の顎関節が共同で作業しなければ正常な顎運動ができないという特徴がある．

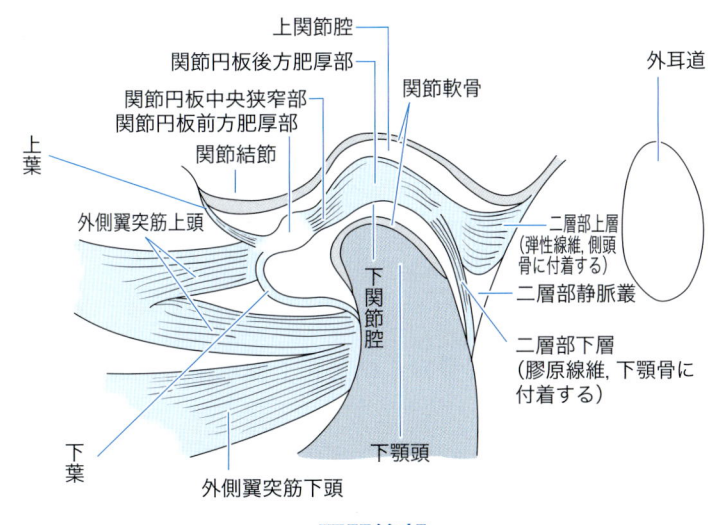

図 12-1　**顎関節部**（矢状断）

　側頭骨の下顎窩と下顎頭との間には胸鎖関節と同様に関節円板があり，顎運動がスムーズにおこなえるように，また，クッションの役割をはたしている（図12-1）．関節円板は下顎頭を包むような形態で，下顎頭が動く（移動する）範囲の関節円板は比較的薄く（中央狭窄部：平均0.9 mm），その前方部と後方部とは下顎頭がそれ以上前方へ，あるいは後方へ移動しないように，あたかもストッパーであるかのように肥厚している（前方部：平均2.3 mm，後方部：平均2.7 mm）．そして，関節円板の内側と外側とは関節包と連絡している．なお，前方には関節包はない．顎関節部の後方肥厚部の後方（関節円板後部結合組織）は上層と下層との2つの層に分かれている．このうち，上層は血管や弾性線維に富んでいるが，下層は膠原線維が主体で，上層と下層とを合わせて二層部とよんでいる．関節円板後部結合組織の上層は前述したとおり伸展性の弾性線維から構成されている．これは下顎を開口させるときや前方へ移動させるときなどには，下顎頭が移動しやすいように関節円板も前下方へ移動する必要があるので，上層が伸展性の性状をもっていることは目的にかなっている．

また，下層は伸展性のない膠原線維が下顎頭の後方部に付着し，下顎が過剰に前下方へ移動するのを防止すると同時に，下顎が後退するときに機能している．上層と下層との間は静脈叢ともよばれ，血管，リンパ，神経線維および疎性結合組織などから構成されている．静脈叢は，下顎が前方や開口運動に伴って下顎頭が前下方へ移動すると陰圧になり，そのとき，この部へ血液が一気に流れ込んでくるが，閉口時には下顎は充満した血液を押し出しながら後方へ移動するので，静脈叢は結果的には下顎後退時のクッションの役割をはたしている．

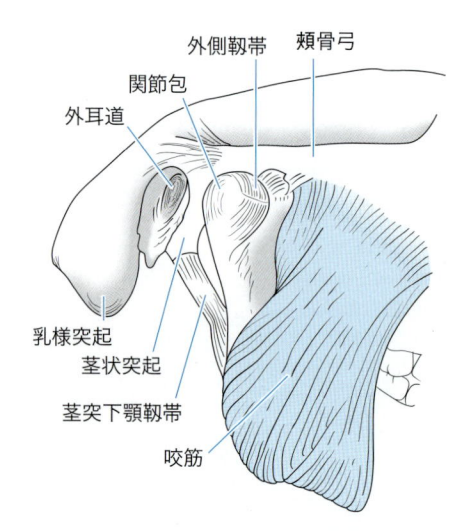

図 12-2　関節包，外側靱帯および茎突下顎靱帯の位置（右側外側面）

　咬合，咀嚼および発音などで，下顎は長時間機能しなければならない．そのためには下顎頭が十分に機能できなければならない．下顎窩は前後および内側部は骨によって囲まれているが，外側は解放されている．そこをおおうように，すなわち，関節結節を含む顎関節全体を関節包がおおい（ただし，前方部は除く），この関節包の内面をおおっている滑膜から顎関節部の潤滑油としての滑液が分泌されている（図 12-2）．関節包は滑液を分泌すると同時に，下顎頭の動きに伴って移動および変形して下顎頭の運動を円滑にし，さらに，顎関節部への衝撃を軽減する役割をはたしている．

　前述のとおり，下顎は各種の運動をおこなうので，ときには下顎の運動可能範囲を逸脱してしまう可能性もある．そこで，そのようなことがないように運動を規制する装置として靱帯がある．すなわち，靱帯は下顎に付着している筋群とともに顎関節部が正常に機能するように保持する役割をはたしている．

　顎関節の靱帯としては外側靱帯と副靱帯とがあり，副靱帯には蝶下顎靱帯および茎突下顎靱帯がある（図 12-2）．頰骨弓の基部から起始して下顎頸の後面に停止する外側靱帯は下顎頭が外側へ脱臼しないように，また，下顎枝の内側部にある蝶下顎靱帯は錐体鼓室鱗裂または蝶形骨棘から起始して下顎孔周辺に停止していて，下顎の開閉運動の回転軸の役割もしながら，過大に開口しないように機能している．また，茎突下顎靱帯は側頭骨の茎状

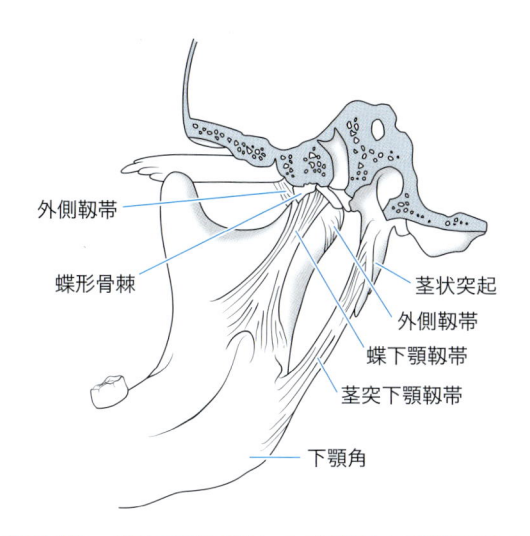

図 12-3　**外側靱帯，蝶下顎靱帯および茎突下顎靱帯の位置**(右側内側面)

突起から起始して前下方へ向かい，下顎骨内面の下顎小舌上方部に停止して，下顎前突時に下顎が突出しすぎないように機能している(図 12-2,3).

2　各種機能時の顎関節部の動態

1) 開閉口時

　上下顎の歯が最大の面積で接触している状態，すなわち咬頭嵌合位では，下顎頭は下顎窩の最深部に位置している．このとき，関節円板の位置は図 12-1 に示すように関節結節の下部に前方肥厚部が，関節結節の後壁に中央狭窄部が，そして，最深部には後方肥厚部がある．

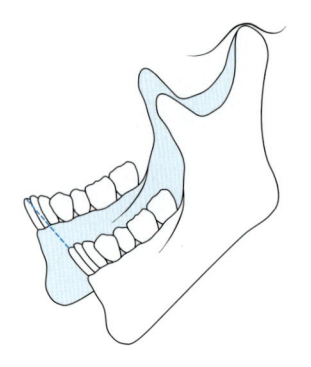

図12-4　下顎頭の回転だけで開口したときの下顎前歯部および下顎頭の位置

下顎頭の回転だけで開口．このときは，前歯部で20〜30 mm（一横指強）開口できる．

　開口すると下顎頭は回転をはじめ，下顎頭のもっとも高い部位は回転に伴って前方へ変位し，関節円板中央狭窄部付近まで移動する．このとき，上下顎の前歯の切端は20〜30 mm開く（図12-4）．

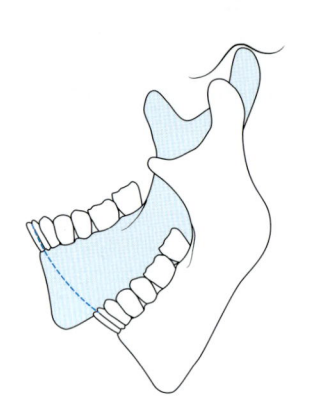

図12-5　下顎頭の回転および移動で開口したときの下顎前歯部および下顎頭の位置

下顎頭の回転および前下方への移動で開口．このときは，前歯部で50〜60 mm（三横指分）開口できる．

　この状態からさらに開口しようとしても，外側靱帯が開口を阻止するため，下顎頭の回転を主体とした開口はできず，顎二腹筋や外側翼突筋下頭をはじめとする筋群によって下顎頭が前下方へ移動しながら回転し，関節結節の下端へ到達する．下顎頭が前下方へ移動しているとき，その移動を円滑に遂行するために関節円板も外側翼突筋上頭などによって前下方へ移動する．通常，この位置が最大開口位となり，上下顎の前歯の切端は50〜60 mm開く（図12-5）．しかし，茎突下顎靱帯などを切除すると，開口量はさらに大きくなる．最大開口時，下顎頭は関節円板前方肥厚部付近まで接近している．

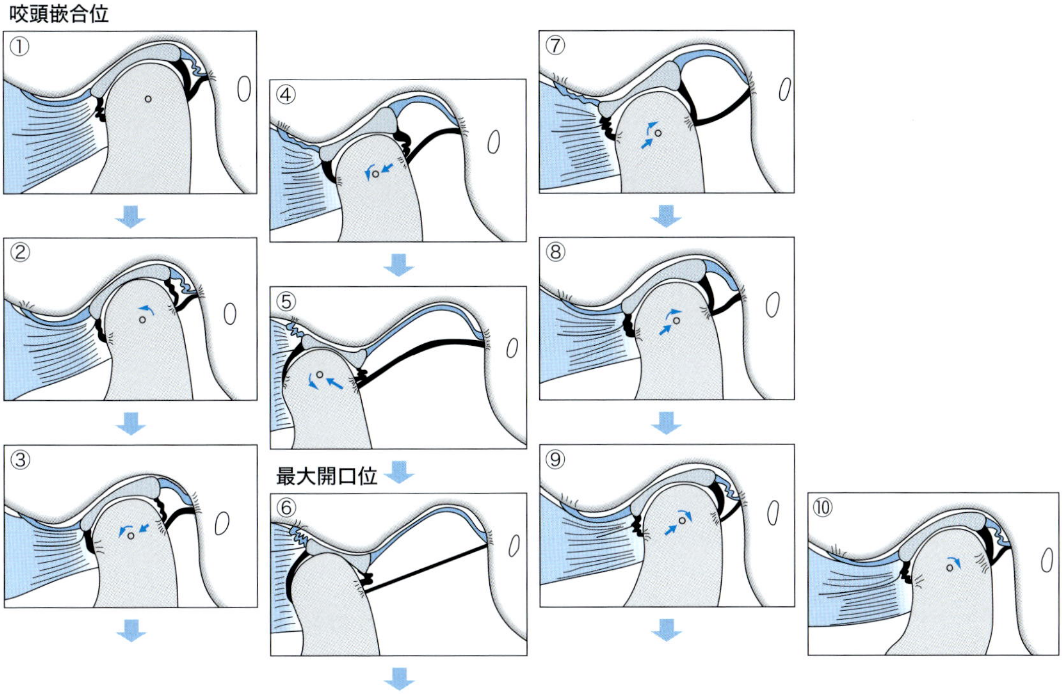

図 12-6　下顎頭および関節円板の位置変化

閉口状態から開口運動後，最大開口位へ達し，閉口運動後，閉口位へ戻るまで．矢印は下顎頭の移動方向．したがって，②～⑤は開口路，⑦～⑩は閉口路．
（小出　馨 ほか：補綴臨床別冊，チェアサイドで行う顎機能診査のための基本機能解剖，医歯薬出版，p.132～133, 2004 より改変）

　　　　最大開口位から閉口するときは，内側翼突筋，側頭筋および咬筋によってわずかに回転しながら後上方へ移動する．このとき，関節円板も同じ方向へ移動する．そして，完全に閉口し，咬頭嵌合位をとると元の位置，すなわち，関節円板の後部は下顎窩の最深部に，そして，下顎頭は関節円板の後部下面へ戻る（**図 12-6**）．

2）前方移動時

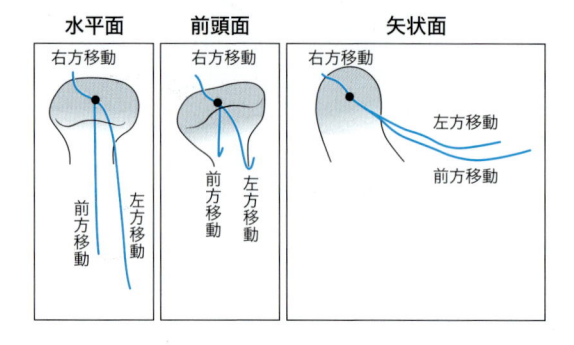

図 12-7　前方および左右の側方へ移動させたときの右側下顎頭の運動経路
（古谷野潔 ほか：月刊歯科技工別冊，目で見る咬合の基礎知識，医歯薬出版，p.43，2002 より）

水平，前頭および矢状の各面へ投影した図

　下顎頭が咬頭嵌合位から切端咬合位まで移動，すなわち，外側翼突筋が主導的に機能する前方滑走運動をするとき，下顎頭は 2.0～5.1 mm 移動し，この移動経路を前方顆路という（図 12-7）．前方顆路を矢状面へ投影したものを矢状前方顆路というが，矢状前方顆路が基準面となす角度を矢状前方顆路傾斜度といっている．

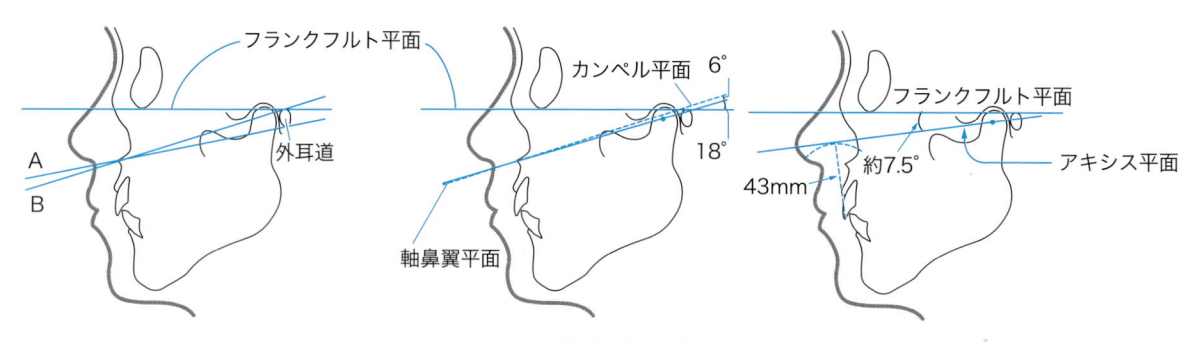

図 12-8　フランクフルト平面およびカンペル平面
フランクフルト平面は左右いずれかの眼窩下縁と外耳道上縁とをむすぶ平面で，カンペル平面は左右いずれかの鼻翼下縁と外耳道上縁とをむすぶ平面．
A：ギージーが定義したカンペル平面
B：カンペルが定義したカンペル平面

図 12-9　軸鼻翼平面
解剖学的平均値法で求めた左右の後方基準点と鼻翼下点とを結んだ平面を軸鼻翼平面という．この平面はフランクフルト平面に対しては約 18°，カンペル平面に対しては約 6°，そしてアキシス平面に対しては約 10° 前傾している．

図 12-10　アキシス平面
トランスバースホリゾンタルアキシス（中心位において，下顎が純粋な回転運動をおこなう範囲にあるときの回転軸）と上顎右切歯の切端から眼窩下縁の中点に向かい 43 mm の点を含む水平基準面をアキシス平面という．

　いま，基準面をカンペル Camper 平面（図 12-8）とすると矢状前方顆路傾斜度は 37.5°，基準面を軸鼻翼平面（図 12-9）とすると矢状前方顆路傾斜度は 30.8°，基準面をトランスバースホリゾンタルアキシスと上顎右の切歯切端から眼窩下縁中点に向かい 43 mm の点を含む水平基準面であるアキシス平面（図 12-10）とすると，矢状前方顆路傾斜度は 39.1° と報告されている．そして，この矢状前方顆路傾斜度は関節結節の後方斜面の傾斜に影響を

受ける．したがって，下顎窩が深い成人では下方へ少しふくらんだわん曲（S字状）を示す．このわん曲の軌跡は有歯顎者では明確に観察できるが，無歯顎者では明確なわん曲は認められず，むしろ直線に近い形状を示す．

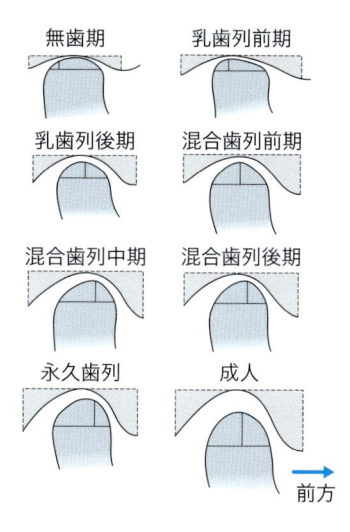

咬合力が強くなるにしたがって，下顎頭が堅固になり，それに伴って下顎窩が深くなる．

図12-11　下顎頭の発育と下顎窩の形態変化
（中田　稔：小児歯科学から生理的咬合を考える．生理的咬合へのアプローチ，歯界展望別冊，医歯薬出版，1992より）

　小児では第一大臼歯が萌出するまでは関節結節が低く，また，下顎窩も浅いため，下顎頭の移動経路は成人に比べてきわめてゆるやかなS字状曲線しか示さないが，上下顎の第一大臼歯が萌出して咬合するようになると，徐々に関節結節が高く，また，下顎窩も深くなり，それに伴い下顎頭の移動経路は成人の有歯顎者のパターンに近似してくる（図12-11）．

3）側方運動時

　側頭筋や咬筋の作用によって側方運動をすると，作業側の下顎頭は下顎窩内で，おもに回転しながらわずかに外側方か外後方へ移動する．これに対して，非作業側の下顎頭は下顎窩の関節結節の内斜面に沿って前下内方へ大きく移動する（図12-7）．この非作業側の下顎頭の前下内方への移動を矢状面に投影したものを矢状側方顆路という．矢状側方顆路は関節結節の後方斜面の形態に影響され，通常は下方に凸状のわん曲を示す．とくに，有歯顎者では関節結節が大きく，また，下顎窩が深いため，矢状側方顆路も深い（長い）わん曲を示す．しかし，無歯顎者では関節結節が低くなるため，矢状側方顆路も平坦になる傾向がある．

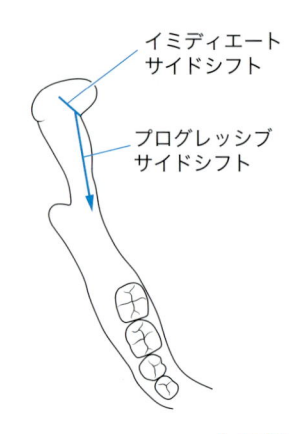

図12-12 イミディエートサイドシフトおよび
プログレッシブサイドシフト(水平面に投影)
(Guichet NF : Occlusion. Denar Co. Anaheim, 1970 より)

側方運動時，非作業側の下顎頭は前内方へ移動するが，これをサイドシフトといい，図に示すように，作業側方向にわずかに変位するイミディエートサイドシフトと，それに続いておこるプログレッシブサイドシフトとの2種類の要素をもっている．

矢状側方顆路と水平基準面とのなす角度を矢状側方傾斜度といっている．有歯顎者の矢状顆路がアキシスオルビタル平面(前方基準点としての眼窩下点と後方基準点としてのトランスバース・ホリゾンタルアキシスとを結ぶ平面)とのなす角は45°〜50°である．また，矢状側方傾斜度は基準面をカンペル Camper 平面としたときは36.0°，軸鼻翼平面としたときは30.7°，そして，アキシス平面としたときは40.4°であると報告されている．なお，矢状側方顆路が矢状前方顆路となす角をフィッシャー Fischer 角といい，以前は約5°であるといわれてきたが，現在では両者間にはほとんど差がない，すなわち，限りなく0°であるといわれている．なお，側方運動時に非作業側の下顎頭が咬頭嵌合位から前下内方へ移動する軌跡を水平面に投影した経路を水平側方顆路といい，その内側方(作業側)への移動成分をサイドシフトという(図12-12)．

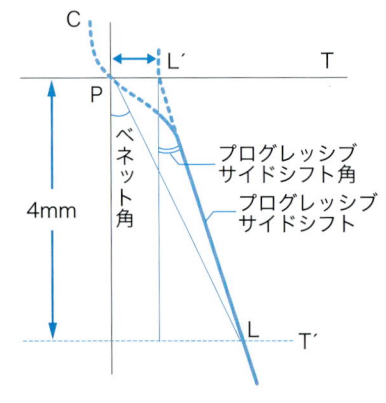

イミディエートサイドシフトおよびプログレッシブサイドシフトからなる側方顆路が，P(咬頭嵌合したときの顆頭の位置)から4mm前方でトランスバースホリゾンタルアキシス(T軸)に平行な線(T′軸)と交わる点をLとする．Lからプログレッシブサイドシフトの軌跡を延長してT軸と交わる点(L′)から，矢状面に平行に引いたときに生じる角度をプログレッシブサイドシフト角(12.8°)という．なお，PとLとを結ぶ線と矢状面とのなす角をベネット角(15.1°)という．

図12-13 プログレッシブサイドシフト角(水平面に投影)
(Guichet NF : Occlusion. Denar Co. Anaheim, 1970 より)

この水平側方顆路は，下顎が作業側へ向かって横にずれることによって側方運動の作業側の下顎頭を回転中心とした側方への旋回が始まる前に生じる非作業側下顎頭の内側方へ

の移動であるイミディエートサイドシフトと，その後に生じる，作業側の下顎頭の回転に伴って非作業側の下顎頭に生じる前下内方への移動量の大きい軌跡であるプログレッシブサイドシフトとから構成されている(図 12-13)．すなわち，プログレッシブサイドシフトは，下顎の側方移動によって生じる非作業側の前方への移動成分と純粋なサイドシフトとが合成されたものである．なお，これらの表示の単位は異なり，イミディエートサイドシフトは mm 単位で示され，その長さは 0.5～1.0 mm 程度である．これに対して，プログレッシブサイドシフトは，矢状面に対する角度で表され，その角度は平均 12.8°である．

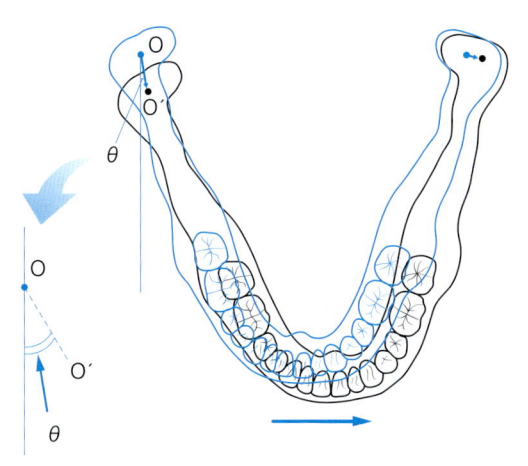

水平側方顆路角ともいう．側方運動は作業側の下顎頭を中心とした回転様運動であるが，作業側の下顎頭はわずかに外側方へ移動する．一方，非作業側の下顎頭(O)は前内方へ移動する(O′)．いま，Oから O′への軌跡と矢状面とのなす角をベネット角(θ)とよんでいる．したがって，ベネット角は側方運動時の非作業側に現れる．
図は左方へ移動したときを示しているので，作業側は左側，非作業側は右側となるので，右側の下顎頭部にベネット角が現れる．

図 12-14　ベネット角

　イミディエートサイドシフトとプログレッシブサイドシフトとを合成した水平側方顆路は内側(作業側)へ移動したのち，直線的な軌跡を描くが，この水平側方顆路上の任意の一点と起点，すなわち，中心位とを結んだ線と矢状面とによってつくられる角を水平側方顆路角(ベネット角，図 12-13,14)という．この角についてギージーは約 13.9°と報告しているが，現在では約 15.1°であるといわれている．

4）咀嚼時

咀嚼は通常片側の小臼歯部および大臼歯部でおこなわれるので，原則的には側方運動時の下顎頭の動態に準じる．しかし，単に側方運動ばかりではなく食品を把持し粉砕しなければならないので，開口および閉口の運動の要素も加味して検討する必要がある．

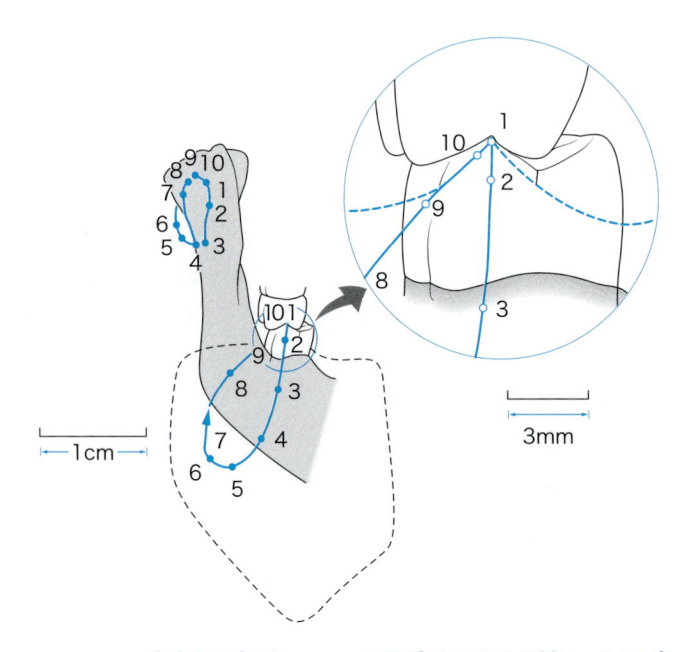

図12-15　右側で食品（チーズ）咀嚼時の下顎第一大臼歯および下顎頭の運動軌跡

(Gibbs CH, Lundeen HC Jaw movements and forces during chewing and swallowing and their clinical significance. In：Lundeen HC, Gibbs CH（ed）：Advances in Occlusion. John Wright PSG Inc, Boston, 1982 より)

すなわち，下顎の右側第一大臼歯の軌跡を正面からみると，閉口状態から咀嚼側へ開口し，食品を把持し，その状態から咬頭嵌合位方向へ移動するしずくのような形態を示している．このことからもわかるように，咀嚼時の運動経路は決して直線状ではない（図12-15）．そのことは，咀嚼側および非咀嚼側の下顎頭の運動軌跡にも認められる．

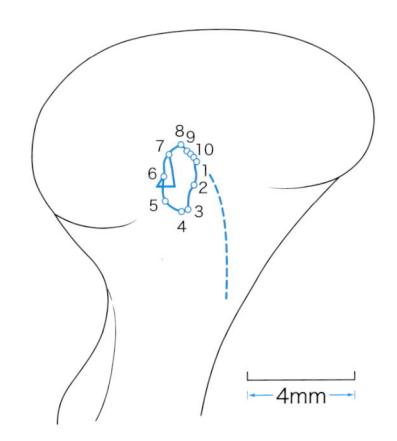

図 12-16　右側で食品（チーズ）咀嚼時の咀嚼側下顎頭の軌跡（水平面）
（Gibbs CH, Lundeen HC Jaw movements and forces during chewing and swallowing and their clinical significance. In：Lundeen HC, Gibbs CH（ed）：Advances in Occlusion. John Wright PSG Inc, Boston, 1982 より）

咀嚼側の第一大臼歯の運動軌跡によく似たパターンが認められる．

　下顎頭の動きを水平面からみると，咀嚼（作業）側では開口に伴って咬頭嵌合位から前方へ移動し，最大開口位直前（図 12-15 における 5 の位置）で最前方位（図 12-16 における 4 の位置）をとる．最大開口位では下顎頭はより咀嚼側へ変位し（図 12-16 における 5 の位置），上下顎の歯が咬頭嵌合位で接触する直前（図 12-15 における 1 の位置）で下顎頭は最後退位（図 12-16 における 8 の位置）をとっている．そして，上下顎の歯が接触する時期には，下顎頭は最後退位から正中方向へ移動する（図 12-16 における 8→10）．その結果，一咀嚼周期では，総体的に楕円状の軌跡を描く（図 12-16）．

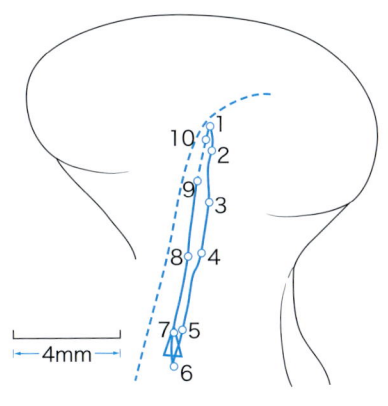

図 12-17　右側で食品（チーズ）咀嚼時の非咀嚼側（左側）下顎頭の軌跡
（Gibbs CH, Lundeen HC Jaw movements and forces during chewing and swallowing and their clinical significance. In：Lundeen HC, Gibbs CH（ed）：Advances in Occlusion. John Wright PSG Inc, Boston, 1982 より）

右側で咀嚼すると，左側，すなわち非咀嚼側の下顎頭は前下内方へ変位するので，運動軌跡は咀嚼側の第一大臼歯や下顎頭のようなループ状のパターンではなく，直線的な軌跡を示す．

　これに対して，非咀嚼（非作業）側では楕円状の軌跡を描く咀嚼側とは異なり，ほぼ直線状の軌跡を描き，開口に伴って咬頭嵌合位から前内方へ移動し，最大開口位のときに最前内方へ位置し，粉砕相ではより内方の経路をとおって，元の位置へ戻る（図 12-17）．

3　全運動軸

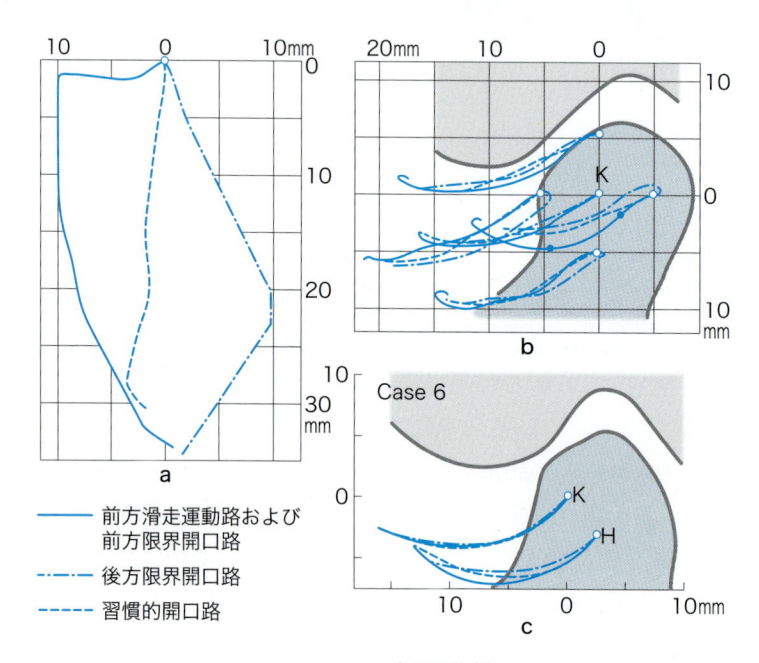

──── 前方滑走運動路および
　　　前方限界開口路
─・─ 後方限界開口路
─── 習慣的開口路

図12-18　全運動軸

aに示す矢状面内の限界運動の範囲内を切歯点が移動すると，下顎頭は測定する部位によってある程度の厚み（上下的な幅）の範囲を移動する．運動経路にある程度の厚みがあるのは，下顎頭が完全な球状ではなく楕円状をしているからである．しかし，多くの部位のうち，ほとんど上下的な幅をもたない，すなわち線状の軌跡を示す個所があり，それを全運動軸といっている(K)．

(月刊歯科技工別冊：図解咬合の基礎知識，医歯薬出版，p.155，1984より)

　下顎は必要に応じて実に多彩な運動をおこなうが，そのとき，左右の下顎頭に現れる帯状の運動範囲内を通過する軸を全運動軸といっている．すなわち，各種の運動をしたとき，下顎頭上の多くのポイントは，すべて上下的に厚みをもったゆるやかな曲線を描くが，下顎頭には下顎がどのような運動をしても上下的な厚みがなく，まるで1本の曲線のような軌跡を示す特定の場所がある．そしてこれは，すべての下顎の，運動時の下顎頭の運動学的な中心となるところから，全運動軸といっている(**図12-18 K**)．

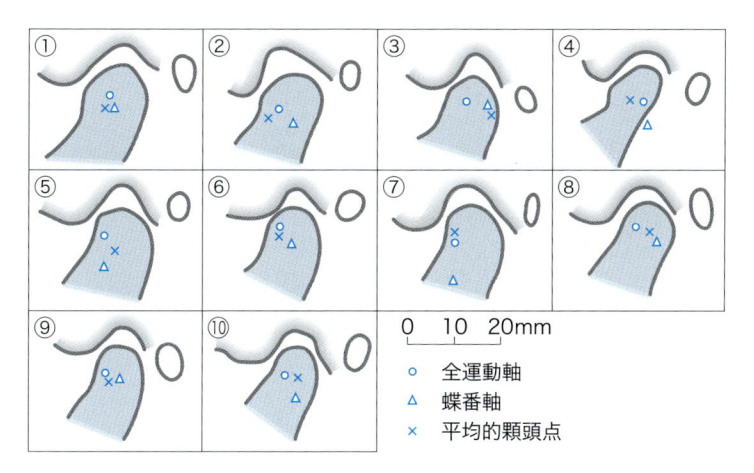

図 12-19　10 症例にみられた全運動軸の位置
（月刊歯科技工別冊：図解咬合の基礎知識，医歯薬出版，1984 より）

○　全運動軸
△　蝶番軸
×　平均的顆頭点

　すなわち，全運動軸とは車輪軸のようなもので，この全運動軸の上下的な厚みは，咬頭嵌合位から 5 mm までの前方運動で平均 0.3 mm であり，どのような運動をしても約 0.7 mm 程度ときわめて狭い帯状の範囲である．このような上下的に厚みのある帯状になる理由は，下顎頭が楕円状であり，完全な球状になっていないからである．なお，全運動軸は下顎頭上の，しかも，顆頭が下顎窩内の最後退位にあるとき，左右の顆頭中心を水平に結ぶ下顎の開閉軸である蝶番軸の前上方に位置することが多く，また，蝶番軸よりもむしろ，解剖学的平均値に基づき設定された後方基準点で，咬頭嵌合位のトランスファーに適しているといわれている平均的顆頭点に近接した位置にある(図 12-19)．

13 咀嚼筋

1 咀嚼筋の特徴

　咀嚼筋群は四肢筋群に比べて，長さが短く，幅が広く，そして，筋線維の走行が複雑である．四肢筋群は通常，赤筋と白筋とに分けられ，収縮速度は白筋のほうが速い．しかし，咀嚼筋群は一見すると赤筋のようにみえるが，組織学的には白筋に近く，収縮速度も四肢筋群の白筋に近いのが特徴である．

表 13-1　筋線維 Type I および Type II の生理的特性

筋線維の分類	Type I	Type II	
	B Type	A Type	C Type
筋線維の直径	34μm	44μm	27μm
ミオシン ATPase 活性	低	高	中間
筋収縮速度	おそい	はやい	はやい
解糖酵素活性	低	高	高

（Ringqvist, M：Histochemical enzyme profiles of fibres in human masseterscles with special regard to fibres with intermediate myofibrillar ATPase reaction, *J. Neurol. Sci.*, 18：133-141, 1973 より）

　一般に筋は，ミオシン ATPase の活性が弱く，単収縮の遅い線維である Type I と，ATPase の活性が強く，単収縮の速い線維である Type II とに分類され，Type II はさらに，筋線維の直径や単収縮の早さ，および解糖酵素の活性の違いによって，A type と C type とに分けられる．Type I はミオシン ATPase の活性も，解糖酵素の活性も，Type II の A type および C type よりも低く，筋の収縮速度も Type II の両線維よりも遅い（**表 13-1**）．

表 13-2　ヒトの咬筋および側頭筋に含まれる
Type I ならびに Type II の割合

筋の種類		咬　筋(%)	側頭筋(%)
Type I	B Type	54.6	65.4
Type II	A Type	29.0	32.2
	C Type	16.4	2.4

（Ringqvist, M：Histochemical enzyme profiles of fibres in human masseterscles with special regard to fibres with intermediate myofibrillar ATPase reaction, *J. Neurol Sci.*, 18：133-141, 1973 より）

　ヒトの咬筋と側頭筋とにおいては，両筋とも Type I が Type II よりもわずかに多いが，咬筋よりも側頭筋のほうが Type I 線維の占める割合が多い（**表 13-2**）．

咀嚼筋群は同名筋が左右に一対ずつある．下顎骨には左右に下顎頭があり，運動時には左右の下顎頭が協調する．すなわち，左右の咀嚼筋群は，筋どうしが協調し合って下顎の運動をおこなっている．この点から，咀嚼筋群は複雑な神経性の左右協調機構がもっとも発達しているといえる．

2　咀嚼筋の機能

咀嚼筋の分類にはいろいろな考え方があるが，機能的な面を重視すると次のようになる．

```
                    ┌─咬筋
           ┌─前進筋─┼─内側翼突筋
閉口筋─────┤        └─外側翼突筋上頭
           └─後退筋───側頭筋

           ┌─前進筋───外側翼突筋下頭
           │         ┌─顎二腹筋
開口筋─────┤         │
           └─後退筋─┼─顎舌骨筋
                     └─オトガイ舌骨筋
```

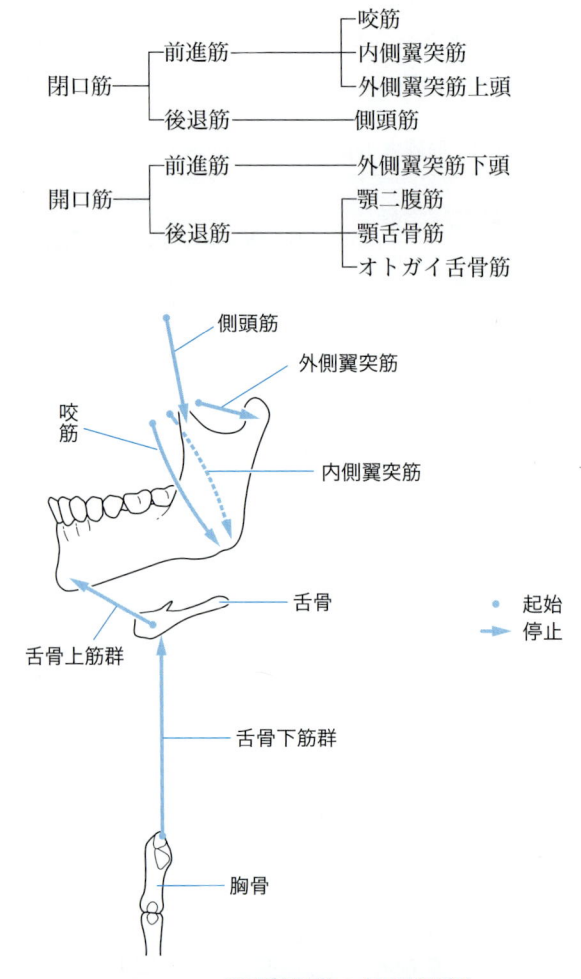

図 13-1　咀嚼筋群の位置関係
（藤田恒太郎：人体解剖学，改訂第 42 版，p.122，2003，南江堂より許諾を得て転載）

前述のように，咀嚼筋は咬筋，側頭筋，内側翼突筋，外側翼突筋および顎二腹筋以外に，オトガイ舌骨筋，茎突舌骨筋，顎舌骨筋などの舌骨上筋群と，胸骨舌骨筋，肩甲舌骨筋，胸骨甲状筋および甲状舌骨筋などの舌骨下筋群とが，舌骨を介して開口筋として働いている（図 13-1）．すなわち，舌骨上筋群は舌骨下筋群と協同して，開口時に機能する．その実

態は，舌骨下筋群が舌骨を固定し，茎突舌骨筋を除く舌骨上筋群が下顎骨を引き下げる．また，嚥下時や高音発声時に舌骨と喉頭とが上がるが，これは，舌骨上筋群と甲状舌骨筋との作用による．これらのとき，下顎骨は咀嚼筋群によって固定される．

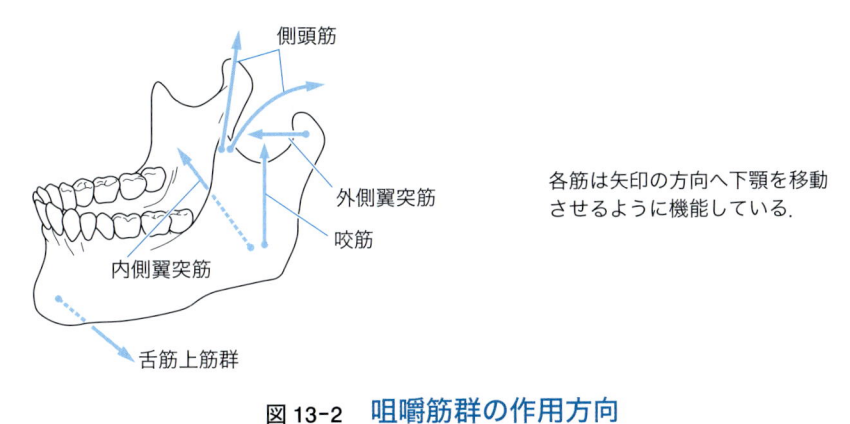

図13-2 咀嚼筋群の作用方向
(森 於菟 ほか：解剖学 増刷第2回，金原出版，1971 より)

顎運動には閉口，開口，前突，後退および側方などの運動があり，これらの運動をおこなうときは，上述の筋群が巧妙に協調している(図13-2)．

1) 閉口運動

通常，内側翼突筋，側頭筋の後部，中央部，前部および咬筋の順に活動を開始するといわれているが，それほど明確ではなく，むしろ，咬筋が最初に活動を開始するケースもある．これらの筋のうち，内側翼突筋および咬筋は下顎を前上方へ引き上げて食品を粉砕する．側頭筋は開口している下顎骨を後上方へ引き上げると同時に，下顎歯がどの位置で上顎歯と咬合接触するのか，すなわち，下顎が左右どちらにどれだけ変位すればよいかの調整もおこなっている．そして，閉口したとき，下顎が安定するように顎二腹筋をはじめとする舌骨上筋群も活動する．なお，外側翼突筋の上頭も閉口筋群の1つであるが，閉口力には直接関与していない．

2) 開口運動

通常は両側の外側翼突筋が収縮を開始し，開口がある程度まで進んでから，開口の仕上げとして顎二腹筋およびオトガイ舌骨筋，茎突舌骨筋，顎舌骨筋などの舌骨上筋群が収縮する．なお，著しく大きく開口すると，咬筋や側頭筋の筋線維が伸展され，伸展の大きさを筋紡錘が察知し，それ以上の開口は閉口筋の筋線維を損傷させる危険性があるため，咬筋，側頭筋および内側翼突筋の閉口筋群が活動を開始する(p.150，下顎張反射参照)

3) 前突運動

　　下顎骨の前方移動は，両側の外側翼突筋下頭が主体的に働く．そして，前方移動時に開口しないように，閉口筋である咬筋および内側翼突筋が働く．また，下顎の本来の位置ではなく，不安定な位置である前突位を少しでも安定させるために，開口筋である顎二腹筋が活動する．

4) 後退運動

　　下顎骨の後方移動は，両側の側頭筋の作用による．側頭筋は前方部，中央部および後方部に分かれるが，そのうち，とくに中央部および後方部の作用による．下顎の後退位は前突位と同様に，下顎の位置としてはきわめて不安定なので，それを補うために顎二腹筋が機能する．なお，関節円板の上葉と下葉との間に付着している外側翼突筋上頭は，関節円板の微調整役として活動する(p.113，顎関節の形態参照)．

5) 側方運動

　　下顎が側方へ移動するとき，移動する側(作業側)の下顎頭は側方あるいは後外方へ移動し，反対側(非作業側)の下顎頭は前内方へ移動する．このことから，作業側では下顎を後方へ移動させる筋が，そして，非作業側では下顎を前方へ移動させる筋が主導的に活動することがわかる．したがって，作業側では側頭筋の，とくに中央部および後部，そして，顎を安定させるために顎二腹筋が，非作業側では咬筋，外側翼突筋下頭および内側翼突筋などが活動する．たとえば，下顎が左方へ移動するときは，左側の側頭筋の，とくに中央部および後部，そして，顎を安定させるために左側の顎二腹筋が，そして，右側の咬筋，外側翼突筋下頭および内側翼突筋などが活動する．

　　意図する運動に咀嚼筋群がそれらの本来の機能をはたしている限り問題はないが，早期接触や咬頭干渉などがあると，特定の歯に強い咬合圧が加わり，その結果，その歯の歯根膜にある神経の興奮度が増す．そして，そのことにより，その歯と同側の閉口筋群の緊張が高まり，咀嚼筋群全体の，とくに左右のバランスがくずれ，顎運動に異常が生じるとともに，不定愁訴の原因にもなる．

3 咬合力

閉口筋群が活動し，上下顎の歯が接触すると咬合力が生じる．

表 13-3　天然永久歯の咬合力(kg)

左側		右側
15.5	中切歯	15.7
15.0	側切歯	15.5
26.6	犬歯	27.7
39.3	第一小臼歯	39.5
47.8	第二小臼歯	48.6
64.3	第一大臼歯	66.9
60.2	第二大臼歯	59.6

※ストレンゲージを利用した咬合測定装置を用い，上下顎の顎間距離 13 mm で測定した．
（覚道幸男 ほか：図説歯学生理学 第 2 版第 7 刷，学建書院，2003 より）

咬合力は，咬合接触している位置によって異なり，一般に歯根の表面積が広いと大きく，表面積が狭いと小さい．したがって，咬合力がもっとも大きいのは第一大臼歯で，以下，第二大臼歯，第三大臼歯，第二小臼歯，第一小臼歯，犬歯，中切歯で，咬合力がもっとも小さいのは側切歯だといわれている(表 13-3)．

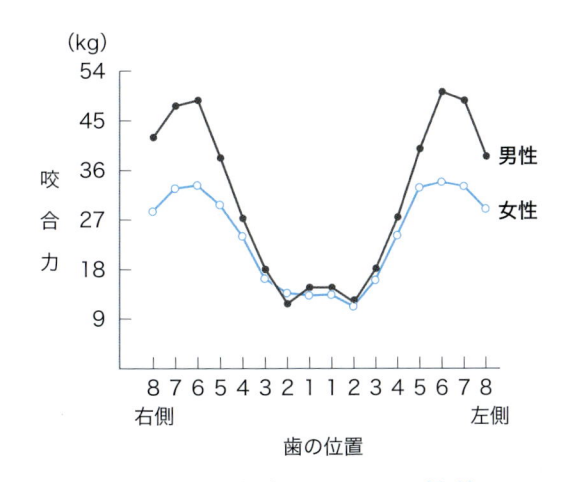

図 13-3　**咬合力の大きさと性差**
（覚道幸男 ほか：図説歯学生理学 第 2 版第 7 刷，学建書院，2003 より）

咬合力は，一般に女子よりも男子のほうが大きい．この差が明確に認められ始めるのは 10 歳頃からで，差は前歯よりも臼歯で明確に認められる(図 13-3)．

表 13-4　下顎第一大臼歯の咬合力(kg)の増齢的変化

年　齢	咬合力*		20歳代の咬合力を1.00 としたときの比		
	男	女	男	女	平均
10歳未満	—	—	0.41	0.46	0.44
10歳代	—	—	0.72	0.73	0.72
20歳代	65.4	46.8	1.00	1.00	1.00
30歳代	62.0	42.7	0.95	0.91	0.93
40歳代	58.5	38.4	0.89	0.82	0.86
50歳代	47.0	34.7	0.72	0.74	0.73
60歳代	38.7	32.0	0.59	0.68	0.64

＊発条式咬合測定装置を用いて測定した．
(覚道幸男 ほか：図説歯学生理学 第2版第7刷, 学建書院, 2003より)

　咬合力は増齢とともに変わる．すなわち，男女とも顎骨，筋ならびに歯周組織の成長・発育にともなって咬合力は増大し，20歳台でピークを迎える．そして，これらが衰えと，それにともなって咬合力も減少する(**表13-4**)．なお，各歯の咬合力は**表13-3**に示したとおりであるが，実際に咬合力が加わる表面積，すなわち，咬合接触面積で考えたとき，単位表面積当たりの咬合力は，臼歯部よりも前歯部のほうが大きい．

　咬合力は閉口筋群の収縮力の結果であるが，開口筋群が収縮して開口したときの力，すなわち，開口力は閉口力(咬合力)のおおよそ10〜20%である．

　また，咬合力は，開口する大きさによっても変わる．通常，開口度(顎間距離)が10〜15mmのときがもっとも大きいといわれている．

14 咀嚼

　　咀嚼は，下顎の限界運動の範囲内で，上下顎が食品を把持し，粉砕するための単なる上下運動だけではなく，食品の大きさや硬軟および粘性の大小などに対応する特異な運動である．

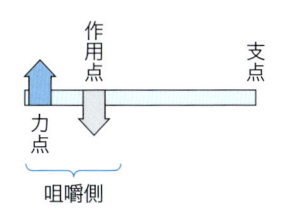

図 14-1　第二類のテコによる運動（前方からみる）

第二類のテコでは，支　点：非咀嚼側の顎関節部
　　　　　　　　　　力　点：おもに咀嚼側の咬筋および内側翼突筋（咬合面の高さ）
　　　　　　　　　　作用点：咀嚼側の臼歯部

となる．
　力点に働く力の多くが咀嚼側の咬筋によるものとするならば，第二類のテコの場合は支点が非咀嚼側の顎関節部にあるので，支点―力点間の距離＞支点―作用点間の距離，となる．

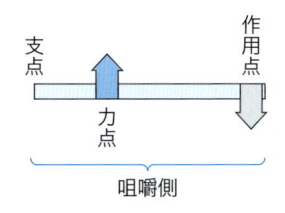

図 14-2　第三類のテコによる運動（側方からみる）

第三類のテコでは，支　点：咀嚼側の顎関節部
　　　　　　　　　　力　点：おもに咀嚼側の咬筋および内側翼突筋（咬合面の高さ）
　　　　　　　　　　作用点：前歯部

となる．
　咀嚼時の力学を説明するためには，第三類のテコの原理はもっとも理にかなっているように思われる．しかし，このテコの原理から考えると，食品を臼歯で咀嚼するとき，咀嚼の能率は食品をできるだけ最後方歯で咀嚼すれば効率がよいことになる．すなわち，第三大臼歯でかんだときが，もっとも咬合力や咀嚼力が大きいことになる．しかし，実際の咬合力や咀嚼力は第一大臼歯がもっとも大きいことがわかっているので，このテコの原理は，前歯で食品を咀嚼するときに働くメカニズムといえる．
　したがって，実際の咀嚼は，主体的には第二類のテコが，そして補助的に，あるいは同時に第三類のテコの運動によっておこなわれていると考えるべきだろう．

　　咀嚼は，下顎が第二類のテコの原理（図 14-1）を主体に，そして，第三類のテコの原理（図 14-2）を補助的に使った力学的特性によっておこなわれていると考えられる．

1　咀嚼の意義

① 食物を粉砕し，食塊を形成し，消化・吸収を高める．
② 口腔の自浄作用を高める．
③ 口腔内に停滞している食品を除去する．
④ 顎骨や歯などに力学的な刺激を与え，咀嚼系の正常な成長・発育を促す．
⑤ 食欲をそそると同時に満足感を与える(精神的・心理的効果．したがって，宇宙食のようなものでは十分な満足感が得られないと思われる)．

2　咀嚼の目的

① 嚥下しやすいように食物を粉砕する．
② 唾液を分泌させて，食塊を形成したり，輸送しやすいように適当な湿気を与える．
③ 消化液が作用する表面積を増加させ，食物が消化されやすいようにする．
④ 食物と唾液とを混和して食物中の味物質を溶出させて，味覚を促進する．
⑤ 咀嚼によって，食物中の揮発性物質を揮発させて嗅覚を促進する．
⑥ 食物とともに口腔内に入った異物をみつける．

3　咀嚼の周期

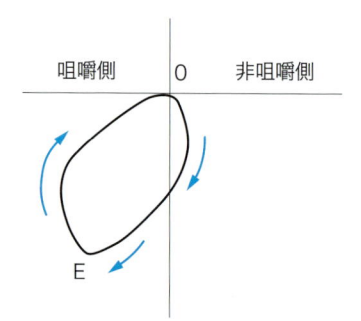

開口時は，咬頭嵌合位から非咀嚼側へ変位しながら最大開口位(E)へ達する．なお，最大開口位は必ず咀嚼側にある．また，最大開口位が正中線とどの程度離れるかは，食品の大きさや，性状などで異なる．

図 14-3　**咀嚼の周期**(右側で咀嚼したときの正面観)

咀嚼の周期は開口相(O→E，0.37秒，35.3％)，食塊保持(0.12秒，11.8％)，咀嚼相(0.36秒，33.8％)，咬合接触(0.016秒，1.4％)，食物粉砕相(0.12秒，11.8％)および咬頭嵌合位(0.06秒，5.9％)の6相から構成される(図14-3)．なお，一咀嚼周期は約1秒である．

4　咀嚼の特徴

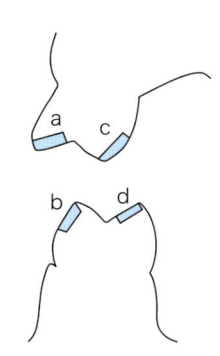

図 14-4　正常な咀嚼時に機能する咬頭

① 正常な咀嚼は，上顎頰側咬頭内斜面(a)と下顎頰側咬頭外斜面(b)，および上顎舌側咬頭外斜面(c)と下顎舌側咬頭内斜面(d)を用いておこなわれる（図 14-4）．
② 規則正しい涙滴型を示す（図 14-3）．
③ 非抵抗性食品を咀嚼したときには，咀嚼筋の活動が等張力性収縮から等尺性収縮に急激に移行する．
④ 正面からみたとき，開口相の軌跡は内側(0→E)を，閉口相の軌跡は外側(E→0)を通る（図 14-3）．

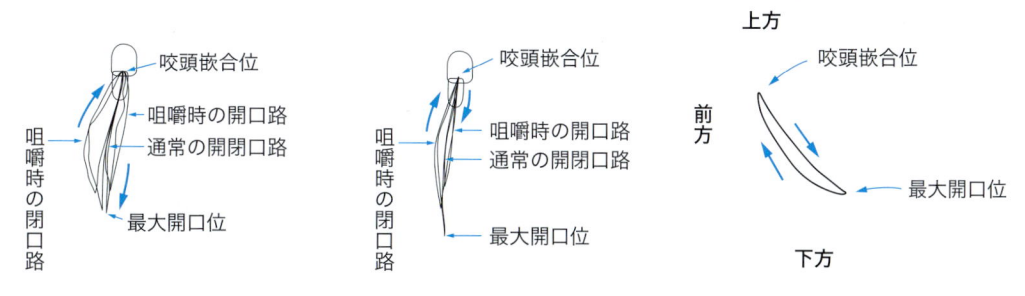

a：固い食品を咀嚼したときの正面観　b：軟らかい食品を咀嚼したときの正面観　　c：咀嚼時の側面観

図 14-5　咀嚼時の下顎前歯部の運動軌跡

aおよびbともに，楕円内の軌跡は通常の開閉口時の軌跡で，その軌跡の右側は開口時の，左側は閉口時の軌跡を示している．
いずれの場合も，横への広がり方は開口路では横に広がらないが，閉口路ではいずれも広がる．そして，広がり方は固い食品を咀嚼したときのほうが大きく広がり，側方への変位が大きいことを示している．

⑤ 正面から見たときも側方から見たときも，開口相の軌跡と閉口相の軌跡とは交差しない（図 14-5）．

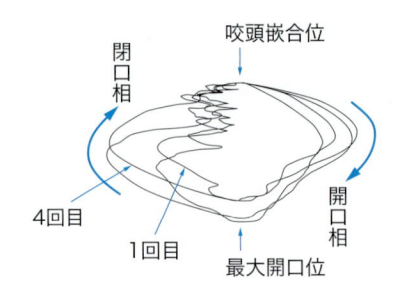

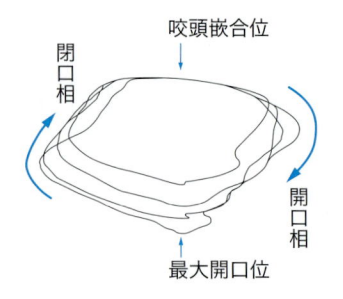

図14-6　咀嚼時の開口相と閉口相との下顎前歯部の速度の違い

開口相でも閉口相でも，運動軌跡が正中線から離れれば離れるほど速度が大きく，正中線に近接すればするほど速度は小さくなる．

図から，固い食品を咀嚼したとき，最初の数回は食品を粉砕するために速度はかなり小さいが(1回目の平均：139.9 mm/秒，2回目の平均：136.5 mm/秒)，食品が粉砕されてからは急激に大きくなる(3回目の平均：273.9 mm/秒，4回目の平均：251.8 mm/秒)．これに対して，軟らかい食品を咀嚼するときは，ほとんど抵抗がないので各閉口相での速度に大きな差は認められない(1回目の平均：285.1 mm/秒，2回目の平均：326.5 mm/秒，3回目の平均：270.3 mm/秒，4回目の平均：291.9 mm/秒)．

⑥ 開口相の速度と閉口相の速度とは，ほとんど差はない(図14-6)．
⑦ 正面からみたとき，咀嚼パターンの最大開口位(最下点)は咀嚼側にある(図14-3)．
⑧ 側方からみたとき，開口路および閉口路は咬頭嵌合位よりも後方にある(図14-5)．
⑨ 咀嚼周期の終わりは，咬頭嵌合位へ収束する(図14-3)．すなわち，運動は一定時間咬頭嵌合位で停止する．
⑩ 咬頭嵌合位から開口するとき，および最大開口位から閉口相に移行するとき，運動速度はきわめて速くなる(図14-6)．
⑪ 最大開口位あるいは咬頭嵌合位に近づくと，運動速度はきわめて遅くなる(図14-6)．
⑫ 開口相よりも閉口相のほうが時間が長い(図14-3)．
⑬ 天然歯でも人工歯でも，咀嚼周期が正常であるためには，歯根膜の存在は必ずしも必要ではなく，顎間距離およびセントリックストップが正常であることが必要である．

5　咀嚼と咬合形式との関係

咀嚼時に生じる咀嚼圧は，歯根膜の知覚性の受容器から中枢へ伝えられ，運動中枢を介して調節される．したがって，咀嚼の様式によって歯に加わる咀嚼圧も異なる．このとき，歯根膜は圧の大きさだけを知覚するのではなく，圧が加わる方向をも感知する．咀嚼圧と咀嚼圧が加わる方向とから，咀嚼筋の活動が反射的に調節されて，咀嚼パターンが確立される．このことは，咬合の形式によって，咀嚼のパターンに差が生じることを示している．それでは，歯根膜がなければ咀嚼筋の活動が反射的に調節されず，したがって，咀嚼のパターンは確立されないのだろうか．このことに関しては，上述したように，歯根膜は必ずしも必要ではなく，正常な顎間距離とセントリックストップとがあれば，正常な咀嚼周期がとれるといわれている．

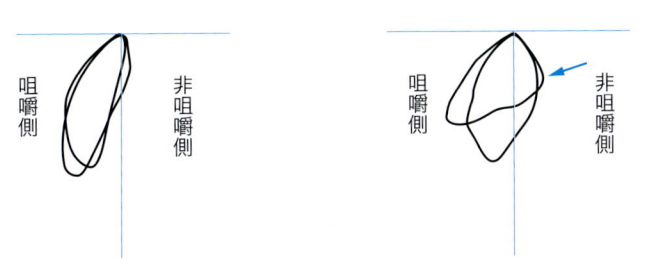

a：チョッピングタイプ(垂直型咀嚼)　b：グラインディングタイプ(水平型咀嚼)

図 14-7　運動パターン

図からもわかるように，チョッピングタイプは垂直成分が主体の咀嚼パターンで，グラインディングタイプは水平成分が主体の咀嚼パターンである．チョッピングタイプではほとんどみられないが，グラインディングタイプでは開口時の軌跡が非咀嚼側へ大きく入り込む(bの矢印)ことが多い．

　ところで，咬合の形式には上下運動が主体のタイプと，側方運動が主体のタイプとがある．前者をチョッピングタイプ(垂直咀嚼)といい，歯の滑走がほとんど認められない咬断型の経路を示し，咀嚼時，下顎は咀嚼側のみで運動する．これに対して，後者はグラインディングタイプ(水平型咀嚼)といわれ，側方の運動パターンが強く，非咀嚼側への滑走(bの矢印)も認められる臼磨運動型の経路を示す(図 14-7)．

　チョッピングタイプはグラインディングタイプよりも早いリズムで咀嚼でき，しかも横ぶれもないので咬合が安定している．これに対してグラインディングタイプは横ぶれが大きく，チョッピングタイプのようにスムーズな開閉口運動ができず，グラインディングタイプを示す人は顎位不安定の人が多い．なお，グラインディングタイプを咬合調整していくとチョッピングタイプになることが多い．

　チョッピングタイプでは下顎が垂直運動をすることが多いので，咬耗は犬歯や第一小臼歯に多いのに対して，グラインディングタイプでは下顎が水平方向へ運動することが多いので，咀嚼側のきわめて多くの歯に咬耗がみられる．このようなことから，咬合形式としてはチョッピングタイプはミューチュアリープロテクテッドオクルージョン型で，グラインディングタイプはグループファンクション型を示すことが多いといえる．また，側方運動時の臼歯部が離開する大きさ，および運動路の傾斜角は，グラインディングタイプよりもチョッピングタイプのほうが大きい．

　すなわち，チョッピングタイプは，
① 咬頭の傾斜が強いので，側方運動時の傾斜角が大きい．
② 側方運動時には，すぐに臼歯が離開しやすい．
③ 咬頭嵌合位では上下臼歯の嵌合状態が緊密なので，上下顎臼歯の咬合面の滑走，すなわち，面による食物の咀嚼(臼磨)という形式よりも，咬頭嵌合位における点による食品の咀嚼(咬断)をおこなっている．

　これに対して，グラインディングタイプでは，
① 側方運動時の傾斜が緩やかである．

② 側方運動時に，作業側も非作業側も離開する大きさは小さい．
　③ したがって，咀嚼物質を粉砕するときに上下の歯の機能咬頭内斜面どうしが緊密に接触するので，面による食物の咀嚼をおこなっている．このことから，多数歯に咬耗や摩耗が認められる．

6　咀嚼と食品の性状との関係

1）食品の大きさ

　大きな食品を咀嚼するときは開口量も大きくなるので，下顎を大きく変位させなければならず，側方への変位量が大きくなる．しかし，大きな食品だからといって咀嚼周期，開口相の時間，閉口相の時間および咬合相の時間が長くなるわけではなく，通常の咀嚼時間と変わらない．

2）食品の硬さ

　硬い食品を咀嚼するときは，閉口相の時間は通常の咀嚼時よりも長くなる．そして，閉口路の咬合相で，側方へ変位する量が大きくなる．

7　咀嚼能率

　咀嚼物質をどの程度咀嚼できるかを数字で示したものを，咀嚼能率といっている．

1）咀嚼能率の特徴

① 咀嚼能率は歯列，歯数，咬合面の形態および歯周組織の状態などの影響を受ける．
② 咀嚼能率は年齢によっても異なり，乳歯列の咀嚼能率は永久歯列の約 50％といわれ

表 14-1　歯の欠損状態と咀嚼値および咀嚼能率との関係

歯　式	咀嚼値	咀嚼能率
4 5 6 7 8	82	133
4 5 6 7 －	74	98
－ 5 6 7 8	65	79
4 5 － 7 8	62	67
4 5 6 － －	57	56
4 5 － 7 －	43	34
4 － － 7 －	41	31
4 5 － － －	21	22
義　歯		24

－は欠如歯を示す．
（覚道幸男 ほか：図説歯学生理学 第 2 版第 7 刷，学建書院，2003 より）

ている.
③咀嚼能率と歯数との関係は，第一大臼歯を1本欠損しても健全歯列者の50〜60%になる（表14-1）．しかし，この人に固定性架工義歯を装着させると，咀嚼能率は約30%程度上昇する．
④総義歯患者の咀嚼能率は，健全歯列者の約30%程度であるといわれている.

2）咀嚼能率の測定法

咀嚼能率を測定する方法には，咀嚼された食物の粉砕粒子の数や分布状況から算定するふるいを使った方法と，咀嚼された食物の消化状態から生化学的に判定する方法とがある．ふるいを使った方法では，マンリー Manly の方法がよく使われる．

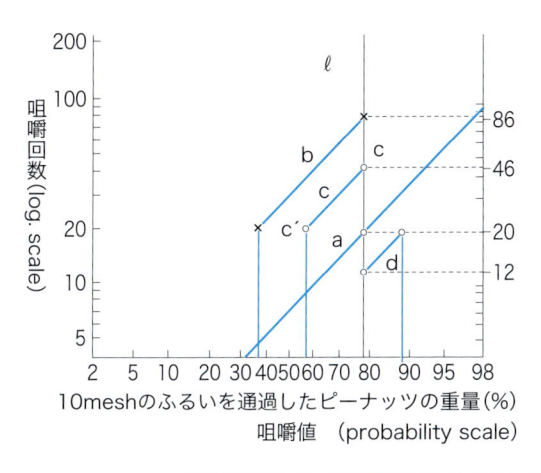

図 14-8　咀嚼値から咀嚼能率を求める方法（実際の値を用いてつくる）

いま，咀嚼値が57%とすると，そこから線 ℓ に平行線を引き，縦軸の目盛り20（回）との交点をC'とし，C'から線 a に平行線を引く．線 ℓ との交点をCとし，Cの縦軸の目盛り46を読む．この値は，咀嚼値が78%の人が20回咀嚼で粉砕できる状態になるまでは，46回咀嚼しなければならないことを示している．したがって，この被検者の咀嚼能率は 20/46×100%になる．

（覚道幸男 ほか：図説歯学生理学 第2版第7刷，学建書院，2003 より）

マンリーの方法は，一定の食品（通常は3gのピーナッツ）を回数を決めて（通常は20回）咀嚼させたあと，4 mesh から 200 mesh のふるいにかけて残留試料を調べ，全摂取量に対するふるいを通過した試料の乾燥重量%（これを咀嚼値という）を測定する．次に，健全歯列者では3gのピーナッツを20回咀嚼したとき，10 mesh のふるいを平均78%通過させるので，被検者が何回咀嚼すれば摂取したピーナッツの78%が10 mesh のふるいを通過するようになるかについて，

咀嚼能率 =（20 / 咀嚼値が78%のときの咀嚼回数）× 100

から，咀嚼能率を算定する（図 14-8）．

一方，生化学的な方法では，唾液アミラーゼのデンプン分解能から，咀嚼時の生成糖量と溶出物の質量とを測定して算定する．

3）咀嚼回数と咀嚼物質の大きさとの関係

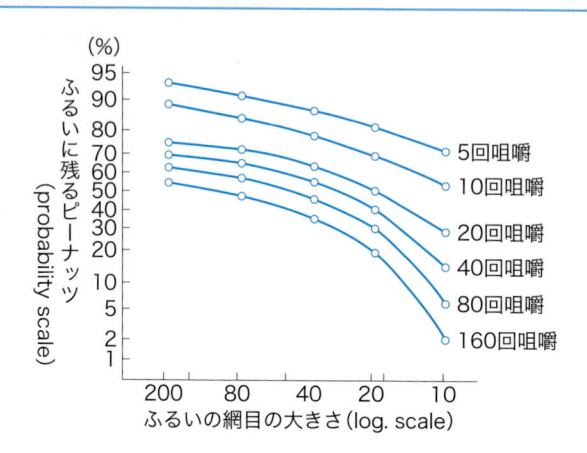

図 14-9　咀嚼回数と各ふるいに残るピーナッツとの割合
咀嚼値や咀嚼能率を測定するときにふるいを使用するが，網目の大きさの単位として mesh を使う．太さ 0.0021 inch の金属線を用いて，1 inch を縦横それぞれ 200 等分したのが 200 mesh のふるいで，これが基準となる．このときの網目の大きさは 0.0029 inch，すなわち 0.74 mm である．したがって，10 mesh のふるいは，1 inch を縦横とも 10 等分したふるいである．
（覚道幸男 ほか：図説歯学生理学 第 2 版第 7 刷，学建書院，2003 より）

　咀嚼物質が咀嚼によってどの程度まで細分されるかは，咀嚼物質の量や咀嚼回数などによって異なるが，どのような咀嚼回数で咀嚼しても，とくに 10～20 mesh のふるいに残る割合が少なくなる（図 14-9）．このことは，咀嚼という行為がどの大きさの食品をも均一に粉砕するのではなく，10～20 mesh よりも大きな食品を選択的に粉砕していることを示している．

4）咀嚼指数および咀嚼効率

　咀嚼物質を 20 回に限らずいろいろな回数で咀嚼すると，それぞれのふるいに残る摂取乾燥重量に対するパーセントは，どの大きさのふるいでも，ふるいの網目の大きさと咀嚼回数とに比例する．すなわち，それらの値は，その人固有の値となり，これを咀嚼指数といっている．

　すなわち，咀嚼指数は，

　咀嚼指数 ＝（1／咀嚼回数）× log（ふるいに残る摂取乾燥重量％／100）

から計算することができ，これによって，各個人の咀嚼能力を表すことができる．そして，咀嚼指数が大きいほど咀嚼の能率（咀嚼効率）がよい．

　咀嚼効率 ＝（被検者の咀嚼指数／0.230）× 100％

5）摂取食品量と咀嚼値との関係

　食品の単位重量（g）当たりの咀嚼回数が同じであっても，口腔内に入れる 1 回の食品の量が少なければ少ないほど咀嚼値は大きくなる．

6) 口腔の乾燥状態と咀嚼値との関係

口腔内が乾燥あるいは湿潤しすぎていると，咀嚼値は減少する．

7) 咀嚼圧の大きさおよび加わる方向と咀嚼値との関係

咀嚼物質に対して咀嚼圧が垂直方向から加わるよりも，側方方向から加わるときのほうが，咀嚼値は大きくなる．

8) 咀嚼側と咀嚼値との関係

両側とも残存している歯数が同じで，咀嚼値が同じとき，一般に日本人では右側で咀嚼する人が多い．

9) 歯列と咀嚼値との関係

6歳の子どもは，おとなの40％の咀嚼値しかないが，10歳までは増齢的に増加する．歯の交換期で一時低下して，おとなの約1/2になるが，その後，再び増加して，14歳でおとなの66％になり，17歳でおとなとほぼ同じ値を示す．なお，子どもでも臼歯が一歯欠如すると咀嚼値は健康側の半分程度になる．

10) 歯数と咀嚼値との関係

歯の数と咀嚼値とがかならず相関するとは限らない．たとえば，12本の歯が残存しているとき，片側の上下顎に6本ずつ残っているときと，上顎に6本が，そして下顎は反対側に6本残っているときでは，咀嚼値は前者のほうが格段に大きい．このことからもわかるように，咀嚼値の大小は，歯の数ではなく，歯が対合歯と接触する面積(咀嚼面あるいは咬合接触面)の広さに依存していることがわかる．

11) 咬合接触する面積(咀嚼面あるいは咬合接触面)と咀嚼能率との関係

咀嚼の能率は，上下顎の歯の咬合面が接触する面積の大きさに左右される．すべての歯があり，しかも，とくに歯列不正もなく，咬頭嵌合位では，上下顎の歯がしっかり嵌合している歯列では，第一大臼歯の咀嚼面は全有効咀嚼面の37％，第二大臼歯では28％，第三大臼歯では15％，第一・二小臼歯では8％を占めている．したがって，第一大臼歯を喪失すると，ただちに咀嚼値(咀嚼能率)が小さくなる．

12) 咀嚼機能の低下に対する順応作用および代償作用

歯の喪失によって正常な咀嚼ができなくなると，われわれは，次に示す各種の方法で咀嚼しようとする．

① 咀嚼時間を延長させる方法

長いあいだに，咀嚼時間は各人によってほぼ決まっているので，急にこの方法をとって咀嚼することはきわめてまれである．

②咀嚼習慣を変える方法
　　咀嚼する食品を軟らかい性状のものに変えることはよくおこなわれる．
③嚥下習慣を変える方法
　　咀嚼する時間を延長することができないときや，食品の性状を変えることができないようなときは，それまで各人が嚥下できるまで咀嚼していた食品の大きさ(嚥下閾)以上の大きさでも嚥下するようになる．
④摂取食品を水やその他の液体で湿らせる方法
　　この方法は②の方法の一部でもある．
⑤摂取する食品の全量を減少させる方法
　　この方法をとることもよくある．
⑥舌によって食物を粉砕する方法
　　この方法もたまにみられる．ときには，比較的若いときにすべての歯を喪失し，適切な総義歯を装着しなかった人が，上下の歯槽で食品を粉砕(咀嚼?)しているのを見かけることがある．

8　天然歯列における咬合圧・咀嚼圧

1)咬合圧・咀嚼圧を表す単位

　　従来の測定数値では重量キログラム(kgf あるいは kgw)や重量グラム(gf あるいは gw)を単位としてきたが，近年では，国際単位(SI)である MKSA 単位のニュートン(N)や，CGS 単位のダイン(dyn)で表示される．なお，ニュートン(N)，ダイン(dyn)および重量グラム(gf あるいは gw)の関係は，$1N=10^5 dyn$，$1gf=980dyn$ である．したがって，従来の表現法を使って，「この歯に 30 kgf の荷重が加わっている」といったとき，$30×10^3×980dyn=294×10^5 dyn=294N$ となり，ニュートンはキログラムの約 10 倍になる．

2)咬合力と咬合圧，咀嚼力と咀嚼圧

　　かみしめたときに記録される力が咬合力で，咬合面の単位面積当たりに加わる力を咬合圧という．それと同様に，食品を咀嚼したときの力が咀嚼力で，咀嚼食品を介して咬合面の単位面積当たりに加わる力を咀嚼圧という．なお，咬合力には個々の歯について表現するとき(個歯咬合圧)と，歯列全体について，すなわち顎力として表現するとき(歯列咬合圧)とがある．

3)相対咬合圧および個歯咬合圧の大きさの順序

　　咬合力には，上下顎の 1 歯対 1 歯でかみしめたときの圧(相対咬合圧)と，ある被検歯の咬合圧を調べるために，1 本の被検歯に対してその圧を緩衝するために，対合歯数との間の圧(個歯咬合圧)とがある．

通常，顎機能系に異常が認められない人の各歯の咬合力の大きさの序列は，平均的には第一大臼歯＞第二大臼歯＞第三大臼歯＞第二小臼歯＞第一小臼歯＞犬歯＞中切歯＞側切歯である(表 13-3, 図 13-3 参照).

咬合力の大きさの序列は，性別および年齢別によっても変わらない．しかし，第一大臼歯と第二大臼歯とは，歯根が歯根膜を介して歯槽骨へ付着する面積にそれほど差がなく，咬合面の面積にも著しい差がないので，被検者によっては第二大臼歯の咬合力のほうが大きい場合もある．

4) 咬合面積と咬合力との関係

前述のとおり，咬合力は前歯部から臼歯部に移るにつれて増大する．しかし，咬合面は前歯の切端から臼歯では咬合面に変わるので，その分，対合歯と接触する面積も大きくなる．したがって，単位(咬合)面積当たりの咬合圧は前歯部のほうが大きくなる．

5) 性差および増齢的変化と咬合圧との関係

9 歳頃までは性差はほとんどない．しかし，10 歳をすぎると明らかな性差が認められ，10 歳時の差は約 5 kg にもなる．なお，咬合圧の性差は骨格，とくに，顎骨や筋の成長発育の影響を受けるので，女子の咬合圧の増齢的増加傾向は男子ほど著しくない．

増齢的変化としては，通常，咬合圧は 15〜20 歳で最大になり，それ以後は増齢的に歯周組織の老化に伴い低下する(表 13-4)．

6) 顎間距離

上下の歯をかみしめたときと，厚みのある咬合物質をかみしめたときとでは，咬合圧に差があり，上下顎の歯が接触しているときに最大の咬合圧が発揮できるとは限らない．すなわち，最大の力でかむときの筋力は，各閉口筋群が総合的に最大の力が発揮できる下顎の位置で決まる．そして，現在では，切歯間距離が 10〜15 mm のときに最大の咬合圧が発揮できるといわれている．しかし，平均 10.4 mm の開口量のときに最大の圧を示し，それよりも開口量を小さくすると咬合圧は急激に減少し，それ以上開口量を大きくすると，ゆるやかに減少するという報告もある．

7) 咬合圧と顎間距離との関係

前述のとおり，一般に咬合位から顎間距離を大きくするにつれて咬合圧は徐々に増加して最大値に達し，その後，顎間距離をさらに大きくすると減少する．この現象は，顎間距離が小さいとき閉口筋はテコの機能を十分に発揮することができないこと，および最大に開口すると閉口筋の筋線維が過剰に引き伸ばされるために，収縮する力が減少するからである．したがって，筋には，その筋が最大の収縮力を発揮させることができる筋線維の伸展度合いがあることがわかる．その点から，食品を調理するとき，その食品の硬軟や粘性の度合いなどによって，咀嚼しやすい大きさや形にすることがきわめて大切である．

8) 咬合圧および咀嚼圧の調節機構

　　咬合圧および咀嚼圧の調節には，咀嚼筋の筋力と歯根膜の感覚，とくに，痛覚閾値との因子が関与しているが，そのうち，咬合力および咀嚼力を調節しているのは後者の歯根膜の感覚だといわれている．一般に，歯根膜の閾値は臼歯では大きく，前歯では小さい．すなわち，前歯のほうが臼歯よりも加わる圧を敏感に感じることができる．したがって，臼歯は大きな圧を受けることができるが，それと同じ大きさの圧を前歯に加えると，前歯には強い疼痛を感じる．このことからも明らかなように，咬合圧および咀嚼圧を調節している主役は歯根膜の痛覚であるといえる．

　　臼歯のほうが切歯よりも大きなストレスに耐えることができるのは，前述のとおり歯根膜の痛覚である．このことは，各歯の歯根膜の感覚の閾値と咬合力の大きさとの序列とをかさねると，両者の序列はきわめて良く一致することからも理解できる．

9　咀嚼リズム

　　咀嚼は左右上下前後の咀嚼筋群のバランス，顎関節の形態および機能，ならびに体軸の傾きなど，きわめて多くの因子に影響を受ける複雑な運動であるが，基本的には開口と閉口とを交互に繰り返す運動である．したがって，咀嚼のパターンはそれぞれ人によって異なるので，きわめて多様なパターンがみられるが，開口相と閉口相とを1つのサイクルとすれば，各サイクルはほぼ似かよったパターンを示し，かつ，近似した時間内でおこなわれる．これを，咀嚼リズムといっているが，咀嚼する食品の大きさや性状に関係なく，正常に咀嚼ができる人であれば，前述したように，近似した時間内で，近似したパターンで繰り返されることから，生体のある特定の場所でコントロールされていると思われる．

　　咀嚼は，食品を口腔内へ運び，上下顎の歯で食品を把持し，粉砕し，嚥下できるまで十分に咀嚼し，嚥下できると感じた時点(嚥下閾)で，嚥下する．

　　以前は，咀嚼および嚥下を繰り返すこれらの本能的な行動は，すべてが反射に依存していると考えられた．すなわち，食品を歯列の上にのせ，かむことによっておこる歯根膜咬筋反射，そして，嚥下閾になったときにおこる嚥下に伴う閉口反射，そして，再度食品を口腔内へ入れるためにおこる開口反射，これらの繰り返しによって，いわゆる，咀嚼のリズムが形成されると考えられていた．反射がおこるためには末梢の受容器が必要であるから，前述した反射に必要な受容器にしかるべき刺激が加わることにより，連続する顎反射がおこり，咀嚼のリズムが形成される，と考えられていた(反射連鎖説あるいは末梢説)．しかし，口腔内に食品が入っていなくても，咬頭嵌合位から下顎を左右どちらかに変位させて開口し，その位置から少し頰側へふくらませながら咬頭嵌合位へ約1秒間のサイクルで開閉口(咀嚼によく似た)運動をすることは十分に可能であることから，必ずしも歯根膜や口腔粘膜にある受容器を刺激しなくても咀嚼に類似した運動ができるので，咀嚼のリズムの形成を，末梢の受容器だけに依存して説明することには無理がある．

そこで，咀嚼のリズムは中枢神経系の上位脳にあるニューロンの集団によって形成されるのでは，という説が唱えられた．この説は，反射連鎖説あるいは末梢説に対して中枢説とよばれ，これには大脳半球説とリズム発生器説とがある．

大脳半球説は，大脳皮質の運動野(area 4 や area 6)や大脳辺縁系などで咀嚼のパターンがつくられ，それが咀嚼に関与する筋群の運動ニューロンをとおして，リズムのある咀嚼の運動パターンが形成されるという説である．しかし，研究が進むにつれ，中脳付近で上部の命令が下部へ伝わらないようにしても(除能の状態)，咀嚼に関与している末梢部位を継続的に刺激するとリズムをもった開閉口運動がみられることがわかった．そのことから，リズムのある咀嚼は中枢(大脳皮質の運動野や大脳辺縁系にあるニューロンの集団)によってのみつくられるのではなく，口腔を中心とした末梢からの継続的な刺激によって脳幹(大脳核，間脳，中脳，橋および延髄)のどこかで咀嚼のパターンが形成されていると考えられ，この説をリズム発生器説といっている．

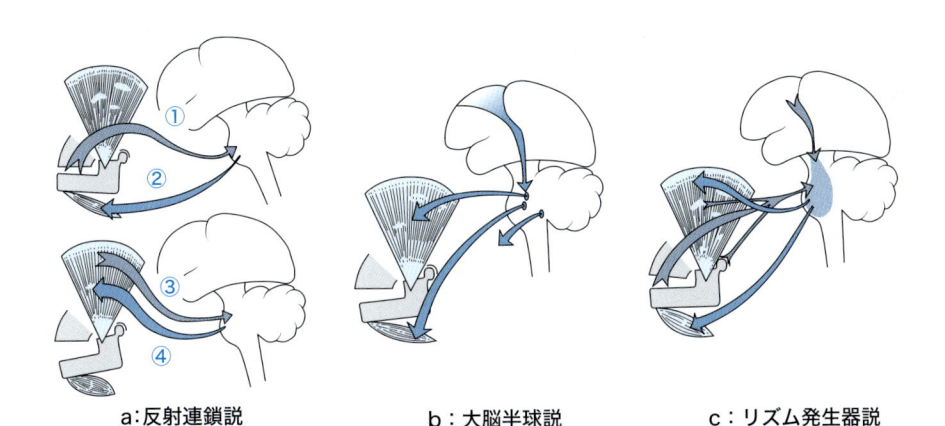

a：反射連鎖説　　　　b：大脳半球説　　　　c：リズム発生器説

図14-10　リズミカルな咀嚼パターンの形成に関する説

a：口腔内に入ってきた食品が口腔粘膜などを刺激して，その情報を延髄にある中枢へ送る(①)．その情報をもとに，開口筋を働かせて開口する(②)．開口することにより，閉口筋群の筋紡錘が伸ばされ，その情報が中枢へ送られる(③)．その情報を受けた中枢は運動神経核を介して閉口筋群を反射的に閉口させる(④)．
b：上位脳の運動野とか大脳辺縁系で運動パターンが形成され，その命令が(延髄にある)顎，舌および顔面の運動中枢に伝達される．
c：情報が上位中枢からだけではなく末梢からも定常的に入力され，それらによってリズム発生器が活性化され，リズミカルな顎運動が発生する．

(中村嘉男：咀嚼運動の生理学 第1版第1刷, p.81, 医歯薬出版, 1998 より)

現在，多方向からの研究の結果，咀嚼のリズムは，延髄巨大網様核の吻側部でつくられていることがわかってきた．したがって，咀嚼のリズムは，中枢と末梢とからの情報をもとに，延髄巨大網様核の吻側部でつくられていると考えられている(図14-10)．

そこで，咀嚼のリズムをつくるために，延髄巨大網様核の吻側部へ情報を送っている部位と，送っている情報の内容は次のとおりである．

1) 中枢

a 大脳皮質

　大脳皮質では，大脳皮質運動野の area 6 の辺縁部および area 4 の顔面領域が咀嚼に関与していると考えられている．とくに，area 6 の辺縁部を連続的に電気刺激すると，自然に限りなく近い咀嚼によく類似した顎運動がおこるので，この部を皮質咀嚼野とよんでいる．

(1) 皮質咀嚼野

　この部位を連続的に電気刺激すると，リズムのある顎運動や舌運動および唾液の分泌がおこる．そして，この部位を破壊すると，咀嚼を始めることができなくなる．このことから，皮質咀嚼野は，咀嚼を開始(開口)することに関与していると思われる．

(2) 皮質運動野顔面領域

　この部は，下顎が挙上するときに，どの程度前後左右に変位させたらよいのか，また，どの程度の大きさでかんだらよいのかを決めるのに関与していると考えられる．

b 大脳辺縁系

　大脳辺縁系は海馬，海馬界および帯状回などの大脳の皮質部と，扁桃核や中隔核などの皮質下諸核とから構成されていて，ときには視床下部を含むこともある．大脳辺縁系は，おもに怒り，恐れ，快，不快などの情動を表すための自律反射や筋運動を統合する中枢である．大脳辺縁系のうち，咀嚼に関係しているのは扁桃体で，扁桃外側核を連続して電気刺激すると，閉口が優位の開閉運動が生じる．そして，この現象は，前述の大脳皮質を除去しても認められるので，扁桃体(大脳辺縁系)と大脳皮質とは何の関係もなく，お互いの情報をそれぞれ脳幹へ伝えているものと考えられる．

c 大脳基底核

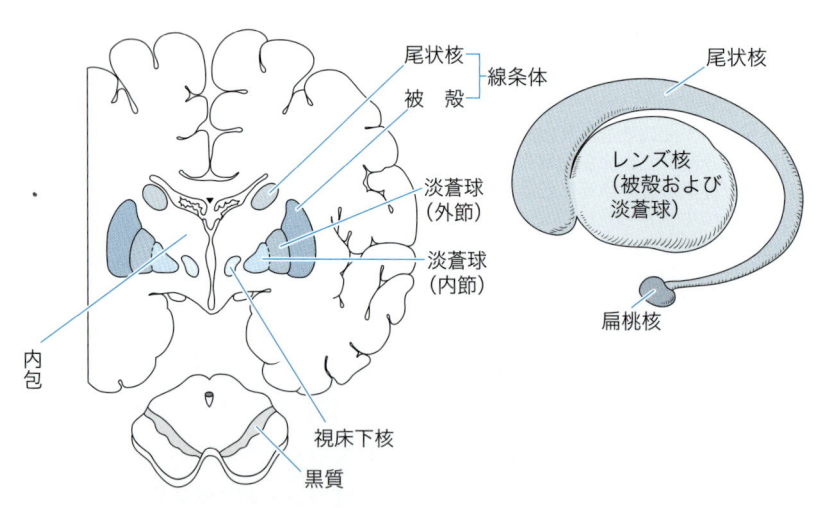

a：前頭断面から見たとき　　　**b：大脳基底核を側方から見たとき**

図 14-11　大脳基底核の尾状核，被殻および淡蒼球ならびに視床下核の位置

(大地陸男：生理学テキスト 第 3 版第 2 刷，分光堂，2000 より)

大脳基底核は大脳皮質の基底部にある終脳の神経核群で，尾状核，被殻および淡蒼球からなり，尾状核と被殻とを合わせて線条体といっている．また，被殻と淡蒼球とを合わせてレンズ核といっている(図14-11)．さらに，神経の結合が密であるという理由で，間脳の視床下核および中脳の黒質(黒質網様部および黒質緻密部)を大脳基底核に加えている．さらに，機能を考えるうえでは，視床の運動中継核を含める必要がある．基底核への入力は，大脳皮質からの情報が基底核線条体に入る．

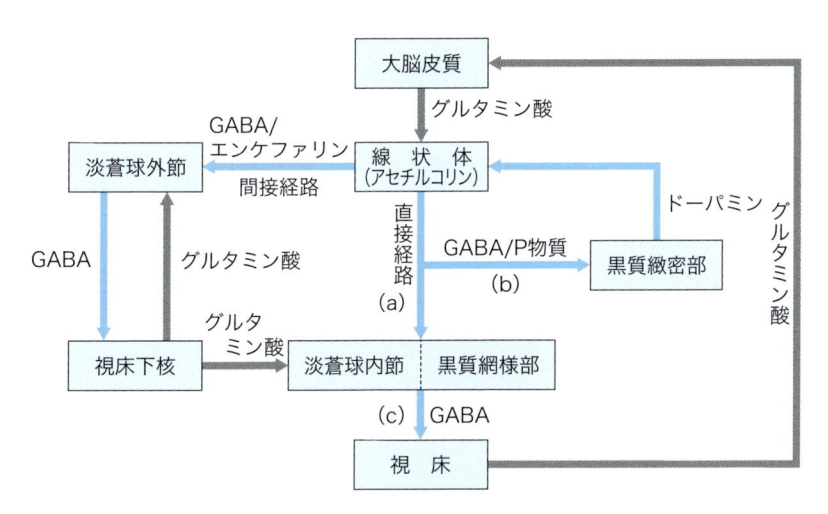

図14-12　大脳皮質から大脳基底核へ入力する直接および間接ルートならびに伝達物質

直接ルートは線条体から下方へ降りている3つのルート(a, b, c)．間接ルートは淡蒼球外節，視床下核を経て淡蒼球内節に至り，直接経路と合流し，視床を経て大脳皮質に戻る．なお，黒色の矢印は抑制性結合を示す．この情報伝達物質はGABAである．

(大地陸男：生理学テキスト 第3版第2刷，分光堂，2000より)

　そしてその後，淡蒼球内節または黒質網様部へ伝わるが，そのルートとして，① 大脳皮質→線条体→淡蒼球内節または黒質網様部の直接ルートと，② 大脳皮質→線条体→淡蒼球外節→視床下核→淡蒼球内節または黒質網様部の間接ルートとがある(図14-12)．大脳皮質から脊髄へ向かう運動経路のうち，延髄錐体を通る経路を錐体路というのに対して，それ以外の下行性運動経路を錐体外路といっている．この経路は大脳皮質から基底核を通って中脳の諸核(赤核，網様体，前庭神経核など)を経由して脊髄へ行く．錐体外路系が障害されると，不随意性の運動が見られるようになるとともに，随意運動ができにくくなる．
　大脳基底核に障害がおきたときに見られる現象として，線条体にあるドーパミン(アドレナリンやノルアドレナリンの直接の前駆物質で，またそれ自体，中枢神経系の神経刺激伝達物質として機能するカテコールアミン)や中枢神経系ではプロラクチン(黄体刺激ホルモン)放出阻止因子あるいは黒質─線状体系の伝達物質として機能している受容体が過敏になると，口や顔面にコントロールができない痙攣様の運動があげられる．さらに，ドーパミン作動薬(アンフェタミンやアポモルフィンなど)が基底核に作用することによって，かむ，なめるなどの運動がおこる．また，基底核黒質のドーパミンの活動減少，たとえば，ドーパミンの

生成減少やドーパミン受容体の減少あるいはドーパミン産生ニューロンの減少などによっておこるパーキンソン病は，顔面の運動，発音，嚥下および咀嚼などに障害を与える．なお，これらの現象は，大脳基底核を破壊するとおこらなくなることから，大脳基底核のドーパミンニューロンが口腔機能にきわめて大きな役割をはたしていると考えられる．

2) 末　梢

末梢は中枢と異なり，直接，咀嚼物質に触れるため，食品の性状や大きさなどの情報を，感覚神経を介して，咀嚼リズムをつくる延髄巨大網様核吻側部へ送っている．

(1) 筋紡錘

筋紡錘のⅠa線維の終末(らせん形終末のこと．一次終末)は，おもに筋の伸張速度と長さの情報を，Ⅱ群線維の終末(散形終末のこと．二次終末)は，おもに長さの情報を中枢に伝えている．このことから，咀嚼運動中の，下顎の開口時の位置や，開口時の速度の調節に関与しているものと考えられている．すなわち，開口に伴う情報のみを伝える．

(2) 歯根膜

歯根膜への圧刺激は，歯根膜咬筋反射を引きおこす．この反射は，上下の歯の間に食べ物が介在しているとき，その硬さに応じて効率よく咀嚼圧を発生させるのに役立っている．歯根膜を麻酔して咬合力を測定すると，麻酔前よりも30〜40％も減少する．また，食品を咀嚼するとき，その食品が硬ければ硬いほど，開口時，下顎が側方へ変位する量が大きくなる．さらに，歯根膜を強く圧迫すると，側方運動がおこるという実験結果もある．以上のことから，歯根膜は，十分な咀嚼力を発揮できるように，また，効率よく食品を咀嚼できるように情報を伝えているものと考えられる．

(3) 顎関節の受容器

顎関節内に認められる末梢の受容器は，顎関節の角度，すなわち，顎関節の位置を感知するルフィニ Ruffini 小体，顎関節部の角加速度を感知するファーターパチニー Vater-Pacini 小体，顎関節部の靱帯の伸び状態を感知するゴルジ Golgi 器官，および顎関節部の痛覚に関する情報を感知する自由神経終末がある．これらは，どの程度開口しているのか，どの程度の速さで下顎が移動しているのか，などの情報を中枢へ送っているものと考えられる．

(4) 顔，口腔粘膜，歯肉および舌の受容器

これらの部位にある末梢の受容器が刺激されると，開口反射がおこる．開口反射に対する刺激の閾値は口輪部および口腔内がもっとも低く(おこりやすい)，口輪部から離れるにつれて閾値は高くなる(おこりにくくなる)．また，顔面皮膚部を刺激すると，頭部を刺激から遠ざけるような，すなわち，頭部を上げる反射(三叉—頸筋反射)がおこる．これらのことから，口の周囲に食品が触れると，頭部を後屈し，顔面を上げ，口を開ける状況を中枢へ送っていると考えられる．

15 顎反射

　生体のあらゆる場所に，機械的あるいは痛みの有効刺激（侵害刺激）が加わると，それに対する反応として反射がおこる．顎口腔系にも，刺激が加わった場所や刺激の種類などに応じて反射がおこる．顎口腔系の反射には開口反射と閉口反射とがあり，閉口反射には下顎張反射，歯根膜咬筋反射および口腔粘膜刺激による閉口反射がある．

1　開口反射

1）開口反射の意義

　脊髄反射には屈曲，伸展，自己抑制，交叉伸展，前肢・後肢，および，ひっかきなどの反射があるが，開口反射は屈曲反射に相当する．屈曲反射は，侵害刺激が加わると，それから逃避する反射である．この反射の特徴は，受容器は侵害性の受容器であり，多シナプスの反射であり，屈筋運動ニューロンには促進的に，伸筋運動ニューロンには抑制的に作用することである．なお，屈曲反射は，逃避反射，防御反射あるいは侵害受容反射などとよばれている．

2）開口反射の反射弓

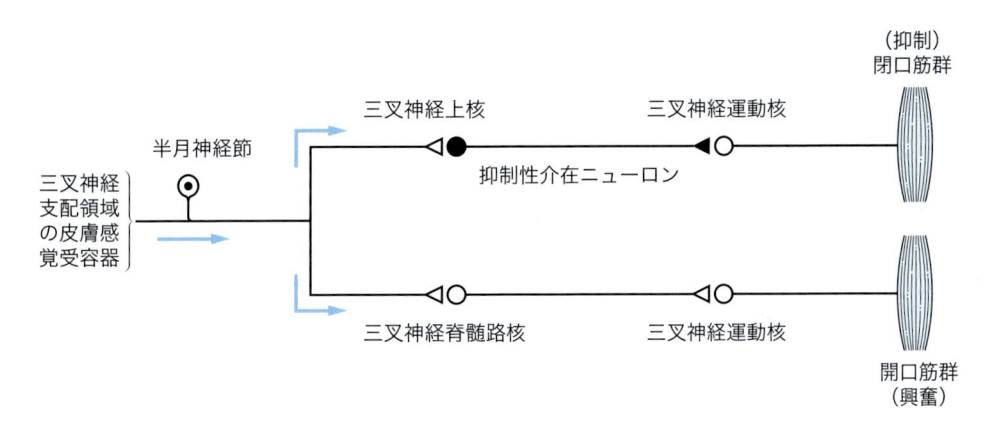

図 15-1　開口反射の経路
（覚道幸男 ほか：図説歯学生理学 第 2 版第 7 刷，学建書院，2003 より）

開口反射は，三叉神経の第二枝および第三枝が分布している領域の皮膚感覚受容器に，侵害刺激のような刺激を加えるとおこる反射である．

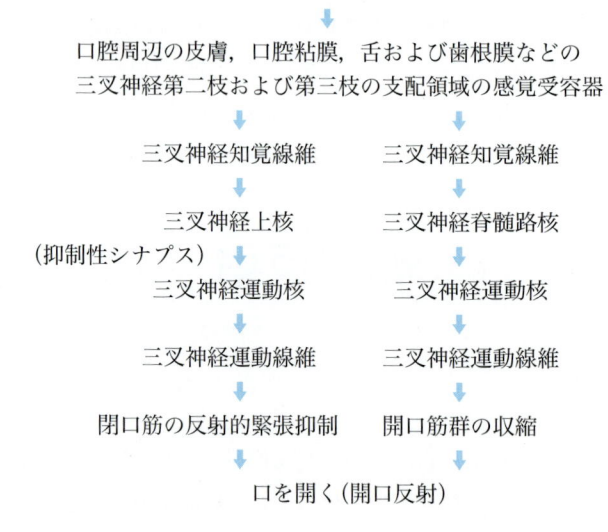

体性感覚刺激
↓
口腔周辺の皮膚，口腔粘膜，舌および歯根膜などの
三叉神経第二枝および第三枝の支配領域の感覚受容器
↓　　　　　　　　　　↓
三叉神経知覚線維　　三叉神経知覚線維
↓　　　　　　　　　　↓
三叉神経上核　　　　三叉神経脊髄路核
（抑制性シナプス）↓　　　　↓
三叉神経運動核　　　三叉神経運動核
↓　　　　　　　　　　↓
三叉神経運動線維　　三叉神経運動線維
↓　　　　　　　　　　↓
閉口筋の反射的緊張抑制　開口筋群の収縮
↓
口を開く（開口反射）

　この反射の特徴は，刺激が小さいときには閉口筋群が弛緩するだけで開口が生じるが，刺激が強いときには開口筋群が収縮することが必要である．したがって，開口反射は開口筋群の収縮に関するルートと閉口筋群の弛緩に関するルートとの反射弓が必要である．したがって，開口反射は，いくら短いルートでも，最低2シナプス性の反射である（図15-1）．

2　下顎張反射

1）下顎張反射の意義

　下顎張反射は，常に下顎を安静位に保とうとする反射である．すなわち，下顎の骨や軟組織の重量によって下顎が下がろうとするのに対して，重力に逆らって持続的に安静位に保とうとする反射である．この下顎張反射の特徴は，意識がないと生じない点で，たとえば，居眠りをして大きく口を開けても，この反射はおこらない．なお，下顎張反射は，脊髄反射における伸展反射に相当する．

2）下顎張反射の反射弓

口を開くと閉口筋群が伸展するので，閉口筋群の筋紡錘が興奮する．
↓
三叉神経知覚線維
↓
三叉神経中脳路核
↓
三叉神経運動核
↓
三叉神経運動線維
↓
閉口筋

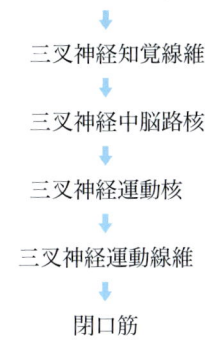

3）下顎張反射と筋紡錘

下顎張反射は骨格筋，腱あるいは迷路などのなかにあって，身体の位置や運動に関する感覚を感受する神経終末であり，そこで得られた情報を中枢へ送る固有受容体の反射である．

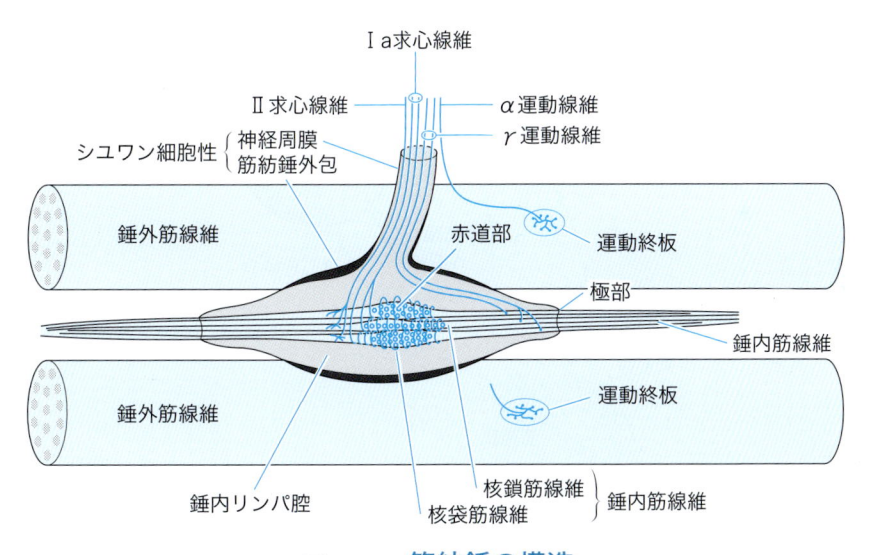

図15-2　筋紡錘の構造
（東京医科歯科大学歯学部顎口腔総合研究施設：咀しゃくの話 初版第1刷，日本歯科評論社，1983 より）

固有受容体の代表が筋紡錘および腱受容体である．下顎張反射の受容器は，固有受容体の1つである筋紡錘であり，筋紡錘は筋線維上にある．筋線維が伸ばされると，それにともなって筋紡錘も伸びるので，筋がどれだけ伸びたかを知る働きをしている．

ヒトでは妊娠3か月頃から発生する．1つの筋紡錘には，通常，4～10本の錘内筋線維があり，錘内筋線維を包んでいる神経周膜が延長した厚い梢の筋紡錘包で包まれている．この筋紡錘包は内包と外包との2層でできていて，これらの層の間にリンパ空隙がある．

なお，錘内筋線維の両端は袋の両極から外へ延び，自由遊離端で終わっている．
　錘内筋線維には，筋線維の中央部(赤道部)に多数の核がつまっている核袋線維と，核が1列に真ん中につまっている核鎖線維とがある．錘内筋線維の太さは約 8 μm で，長さは 3～4 mm である．筋紡錘には太さの異なる有髄神経として，錘内筋線維の赤道部をコイル状に取り巻いてらせん終末をつくっている Ia 線維と，Ia 線維に隣接している部位に散形状の分枝終末を形成しているグループⅡ線維との2種類の感覚神経線維，および1種類の運動神経線維(γ運動線維)があり，他に無髄神経線維もある(図 15-2)．
　筋紡錘は，咀嚼筋のうち，すべての閉口筋にあるが，開口筋にはほとんど認められない．そして，閉口筋のなかでも，とくに側頭筋には，動物の種類にかかわらず多数の筋紡錘がある．なお，ヒトでは片顎に約 500 個の筋紡錘がある．

4) γループ

　筋収縮のメカニズムとして，上位中枢からの刺激が直接，脊髄のα運動ニューロンに送られて筋収縮がおこるルート(α運動系)と，上位中枢からの信号が三叉神経運動核に送られて，その情報をγ運動ニューロンによって筋紡錘のなかにある錘内筋線維の末端付近に送り，錘内筋線維を収縮させるルート(γ運動系)とがある．

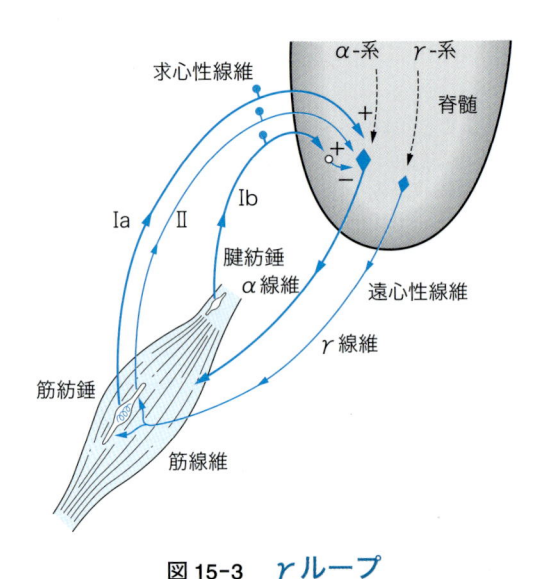

図 15-3　γループ
(福島俊士 ほか：臨床咬合学 第1版，医歯薬出版，p.30，1992 より)

　したがって，このルートでは，情報が錘内筋の末端に届いただけでは錘外筋は収縮しないが，γ運動ニューロンが運んできた興奮によって錘内筋線維の末端が収縮し，その影響が錘内筋の赤道部におよび，あたかも錘外筋が伸びたのと同様に赤道部が引き伸ばされるので，赤道部に絡んでいるらせん形終末や散形終末がその興奮を感知し，興奮する．その興奮を，同部位に来ている求心性線維(グループ Ia 線維およびグループⅡ線維)が中枢である三叉神経中脳路核へ伝え，さらに，その興奮を三叉神経運動核に送り，その興奮をα運動

ニューロンが錘外筋(筋線維)へ伝え，その結果，筋が収縮する．このように，上位中枢から送られたインパルスがγ運動ニューロン→γ線維→筋紡錘→求心性グループⅠa線維およびグループⅡ線維→α運動ニューロンに送られる回路をγグループとよぶ(図15-3).

5) Ⅰb抑制

　筋紡錘が筋の長さや伸展する速さに関する情報を中枢に伝えるのに対して，筋の張力の程度およびその変化の速さに関する情報を中枢に伝える受容器を腱紡錘とよんでいる．すなわち，筋が骨と接合しているところにゴルジGolgi腱器官(腱紡錘)とよばれているグループⅠb線維から構成されている太い求心性の有髄線維がある．この腱紡錘は，筋紡錘が筋線維と同じ方向にならんでいるのに対して，筋線維に対して直交している．したがって，筋が収縮すると筋紡錘が緩むのに対して，腱紡錘は伸展され，興奮し，中枢において過度の筋収縮によって筋や腱が損傷しないように防御するために，α運動ニューロンに対し抑制性介在ニューロンを介して筋の収縮を抑制させる．この現象をⅠb抑制といっている．

3　歯根膜咬筋反射・緊張性歯根膜咬筋反射

1)歯根膜咬筋反射の意義

　従来，歯根膜を刺激すると開口反射だけがおこると考えられていたが，歯根膜を刺激すると三叉神経中脳路核を介して咬筋にも反射性収縮(歯根膜咬筋反射)がみられること，および前歯の歯根膜を持続的に刺激すると三叉神経主知覚核・脊髄路核を介して，咬筋の緊張が持続的に増加すること(緊張性歯根膜咬筋反射)が確かめられている．すなわち，仰向けに寝かせて，第一大臼歯部で咬合物質を持続的にかませて咬筋にわずかな収縮をおこさせておき，上顎の中切歯をたたくと，咬筋の活動が一過的に増加する．このとき，上顎の中切歯の歯根膜を麻酔するとこの現象はおこらないことから，この現象の受容器は中切歯の歯根膜であると考えられる．これは，歯根膜の受容器から三叉神経中脳路核ニューロンを介して閉口筋運動ニューロンを単シナプス性に興奮させていると考えられ，このことから，この現象を歯根膜咬筋反射とよんでいる．この反射は，食品の硬さを歯根膜が感知し，咬筋の咬合力・咀嚼力を調整する役目をはたしているものと考えられている．しかし近年，この一過的な反射は，歯をたたくことによって下顎張反射が誘発されたのではないかとの疑問もある．

2)緊張性歯根膜咬筋反射の意義

　意識的に咬筋を緊張させておいて上顎の前歯を持続的に圧迫すると，咬筋の緊張が持続的に増加する．この現象は咬筋を緊張させていることから，咬筋の運動ニューロンの興奮が高まっている状態では，歯根膜への刺激が咬筋の緊張をよりいっそう亢進させ，歯根膜

を刺激している期間，持続するものと考えられ，これを緊張性歯根膜咬筋反射とよんでいる．この反射は歯科臨床ではきわめて重要である．たとえば，過高や位置異常などで早期接触をおこしているような歯には，異常な咬合力が加わりやすい．このようなとき，その歯の歯根膜がその刺激を中脳路核へ伝え，咬筋を支配しているγ運動神経が敏感に反応し，その結果，咬筋の活動が異常に興奮し，緊張が亢進することにより咬筋に疼痛を発生させるようになる．すなわち，咬合の不調和による筋痛が生じるようになる．

このように，緊張性歯根膜咬筋反射は早期接触により亢進するので，咬合干渉による咀嚼筋の緊張亢進(筋痛)は緊張性歯根膜咬筋反射の亢進の結果であり，咬合干渉を除去すると反射は消失する．また，この反射には歯に加える力の方向が重要で，いま，上顎の前歯を唇舌方向へ持続的に圧迫すると咬筋の活動は抑制される．

3) 歯根膜咬筋反射および緊張性歯根膜咬筋反射の反射弓

歯根膜咬筋反射の反射弓は，
歯根膜の感覚受容器 →三叉神経中脳路核 →閉口筋運動ニューロンの単シナプスである．
一方，緊張性歯根膜咬筋反射の経路は，
歯根膜の感覚受容器 →三叉神経節 →三叉神経脊髄路核 →閉口筋運動ニューロンであると考えられる．

4　口腔粘膜刺激による閉口反射

舌背や口蓋の粘膜を軽くこすると下顎がゆっくり挙上されて，口が閉じる反射がある．嚥下反射のときの閉口運動は，この反射によっておこなわれる．この反射についての詳細はいまだ不明な点が多いが，いま，除脳ネコの硬口蓋へ圧刺激を加えると，刺激の種類によって閉口か開口かがおこる．すなわち，硬口蓋の広い場所に急激に短時間の圧刺激を加えたとき，刺激の強さが弱いときには閉口がおこり，刺激の強さが強いときには開口がおこる．また，同じ大きさの刺激でも，急激に加えたときには閉口がおこるが，徐々に強さを増していくと開口がおこる．以上のことから，口腔粘膜刺激による閉口反射には速順応性機械受容器が関与しているのに対して，開口には遅順応性機械受容器が関与していると考えられる．

16 嚥下

1 嚥下とは

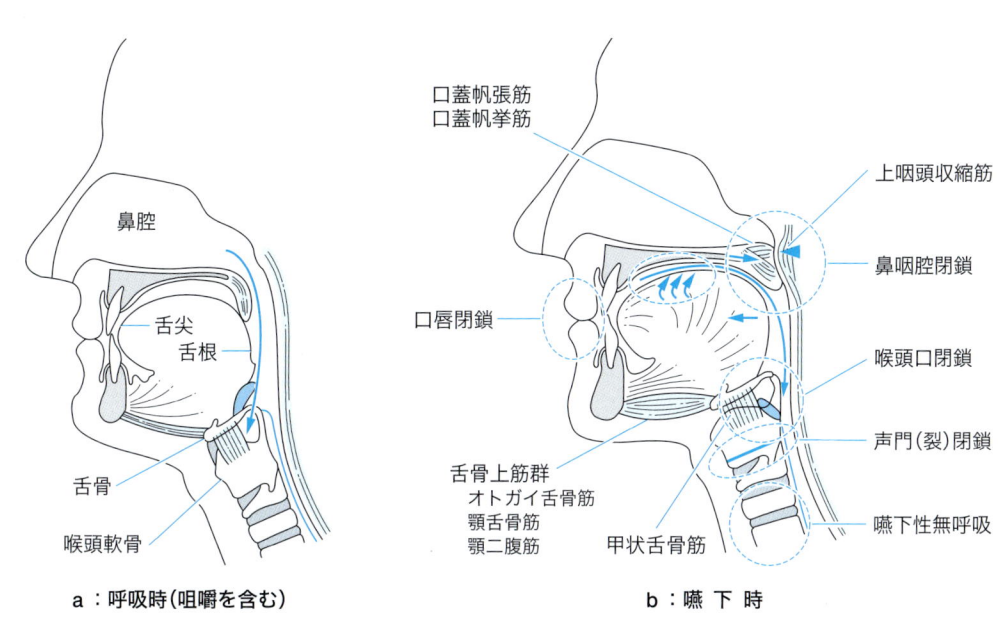

図 16-1 嚥下の概要および嚥下関連器官の解剖
(山田好秋：よくわかる摂食・嚥下のメカニズム 第1版, 医歯薬出版, p.96, 2004 より)

　嚥下は，口腔に取り込まれた食物や水を，口腔から咽頭・食道を経て胃に送り込む反射性の運動である．咳，くしゃみ，吐き気および嘔吐などと同じように，この反射も延髄で制御されている．このため，脳血管障害などで延髄にある嚥下関連部位に障害が生じると，嚥下反射はおこらなくなる．

　嚥下時には，口腔，咽頭および食道にある多くの筋が決められたタイミングで作動し，嚥下が誘発されてから1秒以内に食物は食道に送り込まれる．ヒトをはじめとして，ほ乳類では食物の通路と空気の通路とが咽頭で交通し，しかも，喉頭および下咽頭ではその通路が前後方向に逆転する(すなわち，通路は交差する)．とくにヒトでは，共通路が長く，これが嚥下機構を複雑にしている(図 16-1)．

　気管と食道との配置が逆になっていれば，食物と空気とは別々の通路を通り，誤嚥はおこらないかもしれない．しかし，この複雑な形態が，ヒトや一部の動物に声を出すことを可能にしていると考えられている．

液体も固形物も，食事として口腔に入ってから消化・吸収され，最後に糞便として排出されるまでに 24 時間から 72 時間要する．したがって，栄養摂取の最初から最後までの時間経過のなかでは，嚥下は非常に短い活動といえる．

なお，嚥下時には次の事象が連続して観察される．
① 口唇の閉鎖．
② 舌による食塊の咽頭への移送．
③ 軟口蓋および咽頭後壁による鼻腔と咽頭の遮断(鼻咽腔閉鎖)．
④ 喉頭の挙上(喉頭蓋の下降)による気道防御(喉頭口閉鎖)．
⑤ 声門閉鎖と呼気圧の上昇とによる気道防御(嚥下性無呼吸)．
⑥ 喉頭の前方移動による下咽頭の開大．
⑦ 食道入口部括約筋の弛緩．

2　摂食 5 期

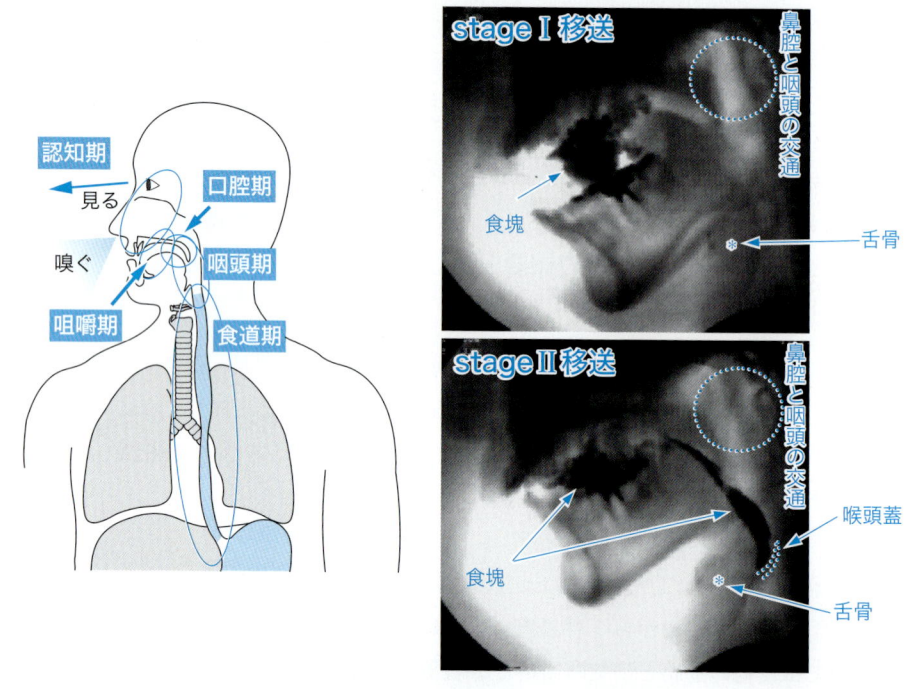

図 16-2　摂食 5 期と食塊の口腔内移送
(山田好秋：よくわかる摂食・嚥下のメカニズム 第 1 版. 医歯薬出版, p.64, 76, 2004 より)

嚥下は，摂食運動の一部であり，嚥下に先立つ摂食運動によって大きく影響される．

摂食運動は，食物の移動に合わせて，認知期(先行期)，咀嚼期(準備期)，口腔期，咽頭期

および食道期に分けられる(図16-2)．このうち口腔期，咽頭期および食道期を嚥下の3期とよび，古典的な嚥下第1期，嚥下第2期および嚥下第3期に相当する．

1) 認知期

認知期は，視覚や嗅覚を使って食物を認識する時期で，ヒトはこれまでの経験，すなわち記憶と比較して食物の性質を判断する．

2) 咀嚼期

咀嚼期では，実際に口腔内に取り込まれた食物を舌で臼歯部に移送し(stage I 移送)，咀嚼によって唾液と混和すると同時に，咀嚼を終了した食物の一部を中咽頭へ移送する(stage II 移送)．この時期にも，口腔感覚によって食物の物性や化学的性質を調べ，食物の安全性を確認している．

3) 口腔期

口腔期では，こまかく粉砕され唾液とよく混ぜられた食物が，舌によって口腔から咽頭まで移送される．このことは，普通に食事をしているときには自動的におこなわれるが，意識して(すなわち随意的に)送り込んだり止めたりが比較的自由にできる時期と定義されている．

4) 咽頭期

咽頭期は，食物が咽頭から食道まで移送される時期である．食物が咽頭，口蓋扁桃，軟口蓋および喉頭蓋の粘膜にふれることにより誘発され，一度誘発されると周りにある多くの筋が順序よく収縮を開始し，随意的に止めることはできない．喉頭蓋が閉まるのもこの時期である．このとき，喉頭口閉鎖だけでなく声門が閉じ，食物が気管に入るのを阻止する．したがって，この時期は呼吸が停止するので(嚥下性無呼吸)，当然，発声はできない．口腔は鼻腔にもつながっているが，この時期には上咽頭収縮筋と軟口蓋の筋とが収縮し，咽頭と鼻腔との間の通路は閉鎖される(鼻咽腔閉鎖)．この鼻咽腔閉鎖により，食物が鼻腔へ流入するのが防止される．

5) 食道期

食道期は，食物が食道の入口から胃の入口に達するまでの時期で，やはり反射性に実行される．しかし，咽頭期のように複雑な運動ではなく，チューブをしごくような蠕動(運動)により食塊を胃まで移送する．

口腔期と咽頭期とは，合わせても約1～1.5秒と比較的短時間で終わる．これに比べ，食道期はやや長い．嚥下ののち，食物が胃に達するまでの時間は液体と固形物とでは少し異なり，液体では咽頭から胃食道移行部を3秒で通過するが，固形物では通常8秒程度必要である．

3　嚥下の準備

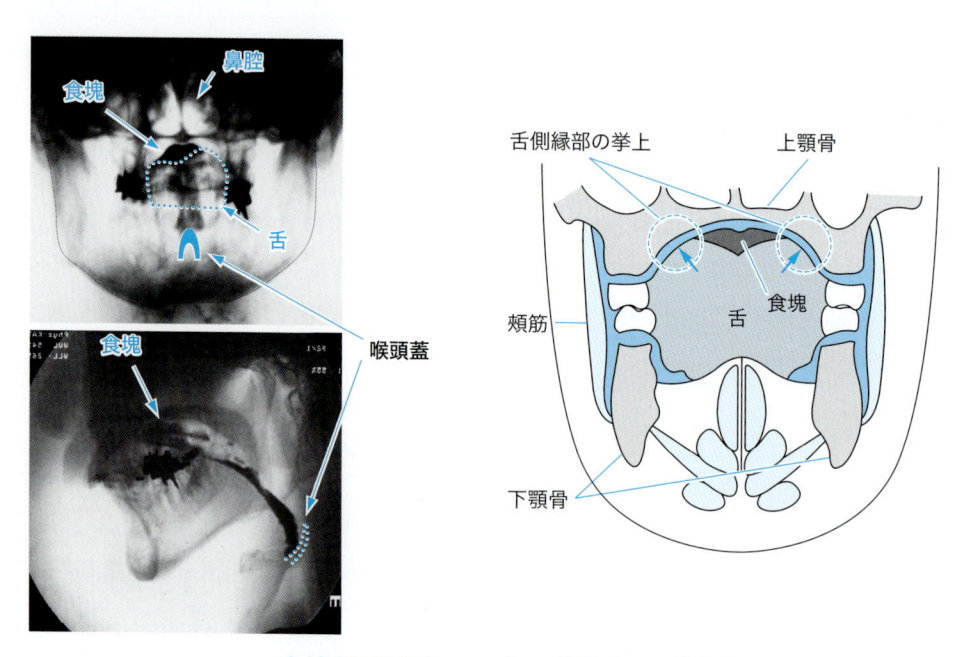

図16-3　食塊形成時のエックス線像と口腔内模式図
（山田好秋：よくわかる摂食・嚥下のメカニズム　第1版，医歯薬出版，p.84，2004 より）

　嚥下が誘発される直前，食塊は舌背に集められる．この過程を食塊形成とよぶ．このとき，舌尖は上顎切歯の口蓋側または硬口蓋前方に押しつけられ，舌背は臼歯部と口蓋粘膜とに向け側縁部を挙上させることでスプーン状の窪みをつくる．

　液体を口腔内に溜めたあと，これを飲み込むときには，舌根部は軟口蓋に向け高く持ち上がり，同時に軟口蓋は舌に向け引き下げられて，食塊が咽頭に流れ込まないように口腔と咽頭腔との間を閉鎖する．しかし，固形物を咀嚼し嚥下するときには，健常者でも咀嚼の途中で食塊の一部は喉頭蓋まで流れる（stage II 移送）．咀嚼の途中で中咽頭に送り込まれた食塊は当然この部の感覚受容器を刺激するが，これだけでは嚥下を誘発するにいたらない．嚥下を誘発する機構の詳細はまだ明らかになっていない．

　舌をスプーン状に保つためには，舌が両側の歯列と歯槽堤とにガイドされて保持される必要がある．無歯顎者では，歯がないために歯槽骨が吸収され，食塊形成時に舌の側方をガイドする壁がなくなる．このため，無歯顎者では食塊を舌ですくい上げようとしても，舌が外にはみ出してしまい，スプーン状に食塊をすくいあげるにはかなりの筋力が必要になる．

とくに高齢者では，舌の筋力が弱くなっているので，食塊の形成，さらには咽頭へ食塊を送り込むことができず，嚥下が困難になる．このような場合，義歯は人工の歯列が側壁となって，衰えた舌機能を補助すると期待できる．ただし，無歯顎者でも舌の力が強く，嚥下に支障のない人も多数見受けられる．

4　嚥下反射

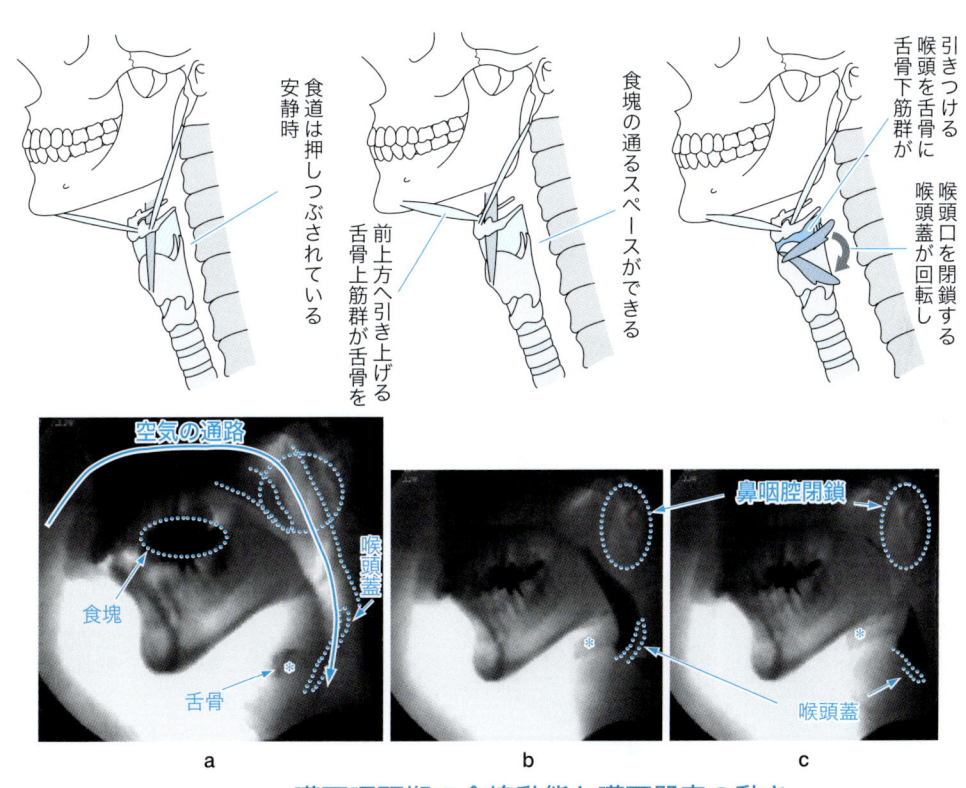

図16-4　嚥下咽頭期の食塊動態と嚥下器官の動き
(山田好秋：よくわかる摂食・嚥下のメカニズム 第1版，医歯薬出版，p.88, 2004より)

ひとたび食塊が舌背にのせられると，口腔期が始まる．日常の食事では気がつかないが，ここまでの過程は，自分の意志でコントロールすることができる．しかし，口腔期以後はすべて反射性におこなわれる運動で，もはや自分の意志で止めることはできない．

口唇は閉じて，下顎は閉口し，上下の歯列は接近する．口腔に何もない状態で嚥下しようとすれば，上下の歯は接触する．舌の前方 2/3 は上顎前歯の付け根(顎堤の端)と，硬口蓋前方部に向け挙上する．このとき，舌の後方部は後ろに向け，軟口蓋と接触するまで弓なりにもち上がる．この舌の働きにより食塊は咽頭に押し込まれる．

嚥下時，下顎は固定され，固定された下顎に舌骨および喉頭が引き寄せられる．口腔内

に食物が十分あれば，嚥下時，下顎は完全に閉口する（上下の歯が接触する）必要はない．しかし，唾液を嚥下するときのように口腔内に嚥下する食物が少ないときには，上下の歯は接触し，閉口する．

一方，舌根部は下前方に移動し，下咽頭は開大して，食塊を咽頭へ流すために傾斜した通路を形成する．この，舌と下咽頭との間に空間をつくるような動きは，同部位の圧を下げる効果をもち，食塊を引き込む因子になる．

軟口蓋は咽頭後壁と接触し，鼻咽腔を閉鎖する．この閉鎖がおこなわれないと，舌が食塊を咽頭に押し込むための動きで高まった圧が，食塊を圧の低い鼻腔へ押し出す．嚥下は口を開いたままでも可能であるが，この場合は食塊を咽頭へ送り込むために頭部を後屈させる必要がある．

5　通過時の咽頭の作用

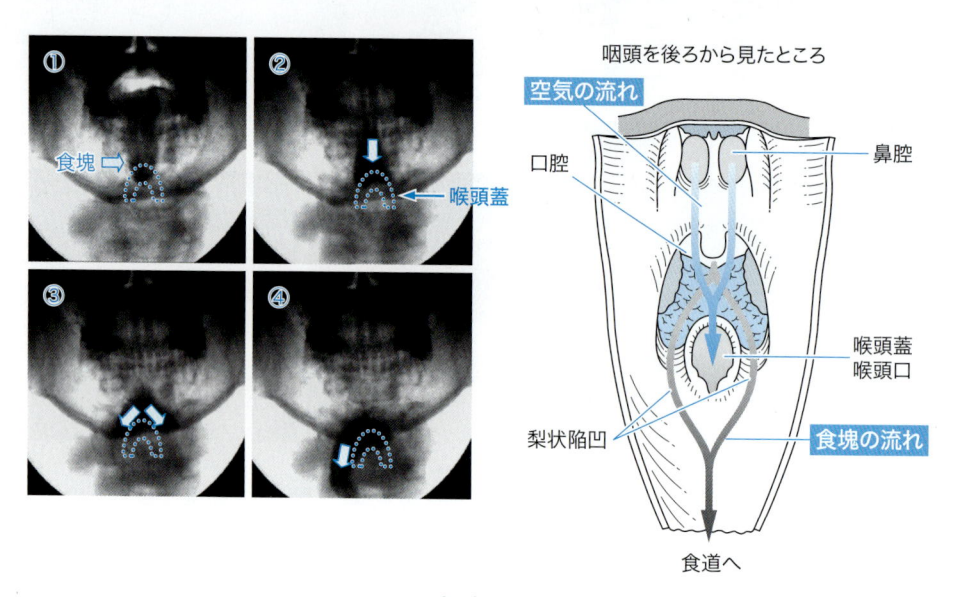

図 16-5　食塊の咽頭通過
（山田好秋：よくわかる摂食・嚥下のメカニズム　第1版，医歯薬出版，p.88，2004 より）

咽頭期の初期には，舌は速い動きで食塊を中咽頭から下咽頭へ押し出す．咽頭括約筋は順次収縮して食塊を押し進め，同時に咽頭筋は下咽頭を引き上げ，中咽頭と下咽頭との距離を短縮する．この結果，食塊が咽頭を通過する時間も短時間ですむ．

咽頭期には，喉頭口は喉頭蓋で閉鎖される．最初，喉頭蓋は上を向いているが，舌骨が挙上し，これに甲状舌骨筋の収縮が加わると，喉頭は前上方に引き上げられる．このため，喉頭蓋の関節部分が引き上げられ，ふたの部分は水平になり，喉頭口が閉鎖される．さら

に披裂喉頭蓋筋が喉頭蓋を沈めるように作用して，喉頭蓋の先端は喉頭口を越えて逆立ちする形になる(図 16-4).

舌骨は，舌骨上筋群と下筋群とをつなぐ中継点である．喉頭を上方に引き上げるためには下顎骨が閉口筋によってしっかり固定され，この下顎骨と舌骨とを結ぶ舌骨上筋群が収縮して舌骨を固定する必要がある．嚥下時，下顎を閉口し，上下の歯列が接触するほどに近づくのは，下顎を固定させるためである．

喉頭は舌骨に引きずられるかたちで引き上げられるだけでなく，前方にも移動する．この前方への移動によって，喉頭と脊柱の間にスペースが生まれ，食道が拡張する余裕ができる(図 16-4,b)．通常，食道はつぶれたチューブのように喉頭と脊柱とに押しつぶされているが，食物が通るときには開大して圧を下げる．

嚥下時，食塊の一部が喉頭蓋の上をのり越えて通過することもあるが，多くは喉頭口の左右にある梨状陥凹とよばれる側方通路を流れる．エックス線ビデオの例では，食塊が右の梨状陥凹を流れている(図 16-5,a，左上矢印).

この時期，気道への食塊の流れ込みを防止する機構としては，喉頭蓋による気道の閉鎖だけではなく，声帯が緊張して声門裂を閉鎖し，さらに，呼吸も停止(嚥下性無呼吸)することで，食塊を気管内に吸い込まないようにしている．

6　嚥下と姿勢

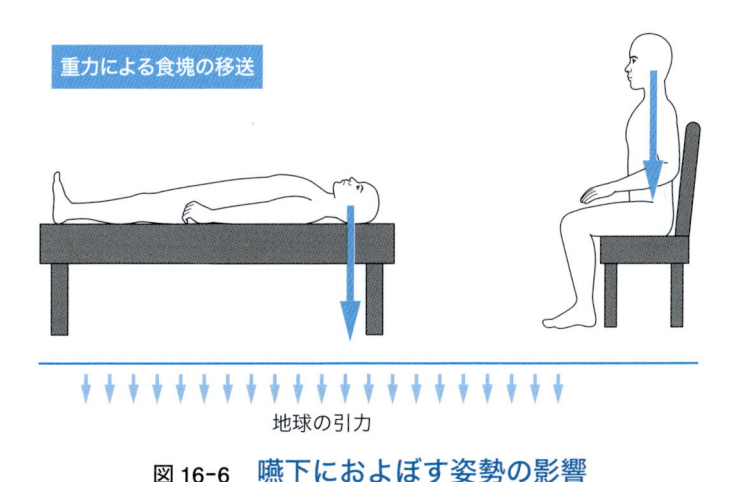

図 16-6　嚥下におよぼす姿勢の影響

嚥下は，食物を口腔から胃に送り込む運動であるが，その原動力は食物にかかる圧力である．食物は，舌や咽頭収縮筋などによってつくられる圧の差(食塊の上部＞下部)により移

動する．圧差は，筋が順序よく収縮することによってつくられる．食道や腸の筋は，チューブから中身を絞り出すような運動(蠕動運動)で圧差をつくり出している．しかし，食物を動かす原動力は，筋が収縮してできる圧差だけではなく，食物に働く重力も重要である．このことは，食事の姿勢が重要であることを示している．普通，ヒトは食事をするときには座位をとる．この姿勢であれば口腔から胃までが地面に対して垂直であるため，重力だけでも食塊は下方に移動する(図 16-6)．

しかし，仰臥位で食事をすると，食物に作用する重力は，食道とは直角になり，食物を食道へ送り込む力にはならない．食物を横向きに胃まで移送するためには，関連する筋が順序よく適切に機能する必要がある．したがって，筋力の衰えた人では姿勢に注意を払わないと，食物が胃までスムーズに送り込めない．それどころか，腹腔内圧を高める筋(腹筋や横隔膜)が働くと，胃の内容物は食道やさらには咽頭まで戻りやすくなる．食道括約筋の働きが弱いときには，胃の内容物が逆流し，誤嚥する場合もある．このような人では，食後は十分な時間(約 2 時間)イスなどに座らせ，腹に圧が加わらないように注意する必要がある．

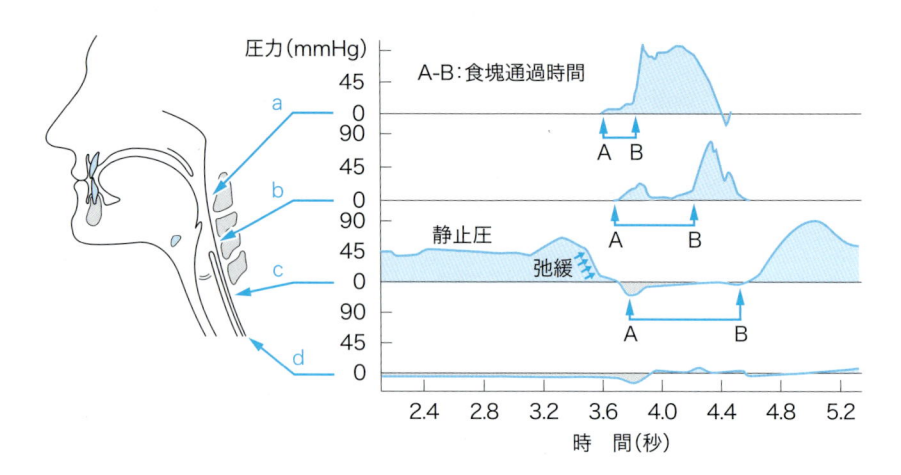

図 16-7　嚥下時の咽頭や食道に発生する圧(McConnel et al., 1992 より一部改変)
横軸：バリウムが各測定部位を通過したときの時間
縦軸：各部位の圧の大きさ
(山田好秋：よくわかる摂食・嚥下のメカニズム 第 1 版, 医歯薬出版, p.91, 2004 より)

咽頭期の食塊移動速度および移動量は，咽頭内に生じる圧の変化により決まる．実際にバリウムを飲んだときの咽頭や食道に発生する圧は変化する(図 16-7)．中咽頭から咽頭・食道移行部に 4 つの圧センサーを設置して，バリウム通過時の圧変化を経時的に測定した例を図に示す．なお，A, B はそれぞれの部位を通過するとき，食塊が到着した時間と，食塊が通過し終わった時間を示している．a, b, c と下方であればあるほど食塊が通過するのに要する時間(A と B の時間間隔)は長くなっている．

ここで重要なことは，咽頭では食塊が通過するまではほとんど圧はつくられておらず，

食塊が通過した直後に，圧を高めて食塊を食道に向けて押し出していることである．一方，食道上部では，通常は筋が収縮して，食道を締め付けて食物の逆流を防いでいるが，食塊が近づくと，弛緩して圧を低めて，食塊の通過を助けている．食塊通過後は，再び収縮して食塊を押し出すとともに，食塊の逆流を防いでいる．

7　嚥下の神経性制御機構

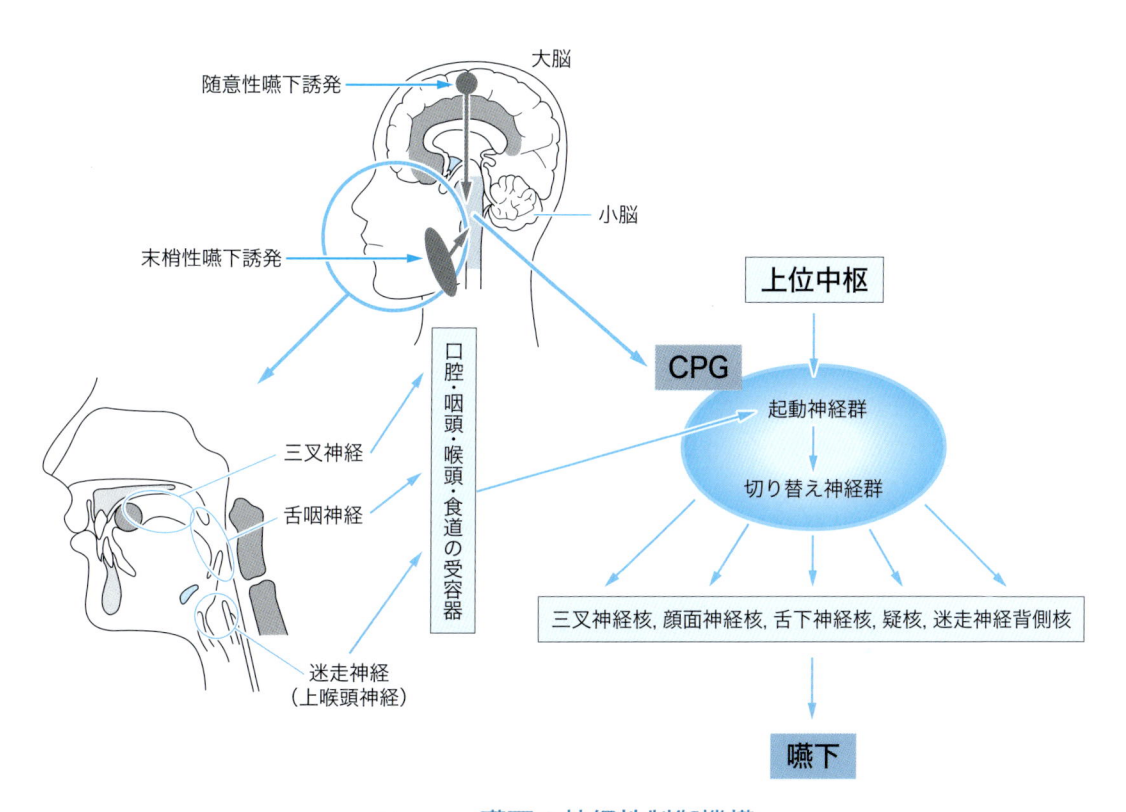

図 16-8　嚥下の神経性制御機構

嚥下は，随意的に誘発できるだけでなく，中咽頭を機械刺激することでも誘発できるが，両者は互いに影響しあっていて，純粋に一方の刺激だけで嚥下を誘発することは困難である．たとえば，嚥下するものが何もない状況で意識的に嚥下を行うことを空嚥下とよぶが，空嚥下は最初の1, 2回は容易にできるものの，繰り返すと誘発が困難となる．このとき，少量でも水を咽頭に滴下すれば，嚥下は再び容易に誘発できる．逆に，中咽頭の特定部位を刺激しても必ずしも嚥下は誘発できない．むしろ吐き気を催す絞扼反射のほうが容易に誘発できる．

嚥下誘発に関連した感覚は，口腔，咽頭および喉頭の味覚，触覚および温度覚と痛覚などの感覚受容器とで受容される．嚥下のための特別の受容器があるとは考えられず，三叉

神経，舌咽神経および迷走神経(上喉頭神経)によって受容器から脳幹へ伝えられる入力が，末梢性入力の主役であると考えられている(図16-8)．なかでも，上喉頭神経を経由する求心性神経の閾値がもっとも低い．

嚥下を誘発する中咽頭および喉頭の刺激は，無呼吸，吐き気，嘔吐および咳など，まったく異なった応答も誘発する．いずれの応答も同じ受容器が刺激を受容してはいても，与えられる刺激のパターンが異なることから，誘発される応答に違いが生じると考えられている．たとえば，これらの部位を強く刺激したときには，嘔吐反射は期待できても，嚥下反射を誘発することは経験的に期待できない．

嚥下は，大脳皮質などの上位脳を電気刺激することによっても誘発できる．1次運動野の電気刺激では誘発されないが，中心前回の前側方部を刺激すると，咀嚼様運動に伴う嚥下が観察される．ウサギや羊を使った実験から，大脳皮質の運動野外側部に強力な嚥下誘発作用をもつ部位があることがわかっていて，随意嚥下に関係する部位であると考えられているが，その実態は不明である．

嚥下の皮質遠心路は，孤束に終わっていて，孤束核領域の損傷は上喉頭神経刺激による嚥下ばかりではなく，皮質を刺激して誘発できる嚥下をも抑制する．すなわち，中枢性(随意性)嚥下も，末梢性(反射性)嚥下も，どちらも延髄にある孤束核にその情報を送って，嚥下を誘発している．球麻痺の人はこの孤束核を障害される可能性が高く，そうなると，どのような訓練をおこなっても嚥下反射そのものの誘発はできなくなる．また，嚥下には大脳皮質からの入力も不可欠である．脳血管障害の人では障害部位が大きいと，たとえ嚥下中枢が障害されていなくても，嚥下障害を発症するケースが出てくる(症状が脳幹部の障害，球麻痺に似ているので，仮性球麻痺とよばれる)．

生理学では，咀嚼運動や呼吸運動などの反射的または半自動的に行われる運動のプログラムが存在する部位を中枢とよぶが，必ずしも形態学的に限局した部位を意味するものではない．嚥下は孤束核と延髄網様体の介在神経群によって制御されている．これら脳幹にある介在神経群が，機能的にみて嚥下中枢と考えられている．Jeanによって提唱された仮説によれば，嚥下中枢は，孤束核とその近傍の介在神経で構成される起動部分と，疑核の背側にある外側網様体の介在神経で構成される切り替え部との2つの部位からなる．

起動部分へは，三叉神経，舌咽神経および迷走神経，さらには上位脳を介する入力が収束している．これらの入力がある一定の基準を超えると，嚥下プログラムは起動される．食塊が口腔から胃へスムーズに移動するためには，筋の収縮と弛緩とが順序だって正確に制御されなければならない．起動部分の介在神経群に嚥下の誘発と筋活動の順序とその細かなタイミングがプログラムされている．切り替え部の介在神経はこのプログラムにしたがって，嚥下に関与する筋を支配する運動神経核へ発火のタイミングを伝える．ひとたび

嚥下反射が起動されると，随意的には止められない．

　嚥下中枢は嚥下運動に特有な筋収縮のタイミングと順序とを決定している．したがって，運動神経の集合体の1つが破壊されると，破壊された運動神経につながっている筋は収縮できなくなるが，嚥下中枢はこれを無視してプログラムどおりに筋収縮指令を送り出す．その結果，筋の収縮順序が変わることや，嚥下が途中で止まることはない．麻痺をおこした筋は，この一連の筋活動から単に脱落するだけである．しかし，嚥下中枢の起動部が破壊されれば，筋が正常に収縮できたとしても嚥下を誘発することはできない．

17 吸啜

　吸啜運動は，咀嚼運動と同様に下顎や舌が協調しておこなわれるリズミカルな口腔運動である．乳汁の圧出・吸引・嚥下の3相の運動で構成され，下顎は乳汁の圧出相では閉口しながら前方へ移動し，また，吸引相では開口しながら後方へ移動する．1回の吸啜周期は平均0.6～0.8秒で，陽圧相は短く陰圧相が長い．すなわち，吸啜中，顎はすばやく閉口し，ゆっくり開口している．

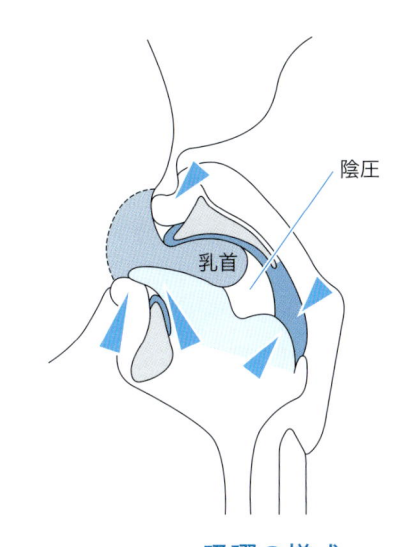

図17-1　吸啜の様式
(中村嘉男，森本俊文 編：基礎歯科生理学 第3版，医歯薬出版，1998 より)

　吸啜には舌の働きが重要で，乳首をしごくような波状運動が特徴である．これらの口腔運動により口腔内には50～200 mmHg，またはそれ以上の陰圧が形成される(図17-1)．

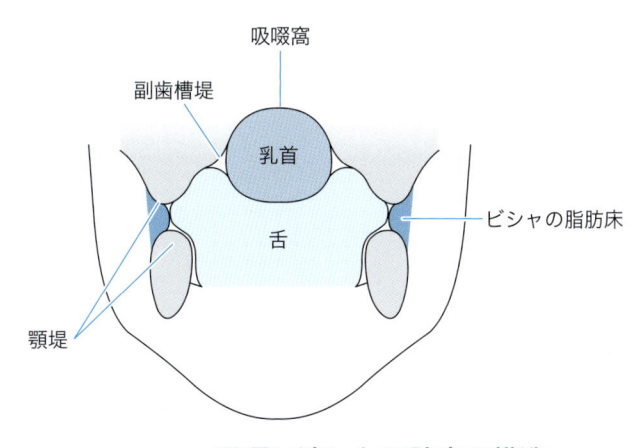

図17-2　吸啜に適した口腔内の構造
(中村嘉男，森本俊文 編：基礎歯科生理学 第3版，医歯薬出版，1998 より)

乳児の口腔には吸啜に適した形態がみられる．たとえば，鼻から下顎のオトガイまでの下顔面の長さが短く，生後5か月頃までは歯の萌出がない．このため，口腔の容積が非常に小さく，口腔内を陰圧にしやすい．また，上顎顎堤の内側には線維組織からなる副歯槽堤があって，口蓋中央部に乳首を安定させるくぼみ(吸啜窩)を形成する．乳首はここに舌で押しつけられ，固定される．頬部内面には吸引時に陰圧を保つのに都合のよいビシャBichatの脂肪床があり，吸啜時には顎堤と舌との間をうめている．そして，閉口時の上下の前歯部顎堤には顎間空隙があり，乳首をくわえやすくなっている(図 17-2)．

　吸啜時，乳児はまず乳首をくわえ，吸啜窩に押しつける．そして，上下の口唇と舌とを乳輪部に当てて固定する．このとき舌の側縁部は高い位置に保持され，乳首は舌と口唇，頬，上顎歯槽堤および口蓋とで取り囲まれる．舌には盛り上がる部分と陥凹部とが順次形成され，乳首を口腔内に向けてしごくような波状運動がおこる．このとき，舌尖は口唇とともに口腔前方を閉鎖する．口腔後方は軟口蓋と舌根部とが強く接していて，口腔は前方と後方とが閉鎖された状態になる．口腔が閉鎖された状態で舌に波状運動がおこると，舌と口蓋とで囲まれた空間の容積が変化するため，陰圧が形成され，乳汁の射出を促す．

　哺乳時の嚥下は乳汁を口腔内にためて一塊とし，咽頭から食道へと送り込む場合と，吸啜運動中に乳汁の一部を中咽頭から下咽頭へと送り込み，しばらくしてから嚥下反射がおこり食道へ送り込む場合とがある．嚥下時には，乳児でも軟口蓋は咽頭後壁に接して気道を閉鎖し，呼吸を抑制して乳汁を飲み込むが，呼吸抑制が非常に短時間であるため，呼吸と同時に嚥下がおこなわれているようにみえる．吸啜に関する行動は胎児期から観察され，胎生8週頃には口の周囲に刺激を与えると周囲の筋に運動がおこり，12週頃には羊水を飲水し始める．

18 嘔吐

1 嘔吐の誘発および中枢

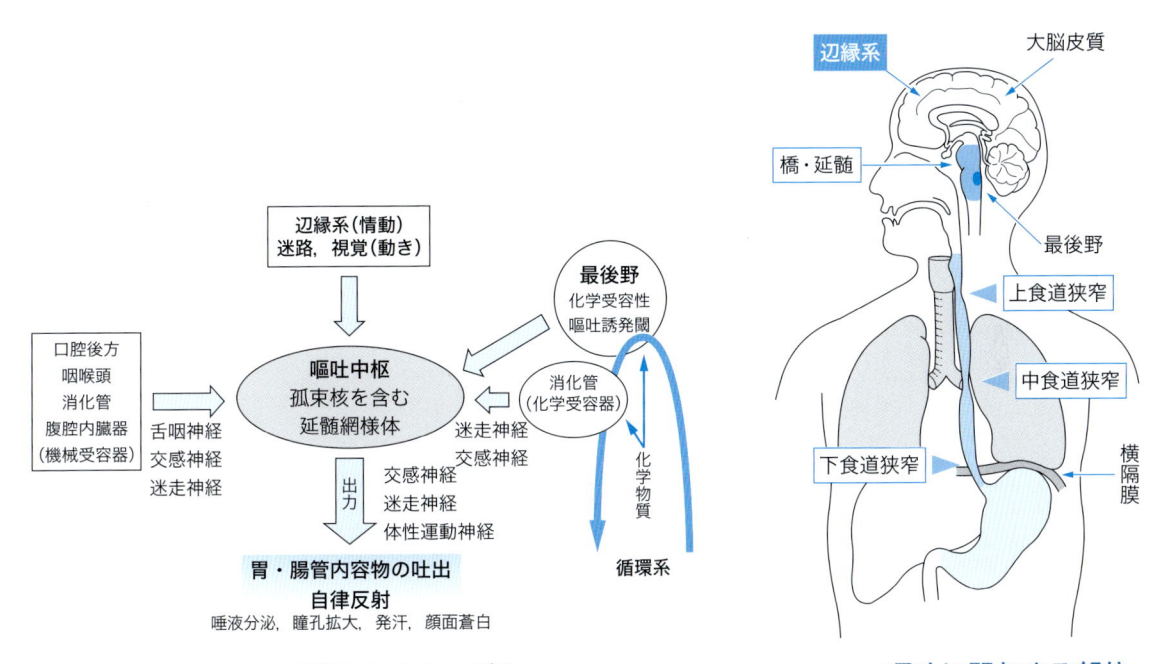

図 18-1 嘔吐のメカニズム
(山田好秋：よくわかる摂食・嚥下のメカニズム 第1版，医歯薬出版，p.118，2004 より)

図 18-2 嘔吐に関与する部位

　嘔吐は，中咽頭などの上部消化管粘膜に強い機械刺激や化学刺激が加わったとき，脳圧亢進や胃・十二指腸・子宮・膀胱の膨張など，さまざまな原因により誘発される．基本的には悪心や嘔吐は毒物を摂取したときに，これを排除しようとしておこる合目的的な応答であり，重要な防御システムとして消化器系や体を外来の毒から守っている．また，心因性にも誘発され，子どもによっては随意的に嘔吐を引きおこす．一方，妊娠や乗り物酔いなど，嘔吐が防御機構として役立つとは考えられない原因でもおこり，化学治療や放射線治療の副作用としておこる場合もある．これらの末梢情報は，舌咽神経，交感神経および迷走神経などの求心路を経て，延髄網様体にある嘔吐中枢で統合され，嘔吐がおこる（図18-1）．

　一方，嘔吐誘発物質は循環系を介して，延髄の最後野にある化学受容性嘔吐誘発域 chemoreceptor trigger zone（CTZ）に作用する．また，腸管や腹膜に局所的な障害をおよぼす化学物質は，消化管の化学受容器で受容され，延髄の嘔吐中枢に伝えられる．嘔吐中枢は交感神経，迷走神経および体性運動神経を介して，胃・腸管内容を口腔外へ吐出する（図18-1）．

このとき，横隔膜と腹筋が収縮して腹腔内圧を著しく高め，その圧は約 100 mmHg にも達し，その結果，胃の内容物は食道を逆行し，口腔から外へ吐き出される．このとき，食道狭窄部は開大するが，声門は閉鎖して吐物の気管内流入が防止される．それと同時に，唾液分泌，瞳孔拡大，発汗および顔面蒼白などの自律反射を伴う(図 18-2)．

2　嘔吐様反射

　口腔後部や咽頭部の刺激は，吐物を伴わない嘔吐様の絞扼反射 gag reflex も誘発する．絞扼反射は嘔吐とかなり類似しているが，吐物を伴わないだけでなく，自律神経系の応答が少なく，開口度も小さいという特徴がある．中咽頭および下咽頭の刺激は，嚥下，無呼吸，吐き気，嘔吐および咳など，まったく異なった応答を誘発する．いずれも同じ受容器が関与するが，刺激のパターンが異なるため，このような正反対の応答が誘発されると考えられている．

19 感 覚

生体は，内外の環境変化に関するさまざまな情報を刺激として受容する．これらの刺激はそれぞれに対応する特定の受容器で受容され，神経インパルスに変換される．その情報は求心性線維を介して脳に送られ，大脳皮質や皮質下にある特定の感覚中枢のニューロンが興奮することにより，それぞれ固有の感覚として知覚 perception される．感覚には種 modality，発生部位 location および強さ intensity の要素がある．同一種の感覚には，色や味のように異なった質 quality に分けられるものもある．これらの環境変化を伝える感覚情報をもとに，生体はその目的にあったさまざまな生理機能をはたしている．

1　感覚と受容器の種類

生体が受ける刺激は，機械的エネルギー(触圧覚，聴覚)，熱エネルギー(温度)，光エネルギー(視覚)および化学物質(味覚，嗅覚など)など多種あるが，それぞれにもっとも敏感に反応する特定の受容器が存在する．

表 19-1　受容器の分類と感覚の種類

① 受容器に対する適刺激の種類による分類	② 刺激が発生する場所と受容器の所在による分類			
	外受容器		内受容器	
	接触性受容器	遠隔受容器	固有受容器	内臓受容器
機械受容器	皮膚感覚 (触覚，圧覚)	聴覚	平衡感覚 深部感覚(運動覚，位置覚)	臓器感覚
侵害受容器	皮膚感覚(痛覚)		深部感覚	内臓痛覚
光受容器		視覚		
化学受容器	味覚	嗅覚		(頸動脈洞反射)
温度受容器	皮膚感覚 (温覚，冷覚)			(体温調節反射)

(本郷利憲，廣重 力，豊田順一 監：標準生理学 第6版第1刷，医学書院，2005，p218 より改変)

一般に，受容器は感覚の種類に対応して特異的である．眼の網膜に対する光のように，ある受容器が特異的に応答する刺激を適刺激といっている．感覚の種類は，受容器の適刺激(表 19-1，①)，存在部位(表 19-1，②)，刺激の発生源(表 19-1：外受容器，内受容器)などにより分類される．

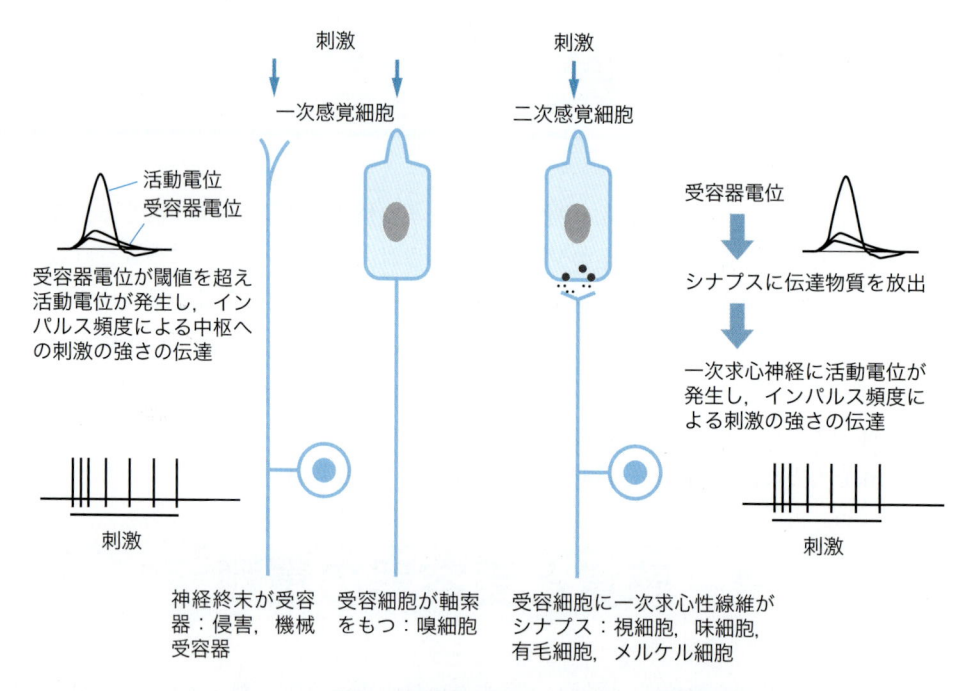

図 19-1　第一次感覚細胞と第二次感覚細胞
感覚神経そのものが受容器をもつ第一次感覚細胞では、刺激を強くすると受容器電位が閾値を超え活動電位が発生し、インパルスが中枢へ伝わる．これに対して、非神経細胞が受容器として働く第二次感覚細胞では、受容器電位あるいは活動電位によりシナプスに伝達物質を放出し、一次求心性神経線維にインパルスが発生する．

　また，感覚細胞はその構造上の特徴から，感覚神経線維そのものが受容器をもつ第一次感覚細胞（触圧覚および嗅覚など）と，感覚神経とシナプス結合する非神経性細胞が受容器として働く第二次感覚細胞（視覚および味覚など）とに分類される（図 19-1）．

2　感覚の発生機構と特性

1）受容器電位と活動電位

　受容器に適刺激を加えると，その感覚細胞は受容器電位を発生する．受容器は物理化学的エネルギーを電気的エネルギーに変換する．機械受容器では物理的な外力が受容器膜に変形をおこさせて，イオンチャネルを開閉させる．また，味細胞では味物質がレセプターと吸着することにより，G-タンパク質，酵素およびセカンドメッセンジャーを介してイオンチャネルを開閉し，イオン電流を発生させ，受容器電位を生じさせる．第一次感覚細胞では，刺激を強くすると受容器電位が閾値を超えて活動電位が発生し，インパルスが中枢へ伝わる．第二次感覚細胞では，受容器電位（あるいは活動電位）によりシナプスに伝達物質を放出し，一次求心性神経線維にインパルスが発生し，その情報が中枢へ伝わる．神経のインパルス頻度の増加によって，刺激の強さが脳に伝えられる．

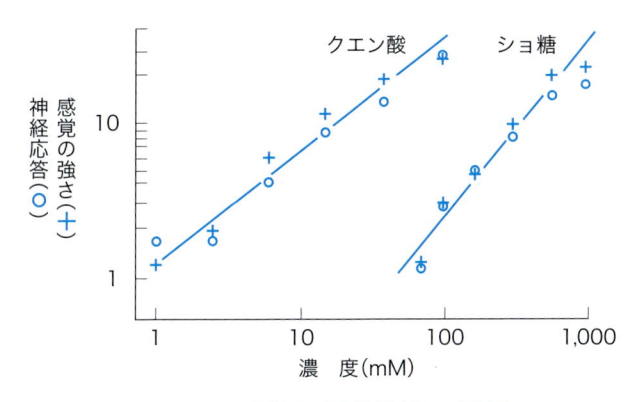

図 19-2　味覚と刺激溶液の関係
味神経応答のインパルス頻度は，味刺激液（クエン酸およびショ糖）の濃度の対数に比例する．応答と濃度との間にはべき関数が成立し，ほぼ同じべき数をもつ直線関係が主観的感覚の強さと濃度との間にも存在する．
(Borg, et al.：*J. Physiol*., 192：17, 1976 より改変)

一般に，インパルス頻度は刺激の強さの対数に比例する（図 19-2）．

2) 刺激の強さと感覚との関係

ヒトにおいても，刺激の強さの対数と感覚の大きさとの間に比例関係があることが実験的に証明されている．ウェーバー Weber は，2 つの物体の重量を比較する精神物理学的実験により，判別できる最小の重量差（弁別閾）ΔS と基準重量 S との比が一定であること，すなわち，

$$\Delta S/S = C$$

と述べている．ただし，C は Weber 比とよばれる定数で，感覚により異なり，触覚 1〜2％，視覚 2〜3％，圧覚 3％，痛覚 7％，聴覚 10％，味覚 5〜15％，嗅覚 20〜40％である．

フェヒナー Fechner は，感覚の最小強度は Weber 比に比例すると仮定し，$\Delta I = K \cdot \Delta S/S$ を積分して，

$$I = K \cdot \log(S/S_0) \quad (I：感覚の強度，S：刺激強度，S_0：刺激閾値，K：定数)$$

を導き出した．これをウェーバー-フェヒナーの法則という．

その後，スティーブンズ Stevens はべき関数のほうがさらに正確に感覚の強さを表すとし，

$$I = k(S - S_0)^n \quad (k と n は定数)$$

を導いた．これをスティーブンズの法則（べき関数の法則）という．べき数 n は感覚によって異なり，おおよそ，視覚：0.3，聴覚：0.6，味覚：1.3，冷覚：1.0，温覚：1.6，痛覚：3.5 である．

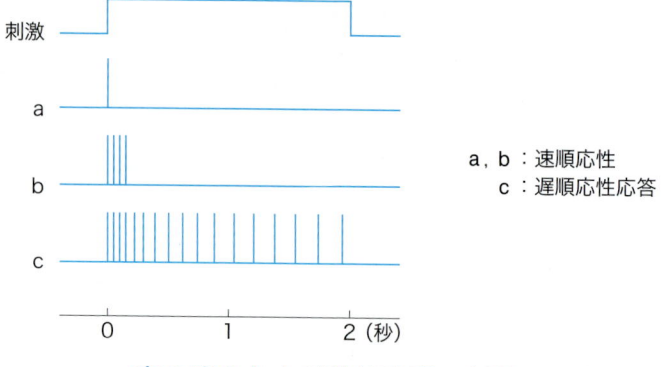

図 19-3 一定の強さおよび持続時間の刺激を受容器に与えたとき，感覚神経に現れるインパルスパターン
(本郷利憲，廣重 力，豊田順一 監：標準生理学 第6版第1刷，医学書院，2005，p.222 より)

a，b：速順応性
c：遅順応性応答

　一定の強さの刺激を持続して与えているにもかかわらず，感覚神経におこるインパルスの頻度が減少することがある(**図 19-3**)．この現象を順応という．順応は，各感覚器の受容器膜における刺激受容過程，エネルギー変換による受容器電位の発現過程，そして，第二次感覚細胞の場合はシナプス伝達過程の特性に影響される．なお，嗅覚および触覚は順応しやすく(速順応性)，痛覚，位置感覚および味覚などは順応しにくい(遅順応性)．

3　体性感覚

　体性感覚は，皮膚感覚と深部感覚とに分類され，内臓および脳以外の身体組織，すなわち，皮膚，粘膜，筋および腱などに存在するさまざまな受容器の興奮が，体性感覚神経によって脳に伝えられておこる感覚である．

1) 皮膚感覚

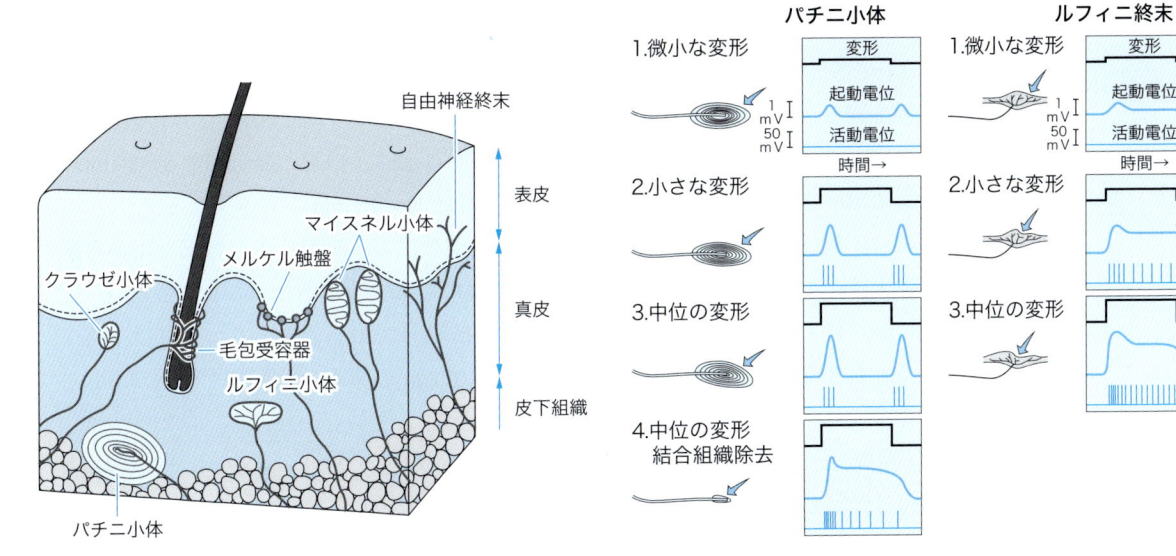

a：皮膚の感覚受容器
メルケル触盤：無毛部表皮胚芽層
マイスネル小体：真皮乳頭部
ルフィニ小体：真皮下層
パチニ小体：真皮下層や皮下組織内に存在する．

b：パチニ小体とルフィニ小体の刺激応答特性
パチニ小体とルフィニ小体に機械的な変形を与え，電位を測定すると，微小な変形(1)では起動電位は生じるが活動電位は発生しない．小さな変形(2)では，パチニ小体で変形の開始と終了時とに起動電位が発生し，活動電位が生じる．ルフィニ小体の起動電位は連続的で，インパルスも連発する．中位の変形(3)では，起動電位とインパルス頻度が増大する．パチニ小体の結合組織を除去して中位の変形を加えると(4)連続的な起動電位が発生し，インパルスも連発する．パチニ小体の興奮特性は，結合組織の殻によることがわかる．

図 19-4　皮膚の感覚受容器
(大地陸男：生理学テキスト 第3版第4刷，文光堂，2001，p128，p133 より)

　皮膚は機械的，温度および侵害刺激を受容し，触圧覚，振動感覚，温覚，冷覚および痛覚がおこる．受容器は，皮膚内に点在する神経終末である．その先端部の形態は無髄の自由終末，膨化した終末(ルフィニ小体)，被覆性の終末(パチニ小体，マイスネル小体)およびメルケル細胞と接しているもの(シナプスする：メルケル触盤)などがあり，刺激応答特性も異なっている(図19-4)．

(1) 触覚・圧覚・振動感覚

　圧覚は皮膚を圧することによる皮膚局所の変形や変位によっておこり，触覚は圧覚の弱いものと考えられ，皮膚表面や毛先を軽く触れることによりおこる．さらに，弱く持続的な刺激により，擽感(くすぐったい感覚)が生じる．いずれも，弱い機械的刺激によっておこる感覚で，受容器も共通するものが多い．触覚・圧覚受容器は，皮膚変位の大きさ，速さおよび加速度を検出する．変位の大きさの検出には，おもにメルケル触盤やルフィニ小体が働き，これらの受容器は，刺激に対する順応は遅い．速さの検出にはマイスネル小体や

体性感覚

毛包受容器が働き，刺激の順応は速い．加速度の検出にはパチニ小体が働き，順応は非常に速い．触覚・圧覚の閾値(フォン・フライの毛で調べる)は顔面の鼻，口唇および舌で低く(5～10 mg)，指，腹，胸および腕と高くなり(100 mg 前後)，脚，そして，足ではさらに高くなる(150～200 mg)．感覚点(触点，圧点)の密度も体部位によって異なり，もっとも密な鼻や指で 1 cm² 当たり 100 以上であるのに対し，大腿部では 11～13 程度である．感覚の空間的識別性を測る尺度に，2 点弁別閾(皮膚の 2 点に同時に与えられた刺激を 2 点と感じる最小距離)がある．この 2 点弁別閾は指尖，舌で最小(2～3 mm)，口唇，鼻，頬で 5～10 mm，足指，足底で 10～20 mm，腹，胸，背，腕および脚で 30～45 mm と大きくなる．

振動感覚は，数 10 Hz から数 100 Hz の繰り返し刺激によっておこる．音叉を用いた振動感覚の臨床検査がある．皮膚のみならず深部組織にも感受性があり，とくに指先が，感受性が高いが，骨も高い．振動感覚の閾値は 200 Hz 前後で最小値をとり，それ以上高くても低くても大きくなる．閾値振幅は手指掌側が 0.07 μm と低く，体幹部は 6 μm と高い．なお，受容器はパチニ小体である．

(2) 温覚・冷覚

温度感覚は温覚と冷覚とに分けられ，通常皮膚温よりも高いと温覚がおこり，低いと冷覚がおこる．体験的には冷たい，涼しい，温かい，熱い，の諸段階に分けられ，極端な冷たさや熱さは痛み(冷痛，熱痛)をおこす．温度感覚は絶対温度だけではなく，温度変化の速さおよび方向に影響される．同じ皮膚温でも，温度が上昇する場合は温かさの感覚が，下降する場合は冷たさの感覚がおこる．受容器は冷受容器および温受容器で，冷線維と温線維とからなる自由神経終末である．受容器の分子実体の候補としては，TRP イオンチャネル(温受容器：TRPV3，V4，冷受容器：TRPM8 メントールにも応答する)があげられている．感覚点(冷点，温点)は，それぞれ 15℃および 40℃の温度刺激で検出する．両感覚点の分布は，触圧点よりも非常に疎である．すなわち，1 cm² 当たり，温点は顔面や手指で 1～4 個，その他の部位で 1 個以下であり，冷点は鼻で 8～13 個，胸で 9～10 個，そして，指掌で 2～4 個である．

(3) 痛　覚

痛覚は，強い機械的，熱，冷，化学的および電気的刺激(侵害刺激)によって生じる．痛覚情報は，外部の危険から身体を守る生体防御の警告システムとして重要な役割をはたしている．受容器は侵害受容器で，感覚神経 Aδ 線維および C 線維の自由神経終末である．有髄の Aδ 線維は直径 1～5 μm，伝導速度 4～30 m/sec で，鋭い痛みを伝え(第一の痛み)，無髄の C 線維は直径 0.3～1.5 μm，伝導速度 0.4～2 m/sec で，末端に機械的，熱，化学的刺激に応答するポリモーダル受容器があり，鈍い痛みを伝える(第二の痛み)と考えられている．その受容器分子実体として，カチオンチャネルの VR1(TRPV1)，および VRL1(TRPV2)が考えられている．VR1 は唐辛子の辛味成分であるカプサイシン，酸(pH 6 以下)および 43℃以上の熱刺激に応答し，ポリモーダルな侵害刺激を受容する．VRL1 は 52℃以上の熱刺激には応答するが，カプサイシンや酸には応答しない．

2) 深部感覚

　筋，腱，関節嚢など，深部にあって，身体の動きや身体各部の位置関係を知るための感覚である固有感覚と，痛みを伝える深部痛覚とに分けられる．固有受容器(自己受容器ともいう)は体の方向や動きによる機械的刺激を受容する．筋紡錘は筋が伸長することによって，また，腱受容器(ゴルジ腱器官)は腱の張力によって興奮する．関節包のルフィニ小体および骨膜にある自由神経終末も，関節の位置や動きの情報を伝える．深部痛覚は，筋，腱，関節および骨膜から生じる，にぶく，うずくような痛みであり，皮膚の痛覚とは異なる．なお，その局在は現在のところ不明瞭である．

3) 体性感覚の伝導路と皮質投射

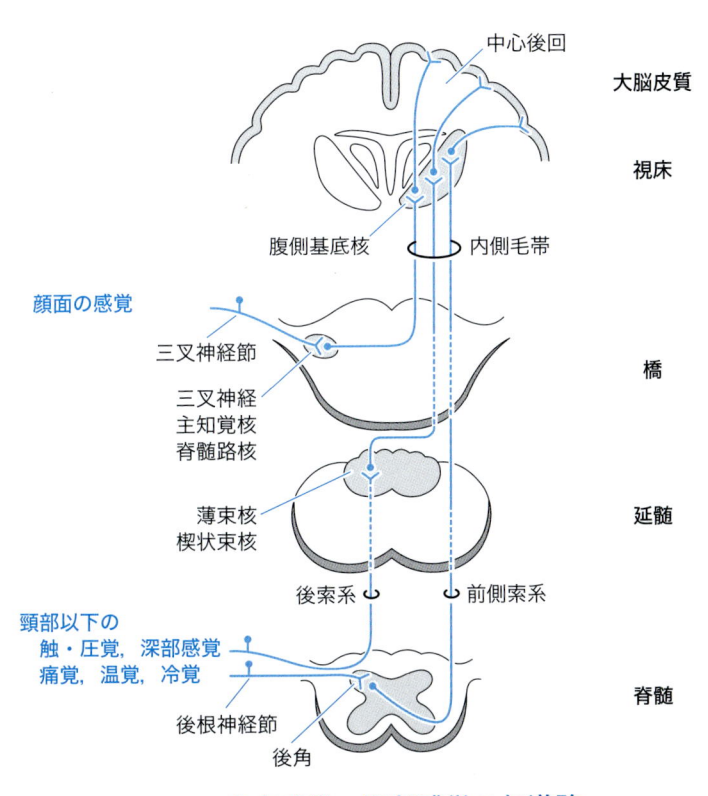

図19-5　皮膚感覚，深部感覚の伝導路
(貴邑冨久子，根来英雄：シンプル生理学 改訂第2版，南江堂，1994，p106より)

　体性感覚を伝える一次求心性線維が脊髄後根部から脊髄に入ると，感覚の種類によってその上行路が分かれる(図19-5)．

　後索路：皮膚の触覚・圧覚や筋，関節の固有感覚を伝える太い有髄線維は脊髄に入り，そのまま同側の後索を上行して延髄に入る．延髄で，上肢からの線維は内側の楔状核の，そして下肢からの線維は外側の薄束核のニューロンにシナプスする．この核から出る二次ニューロンの軸索は，正中線を交叉して反対側の内側毛帯を上行して，視床の腹側基底核

群(VPL, VPM)で終わり，そこでのりかえる(図19-5)．なお，この経路を後索路とよんでいる．

脊髄視床路：触覚の一部，温度感覚および痛覚を伝える細い有髄線維や無髄線維は，脊髄後角に入ると二次ニューロンとシナプスする．二次ニューロンの軸索は正中線を交叉したのち，脊髄の前外側(前索および側索)を上行する．触覚は腹側脊髄視床路で，痛覚および温度感覚は外側脊髄視床路で視床に伝えられる．前側索を上行して，延髄網様体に終わる経路もあり(脊髄網様体視床路)，感覚性入力により網様体賦活系が活性化される．

視床中継核からの三次ニューロンの軸索は，大脳皮質中心溝後回の一次体性感覚野(Brodmannのarea 1, 2, 3)に投射する．二次感覚野は，一次感覚野の下部に接して外側溝(シルビウス裂)の上壁にあり，視床からの投射と同側皮質からの入力を受ける．

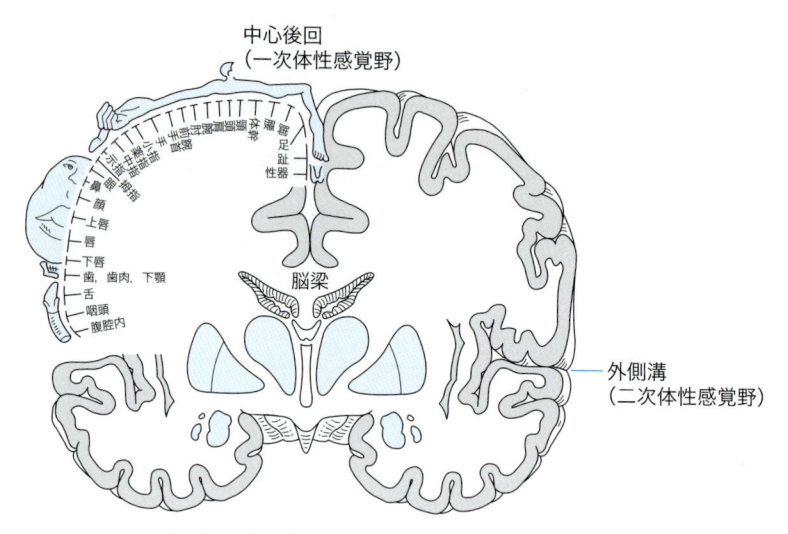

図19-6　ヒト体性感覚野での対部位再現
大脳皮質中心溝後回の一次体性感覚野(Brodmannのarea 1, 2, 3)における脳の額断面図．
(大地陸男：生理学テキスト　第3版第4刷，文光堂，2001, p136より)

中心後回を電気刺激すると，反対側のある特定の体部位に感覚(接触感あるいは圧迫感)が生じる．刺激点をずらすと，感覚の生じる体部位も移動する．反対側の体表が皮質表面に順序だって再現されている(足が上方，頭は下方)．これを体部位局在性再現という．体性感覚野における体部位再現は，体部位の広さに比例せず，手指および顔面など感覚の鋭敏な部位が広い面積を占め，体幹部は狭い(図19-6)．

4 内臓感覚

臓器感覚と内臓痛覚とに分けられる．個体維持および種族保存など，本能や情動行動に緊密に結びついた感覚である．自律神経系の反射を介して，生体恒常性（ホメオスタシス）の維持に重要な役割をはたしている．

1）臓器感覚

空腹感，かわき感，はきけ，尿意，便意および性感覚など，身体内部の状況変化が内臓器官にある感覚受容器で受容されておこる感覚である．消化管や内臓器官の機械的あるいは化学受容器からの情報は，摂食中枢のある視床下部に伝えられ，摂食行動の調節に関与する．長時間食物を摂取しないと，飢餓収縮といわれる胃の収縮運動がおこり，空腹感が強まる．また，食物の摂取により消化管粘膜が機械的に伸展されると，空腹感は弱まる．消化管には多種の化学受容器や温度受容器があって，糖，アミノ酸，ペプチド，脂質や浸透圧および温度などを感受する．肝臓-門脈系にも同様の化学受容機構がある．それらの情報は迷走神経を通じて脳へ伝えられ，とくに，グルコース感受機構からの情報は，延髄や視床下部のグルコースに応答するニューロン群の活動を増幅する．内臓器官でおこる胃の収縮，グルコース濃度の低下（それによるインスリン分泌低下），遊離脂肪酸の増加および熱産生の低下は，いずれも摂食を促進する．したがって，内臓器官や体液などでおこる内部環境の変化は，臓器感覚情報として脳に伝えられ，血液の液性情報とともに延髄や視床下部に収斂し，空腹感の発現や，摂食行動を調節している．

かわき感は発汗などにより水分が失われたとき，その量が体重の約 0.5％に達するとおこる．体液量が減少すると塩濃度が増加し，その結果，わずかに浸透圧も上昇する．視床下部には，体液浸透圧が上昇すると興奮し，飲水行動の発現に関与するニューロン群（飲水中枢：外側野）がある．胃，小腸および肝臓（肝門脈）にも浸透圧受容体があり，その情報は迷走神経を介して視床下部へと伝えられ，飲水行動を調節する．たとえば，高張塩溶液が胃に貯留すると，等張にするために腸に送り出すまでの時間が遅れ，飲水が増加する．一方，体液量も腎臓や副腎，左心房，動脈枝および頸動脈洞などにある伸展受容器で感知され，その情報は迷走神経や舌咽神経を介して，視床下部の視索上核や室傍核へ伝えられる．循環血量の減少の場合，抗利尿ホルモン（バソプレシン），アンギオテンシンⅡおよびアルドステロンの分泌が促進し，その結果，尿量や尿 Na 量は減少し，循環血量は増加する．

2）内臓痛覚

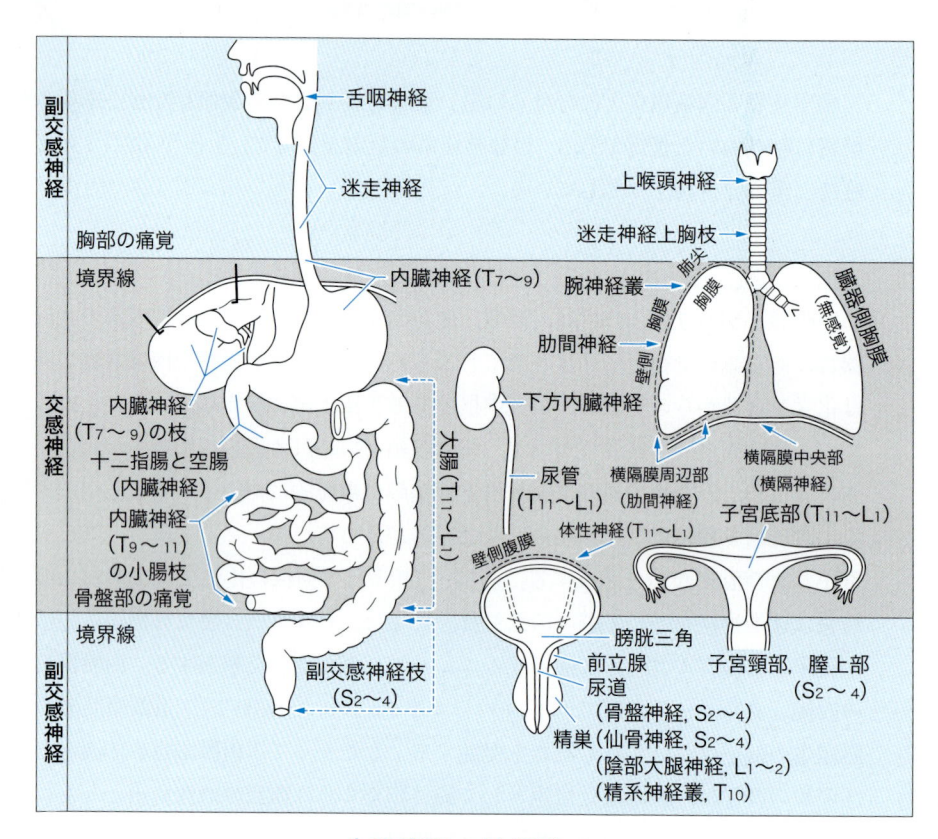

図 19-7　内臓痛覚の神経路(White, 1965 より)
(貴邑冨久子, 根来英雄：シンプル生理学 改訂第2版, 南江堂, 1994, p108 より)

　内臓痛覚 visceral pain は, おもに病的状態において内臓に分布する痛覚神経の末端が刺激されるような内臓器官の急激な拡張, 内臓平滑筋の伸展または強い収縮, 虚血, うっ血, 充血, 炎症や循環障害による発痛物質の遊離などによっておこる. 受容器は自由神経終末であり, おもに腸管壁の, とくに, 腸間膜の付着側に多く存在している. 内臓痛覚の特徴は, 自由神経終末が皮膚に比べて分布密度が低いので, 局在が明確ではないことである. 求心性線維は C 線維で, おもに交感神経系の遠心性線維と並列するように上行して, 内臓神経を通り, その細胞体がある脊髄神経節を経由して, 後根から脊髄に入る. 食道および胸部からの痛みを伝える求心性線維は迷走神経を, 直腸および生殖器は仙髄由来の骨盤神経などを経由して副交感神経系を通る (図 19-7).

3) 関連痛

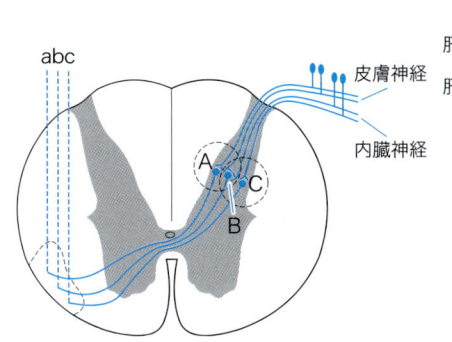

a：脊髄視床路における収斂投射説
A：皮膚の痛覚線維群のニューロンプール
B：皮膚の痛覚線維群と内臓痛覚線維群が同じ分節の二次ニューロンにシナプス
C：内臓痛覚神経群のニューロンプール

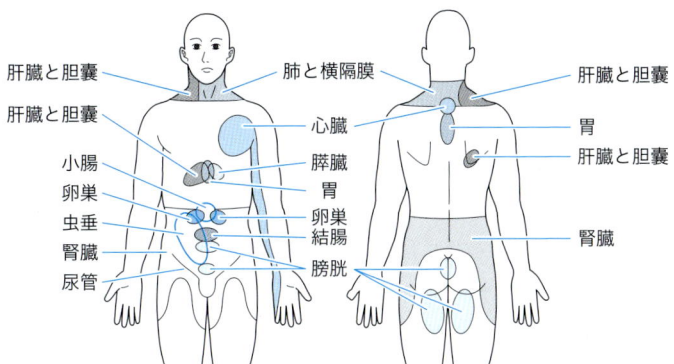

b：内臓痛が放散して感じる皮膚の部位
同じ分節内の皮膚の痛覚神経線維と内臓痛覚神経線維が一部同じ二次ニューロンにシナプスをつくっているために，内臓の痛みを皮膚の痛みとして感じる．
(貴邑冨久子，根来英雄：シンプル生理学 改訂第2版，南江堂，1994, p109 より)

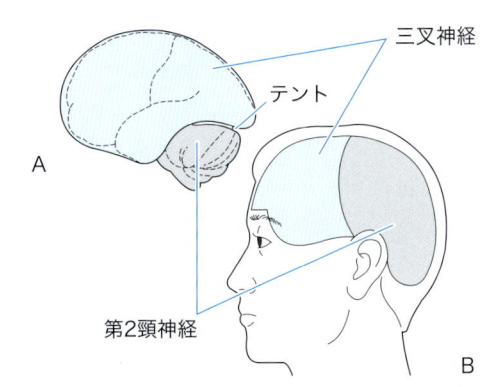

c：頭蓋内の痛み発生部位(A)と関連痛のおこる皮膚や筋の部位(B)
頭蓋内の痛みは髄膜や血管で生じ，大脳と小脳の境にあるテントおよびその上の髄膜は三叉神経，下は第2頸神経で支配され，それが頭蓋外で関連痛をもたらす．血管痛は動脈周囲の交感神経で受容される．
(大地陸男：生理学テキスト 第3版第4刷，文光堂，2000, p140 より)

図19-8 関 連 痛

　　内臓痛覚線維は脊髄後角の脊髄視床路ニューロンとシナプス接続するが，その脊髄視床路ニューロンのあるものは同時に皮膚からの痛覚線維ともシナプス接続する．すなわち，内臓と皮膚からの痛覚求心性線維は，同じ分節の二次ニューロンに収斂し(収斂投射説)，上行性伝導路を共有する．そのため，内臓から疼痛インパルスが上行すると，その求心性線維と脊髄とで同じ分節内に投射する皮膚に広く痛みが放散して別の部位で痛みを感じる．これを関連痛 referred pain という．狭心症の場合，心臓からの痛みは，左胸部から左上腕内側にかけて放散する(図19-8)．また，内臓痛の場合，関連痛による放散痛を感じる以外に，内臓からの反射によって体壁の筋の持続的な収縮を引きおこし，それが原因となっ

てさらに二次的な疼痛をおこす．腹壁が固くこわばる反射的収縮は，臓器の炎症が腹膜におよぶときにもっとも激しくなる．

5　特殊感覚

1）視　　覚

　光を受容することによっておこる感覚を視覚という．眼球には光受容器のある網膜と，それに像を結ばせるための通光器官とがある．網膜で受容された光情報は視覚中枢で処理され，外界の物体の形，色および動きなどが認知される．

(1) 眼球の構造

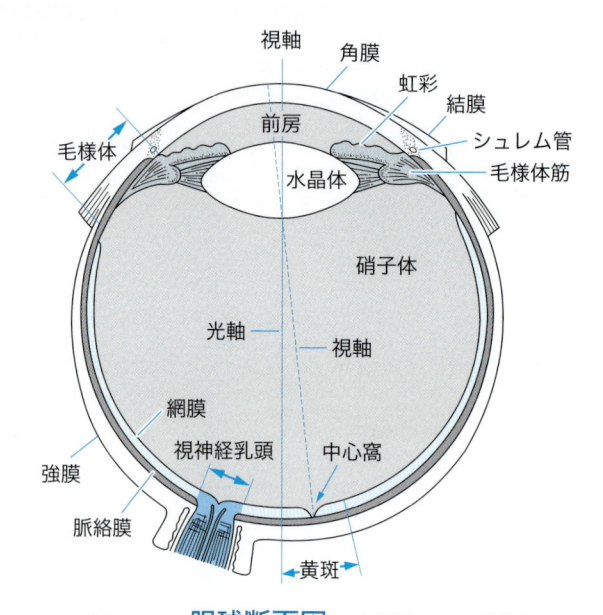

図 19-9　眼球断面図：右眼球の水平断面
（貴邑冨久子，根来英雄：シンプル生理学 改訂第2版，南江堂，1994, p85 より）

　眼球の前方にある角膜，前眼房および水晶体から集光し，硝子体を経て網膜上に受光する．角膜と水晶体とは血管を含まない透明な組織で，その間にある前眼房は透明な液体である眼房水で満たされていて，光はそれらの組織を屈折しながら通過する．眼房水は毛様体で分泌され，シュレム管で吸収される．産出と流出とのバランスで，眼圧（約 20 mmHg）が保たれている．周辺部の結膜から強膜水晶体の前面には虹彩があり，瞳孔散大筋で開き，瞳孔括約筋で狭まり，入射光量が調節されている（瞳孔の直径は 2～8 mm の範囲で変化し，入射量の最小と最大の比は約 16 倍）．水晶体は，毛様小体によって毛様体に連なっている．毛様体筋の緊張・弛緩により，水晶体の屈折率が調節されている．光はさらに透明なゼラチン様物質である硝子体を通過し，網膜に達する．網膜の外側には，脈絡膜と強膜とがある．

脈絡膜は血管に富み，網膜に必要な酸素や栄養を供給している．また，脈絡膜は黒色色素を含み，強膜側からの光を遮断する．

網膜は厚さ約 0.2 mm の層状の神経組織で，光受容器（視細胞）の杆体や錐体のほか，4 種の神経細胞，すなわち，水平細胞，双極細胞，アマクリン細胞および神経節細胞があり，層構造をなしている．視細胞は最内層にあって，光が網膜の全層を通過してから到達する．網膜の前方は，毛様体近くまで伸びている．眼球の後極の約 3 mm 内側に視神経乳頭があり，視神経ならびに血管が出入りしている．そのため，この部位には網膜はなく，光が達しても光覚は感じないため盲斑とよばれている．眼の後極近くには黄色に着色した黄斑とよばれる部位があり，その中央部に中心窩がある．中心窩には杆体はなく，錐体のみが感覚線維と 1 対 1 の対応をしている．ものを注視するときには，中心窩に像を結ばせる（図 19-9）．

(2) 遠近調節

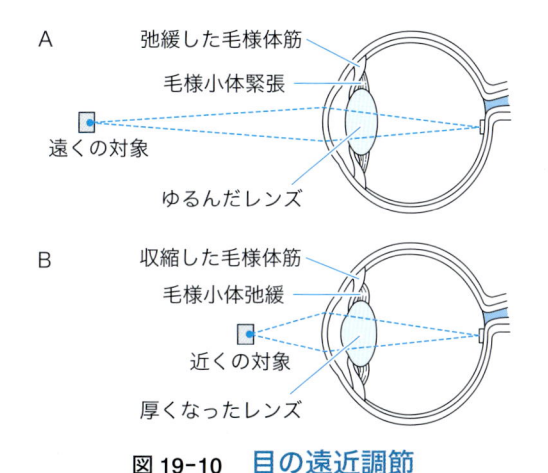

図 19-10　目の遠近調節
（福原武彦，入来正躬 訳　S. Silbernagl, A. Despopoulous：生理学アトラス 第 2 版，文光堂，1992, p303 より）

ヒトでは 7 m より遠い対象を見るとき，光は眼にほぼ平行に入射し，対象の像は調節なしで網膜に焦点が結ばれる．対象がそれよりも近いと，像は網膜のうしろにずれてしまうので，近くをみるときは水晶体による調節が必要になる（図 19-10）．水晶体の屈折力は，毛様体筋の緊張・弛緩で調節される．毛様体筋が緊張すると毛様小体は弛緩する．水晶体は弾性があるので，厚さを増すことによって屈折力を大きくして，近くのものをよく見ることができるようになる．毛様体筋が弛緩すると毛様小体は緊張するので，水晶体は引き伸ばされ，扁平化して屈折力が減少し，遠くのものを見ることができるようになる．

調節休止の状態で明視できるもっとも遠い点を遠点 F，調節努力して明視できるもっとも近い点を近点 N とすると，眼の調節力 A は，$A = 1/N - 1/F$（D：ジオプトリー，N, F の単位はメートル）で求められる．通常，正常な眼（正視眼）では遠点距離 F は無限大（∞）であることから，$1/F$ はゼロとなり，調節力は近点距離 N の逆数 $1/N$ として得られる．眼前 10 cm（0.1 m）まで明視できる人は $1/0.1 = 10D$ の調節力をもつ．

水晶体は年齢とともに弾性を失い，調節力は低下し近点が遠くなる．近点が 25 cm より遠くなった眼を老眼という．そのときは，凸レンズで屈折力を補う必要がある．

(3) 遠近調節異常

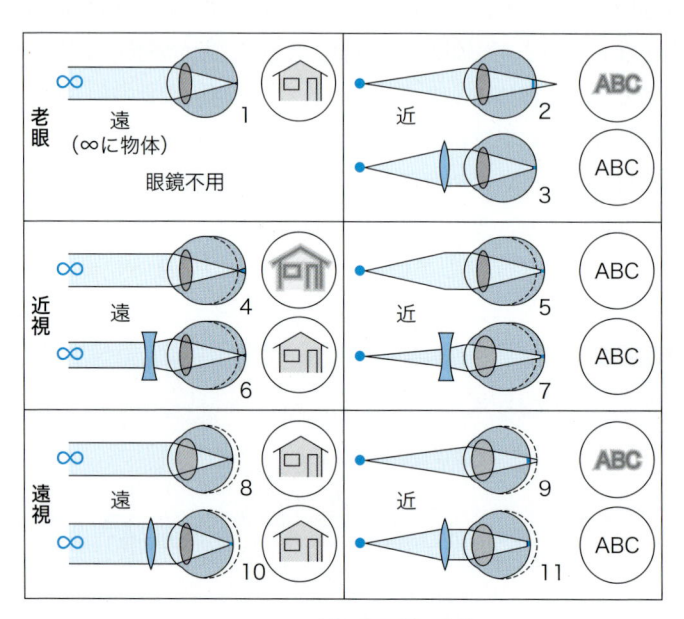

図 19-11　遠近調節異常
（福原武彦，入来正躬 訳　S. Silbernagl, A. Despopoulous：生理学アトラス 第 2 版，文光堂，1992, p303 より）

対象の像が網膜上に正しく結ばれない場合を，不正視(屈折異常)という．不正視には近視，遠視および乱視がある(図 19-11)．遠くの対象(平行光線)が網膜の手前に結像する状態を近視といい，後方に結像する状態を遠視という．それぞれ眼軸が長い，あるいは短いためにおこる場合が多く，その矯正には，凹レンズあるいは凸レンズを用いる．すなわち，老眼(老視)では遠くを見るときは何ら障害ない(老眼 1)が，近くを見るときは焦点が合わない(老眼 2)ので，凸レンズで矯正しなければならない(老眼 3)．近視では，平行光線が網膜の前ですでに像を結んでしまう(近視 4)ので，遠点は近視では近くにある(近視 5)．したがって，平行光線がこの遠点からくるように凹レンズを用いて矯正する(近視 6, 7)．遠視では眼球が短い(遠視 8)ので，遠くのものを見るときは，近くで像を結ぶように調整する必要がある．また，近くを見るときも屈折力が十分でない(遠視 9)ので，いずれにせよ凸レンズで矯正する必要がある(遠視 10, 11)．また，平行光線がどこにも結像しないとき，それを乱視という．角膜の曲率が水平方向と垂直方向とで著しく異なる場合を正乱視といい，円柱レンズで矯正する．角膜表面に凸凹がある場合は不正乱視とよばれ，コンタクトレンズで矯正する．

(4) 網膜における光受容機序

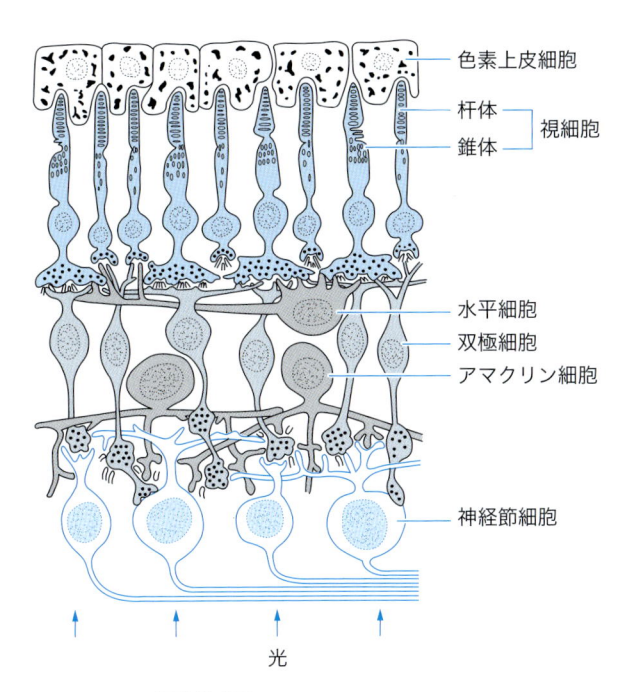

a：網膜模式図（Boycott and Dowling, 1966 より）
下が眼球硝子体側．光は網膜の全層を透過し，視細胞で受容される．

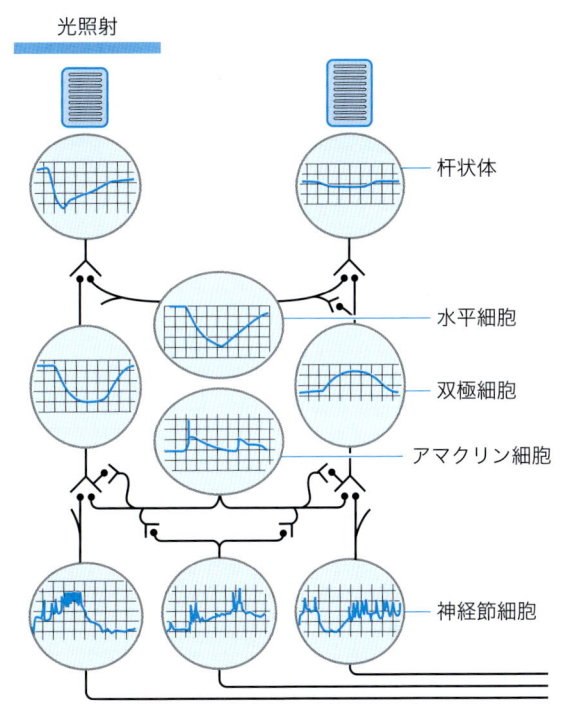

b：網膜内細胞の光に対する反応（細胞内記録）
（Dowling, 1970 より）
各細胞間のシナプス結合を示す．左側の杆状体は，光の照射を受けて過分極反応をおこしている．右側の杆状体は持続的に弱い光の照射を受けている．
視細胞で発生した受容器電位は，双極細胞を経て神経節細胞に伝えられる間に水平細胞とアマクリン細胞とから修飾を受ける．神経節細胞にいたって，伝導性の活動電位が生起される．

図 19-12　網膜における光受容機序
（貴邑冨久子，根来英雄：シンプル生理学 改訂第 2 版，南江堂，1994，p85，p88 より）

網膜に達した光は，光受容器（視細胞：ニューロンの一種）の杆体と錐体とにある光感受性物質（視物質）に化学変化をおこさせることによって，受容器電位を発生させる．その情報は双極細胞，さらには神経節細胞にシナプス伝達され，神経節細胞の軸索により脳へ伝えられる．水平細胞とアマクリン細胞とは抑制性ニューロンで，水平細胞は視細胞と双極細胞とに，アマクリン細胞は双極細胞と相互にシナプス連絡し，視細胞から神経節細胞に至る情報伝達を修飾する（図 19-12）．

① 視物質

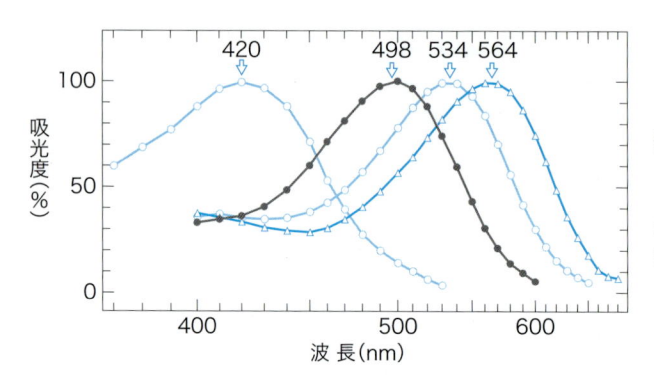

図 19-13 ヒトの錐体および杆体視物質の吸収スペクトル
(Bowmaker and Dartnall : *J. Physiol.*, 1980 より)

顕微分光法によって測定された杆体(黒線)と三種の錐体外節中の視物質の吸収スペクトルの平均値.
最大吸収波長は青物質：420, 杆体：500, 緑：530, 赤：560 付近

　視細胞の外節は数 100 から数 1,000 の扁平な円盤が層状構造をなしていて，視物質が分布する．杆体視物質はロドプシン rhodopsin といい，赤く見えるので視紅ともよばれる．ロドプシンは，ビタミン A のアルデヒドであるレチナールとオプシンというリポタンパク質とが結合したものである．オプシンは G タンパク質結合型受容体で，7 回膜貫通型構造をもっている．発色団であるレチナールが，光刺激によって構造変化をおこす．錐体視物質もレチナールとオプシンとの結合したものであるが，杆体視物質とは構造が異なる（相同性 40％）ので，錐体オプシンとよばれている．吸収スペクトルの測定では 420, 530 および 560 nm 付近に最大吸収がある青，緑，赤物質と，それに対応する 3 種の錐体の存在が示唆されている（図 19-13）．

② 受容器電位の発生

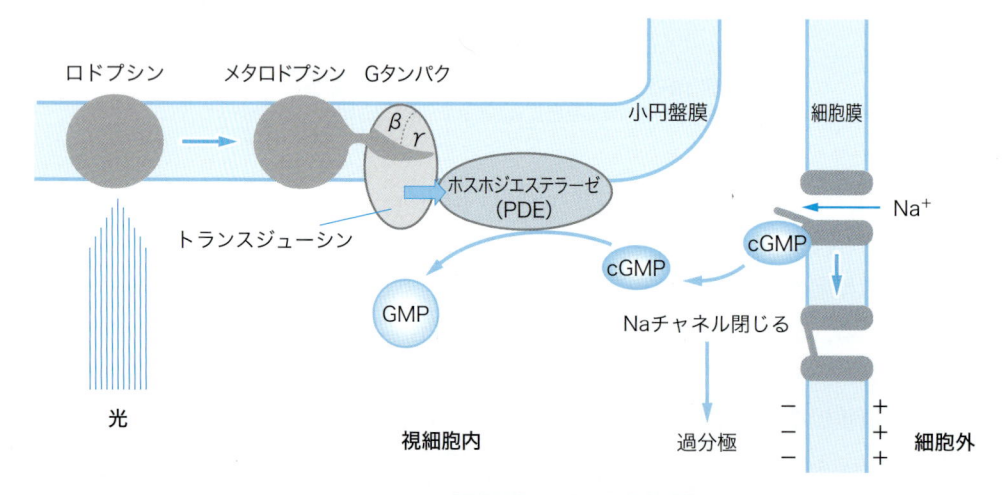

図 19-14　視細胞の光受容機構
光 →ロドプシンが構造変化しメタロドプシンに →トランスジューシンを介し PDE 活性化 →cGMP 減少で Na チャネル閉じる →視細胞過分極
(福原武彦，入来正躬 訳，S. Silbernagl, A. Despopoulous：生理学アトラス 第 2 版，文光堂，1992, p305 より)

視細胞のロドプシンが光刺激によって構造変化すると，Gタンパク質のトランスジューシンを介して酵素反応(フォスフォジエステラーゼ：PDE)がおこり，cGMPが減少し，Naチャネルが閉鎖し，細胞は過分極の応答をする(図19-14)．光が弱まると，逆の過程を経てNaチャネルが開き脱分極する．脱分極によりCaの流入がおこり，シナプス伝達物質(グルタミン酸など)が放出される．双極細胞にはグルタミン酸の受容により，脱分極するoff型と過分極するon型とがある．すなわち，光の減弱と増大の両方向の変化とに，それぞれ逆の応答を示す細胞がある．神経節細胞は，網膜における活動電位(インパルス)を発生する唯一のニューロンである．光刺激がない状態で自発的に活動電位を発生しており(20〜50インパルス/sec)，双極細胞とアマクリン細胞とからのシナプス伝達により，インパルスが減少するものと増加するものとがある．神経節細胞の軸索である視神経はヒトの一眼で約100万本，視細胞の数は杆体1億，錐体600万といわれているので，神経節細胞で情報の集束がなされている．

(5) 視覚の中枢経路

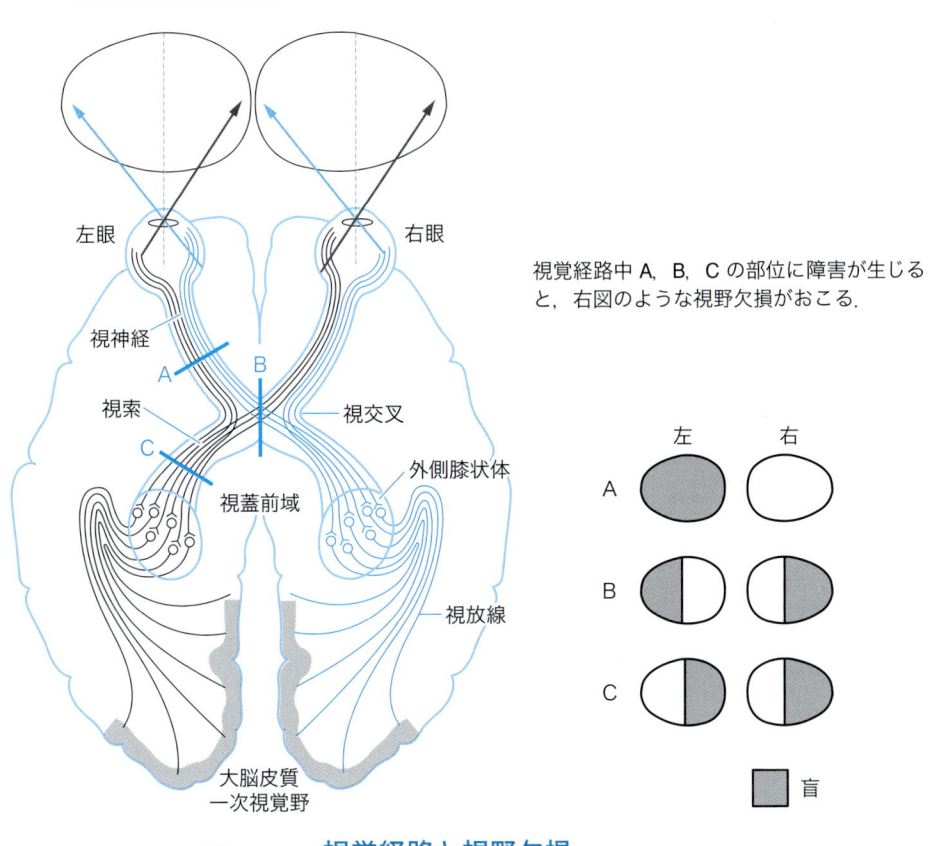

視覚経路中A，B，Cの部位に障害が生じると，右図のような視野欠損がおこる．

図 19-15　視覚経路と視野欠損(Homans, 1941 より)

　網膜から出た視神経は，視交叉でその半分の線維が交叉して視索となり，外側膝状体へ達する．ここでニューロンを変えて，大脳皮質の後頭葉にある一次視覚野に投射する．視覚経路の各部位で，線維の配列は常に一定に保たれていて，網膜のある一点から出た線維は視覚野の特定の部位に投射する．経路の一部に障害があると，それに対応した視野の欠

特殊感覚　187

損がおこる．視神経は耳側の半分が交叉しないので，一側の視索の切断は，おのおのの眼の，視野の対側部分の欠損する半盲症をもたらす(図 19-15)．

(6) 視野と視力

眼の前の一点を固視したまま，見ることのできる範囲を視野という．単眼の視野は，内側が鼻に，上下は瞼に妨げられているため，一般に外側が広い卵形になる．固視点の約 15 度外側に盲点があり，視細胞を欠く視神経乳頭に対応している．2 眼の視野の中央部が一致するので，両眼視できる．両眼視は物体の奥行き，立体感の認知に重要な役割をはたしている．

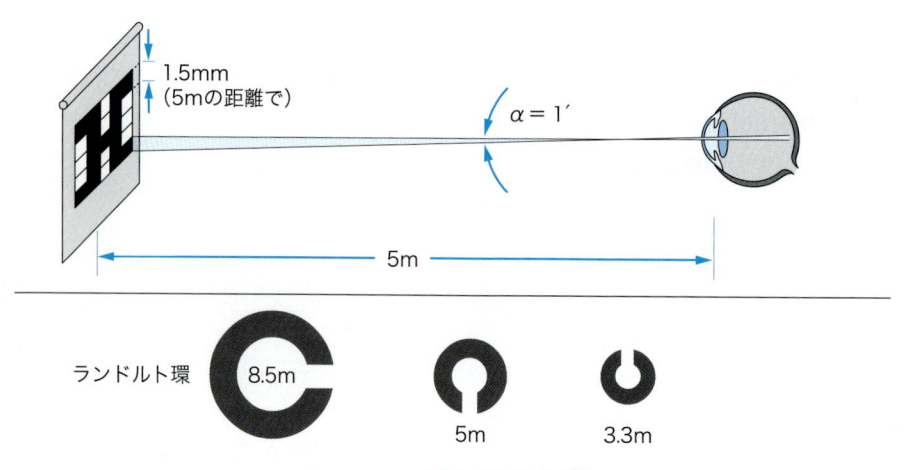

図 19-16　ランドルト環

正常な目は 2 点から来る光が互いに 1 分以上の角をなしているとき，2 点を識別できる．ランドルト環の切れ間の幅 s は黒い線の幅と等しく，環の直径の 5 分の 1 である．環の切れ間はそれぞれ 8.5 m，5 m，3.3 m の距離から見たときに，1 分の角度に対応している．
(福原武彦，入来正躬 訳，S. Silbernagl, A. Despopoulous：生理学アトラス 第 2 版，文光堂，1992，p305 より)

眼の 2 点弁別閾を視力と定めている．2 点を 2 点として識別できる最小距離を視角(分単位)として換算し，その逆数で表している．測定には，ランドルト環 Landolt ring(図 19-16)を用いて，その切れ目の方向を判定させる．

(7) 暗順応

明るい場所から暗い場所に入ると，最初まったく見えないが，徐々に見えるようになる．これを暗順応という．暗順応は，瞳孔散大にはじまり，錐体，ついで杆体の順応がおこり，感度が上昇する．暗順応の経過は，視細胞での視物質の再合成経過を反映している．ビタミン A が不足すると視物質の再合成が遅くなり，夜盲症となる．暗所より明所に出たときは明順応がおこるが，暗順応よりもはるかにすみやかである．

(8) 色　覚

色には色相，飽和度(彩度)および明度(明るさ)の 3 つの要素がある．太陽光をプリズムで分けると，赤，橙，黄，緑，青，藍および紫の連続した色相の序列が得られる．すべての色相は赤，緑，青の 3 つの原色を適当に混合することによりつくられる．色相は，吸収極大が約 420 nm(青)，530 nm(緑)，560 nm(赤)の視物質をもつ 3 原色の，それぞれに応答

する3種の錐体で受容され，それらの興奮する割合で決められた波長で認識される．飽和度は色の純粋さを表すので，純粋な単色光に白色光をまぜると飽和度が低下する．明度は，光の強さ(物理的エネルギー)に依存する．

(9) 色　　盲

　色を区別できないことを色盲という．区別できるが色の識別力が低下した場合は，色弱という．色盲は全色盲と部分色盲とに区別される．全色盲は錐体を欠き，杆体のみが機能しているので，色がまったく区別できない．部分色盲はどの錐体を欠損しているかにより，赤色盲，緑色盲および青色盲に分けられるが，このうち，青色盲はまれである．色盲は多くの場合遺伝で，赤緑色盲は劣性伴性遺伝し，女性(0.5%)よりも男性(7%)に多くみられる．

2) 聴　覚

　　音の受容によりおこる感覚を，聴覚という．感覚器である耳には，外耳と内耳とからなる伝音部と内耳の感音部とがある．外界の音波エネルギーは，感音部の蝸牛の有毛細胞で受容され，聴神経の活動電位に変換される．この情報は大脳皮質の聴覚中枢で処理され，音として知覚される．

(1) 聴覚器の構造と機能

a：音波は鼓膜の振動を介して耳小骨および卵円窓を経て，内耳に伝わる．また，音は頭蓋全体を振動させ，直接蝸牛に伝わる（骨伝導）

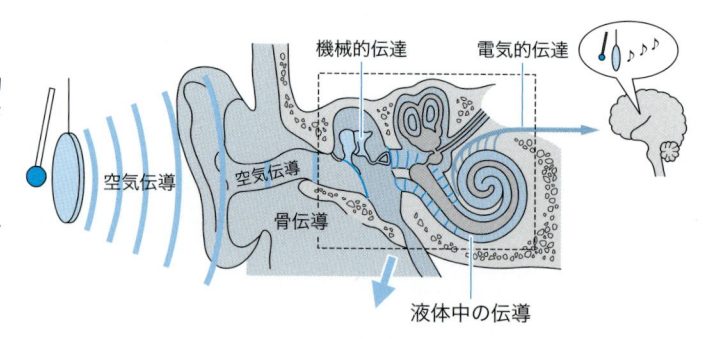

b：耳介，外耳道，中耳および内耳の構造

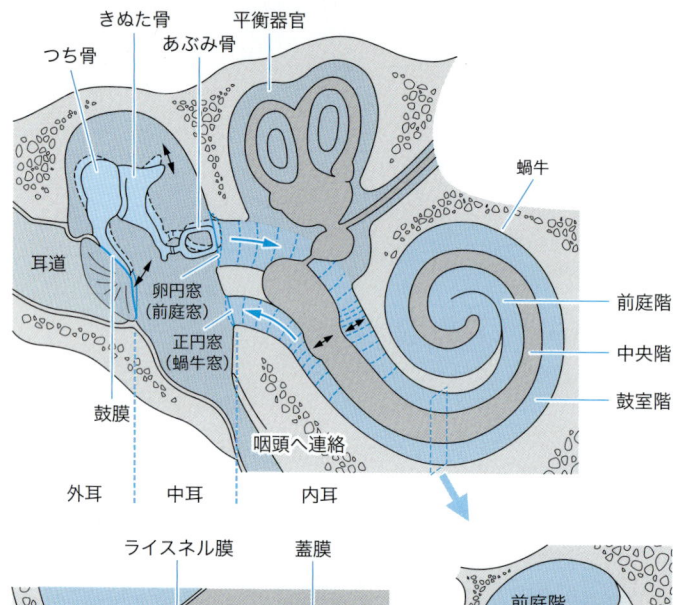

c：枠の位置で切断した蝸牛管の断面図（破線で囲まれた部分がコルチ器官）

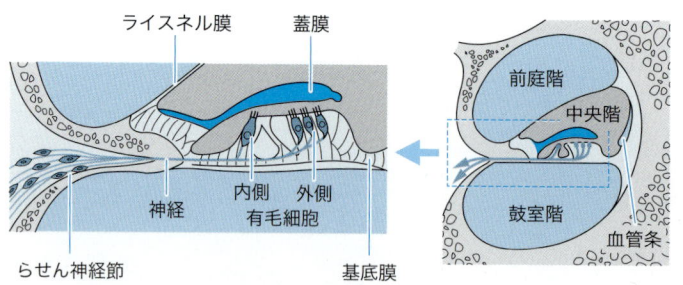

図 19-17　聴覚器の構造

（福原武彦，入来正躬 訳，S. Silbernagl, A. Despopoulous：生理学アトラス 第 2 版，文光堂，1992，p319 より）

① 伝音部

外耳は，耳介および外耳道からなる．耳介は集音を促進し，音の方向の検知に役立っている．外耳道は一端が鼓膜となって閉じている管で，ヒトでは 2.5～4.0 Hz の音に対して共鳴する（図 19-17, a）．中耳は鼓膜の内側面から蝸牛の入り口までをいい，3つの耳小骨，鼓膜側よりつち骨，きぬた骨，あぶみ骨の連結により，鼓膜の振動を蝸牛に伝える（図 19-17, b）．耳小骨はテコの原理により振動を増大させ，音圧を数十倍に増幅する．中耳腔は，耳管を介して鼻咽頭に開いている．嚥下時には耳管が開いて中耳腔と外界との気圧は等しくなっているが，急激な気圧の変化がおこるときに耳管が開かないと，両者間に気圧の差が生じ，鼓膜が圧迫され，聴力低下や痛みなどの不快感が生じる．そのようなときは，唾液を飲み込むと耳管が開き，気圧差がなくなり不快感は消失する．中耳には鼓膜張筋とあぶみ骨筋とがあり，鼓膜張筋が収縮するとつち骨が内側に引っ張られ，鼓膜の振動が減少する．また，あぶみ骨筋が収縮するとあぶみ骨底が卵円窓から離れ，伝音効率を低下させる．これらの筋の収縮は，強い音から内耳を守る防御反射としておこる．

② 感音部

内耳は，その形から蝸牛とよばれている．内耳は，液体（リンパ液）でみたされている．蝸牛はカタツムリのように約2まわりと 2/3 回転するらせん状の管で，横断面ではライオネル膜と基底膜とによって前庭階，蝸牛階（中央階）および鼓室階に分かれている（図 19-17, c）．前庭階と鼓室階とは外リンパが，蝸牛階は内リンパでみたされている．基底膜上にはコルチ器官があり，外側に三列の外有毛細胞と内側に一列の内有毛細胞とがあり，音が受容される．有毛細胞の基底部には一次求心性神経がシナプスし，その神経軸索は，聴神経として中枢（蝸牛神経核）へ投射する．

(2) 音の性質

音は空気の振動で，空気中を 340 m/sec で進む．ヒトは，音の大きさ（音圧），調子（周波数）および音色（波形）を感じ取ることができる．周波数の大きい音は高音，小さい音は低音となる．ヒトが聞くことができる可聴限界は 20 Hz～20 kHz で，会話で使われるのは 200 Hz～4.5 kHz で，1～3 kHz が最も感度が高い．耳の受容できる音圧の範囲は広いので，音の強さは絶対値よりも相対値である音圧レベル（sound pressure level：SPL）で表される．音圧レベルの基準は一般に 0.0002 ダイン/cm^2 を用い，これを基準音圧 P_0 とする．これは，1 kHz 付近での聴覚閾値に相当する．音圧 P の音の強さは，デシベル dB＝$20\log_{10} P/P_0$ で求められる．音圧の 10 倍の増大は，20 dB の増大に相当する．臨床的な聴覚閾値の測定は，正常人の最小可聴閾の平均を基準（0 dB）として dB 単位で表す．ただし，dB＝$20\log_{10}$（被験者の聴力/基準者の聴力）である．なお，0 dB の意味は聴力がないということではなく，基準者の聴力と等しいということである．

(3) 音の受容

音は，音波→鼓膜の振動→耳小骨による音圧増幅→卵円窓→周波数に応じた部位の蝸牛基底膜の振動→コルチ器官の有毛細胞の毛が曲がり興奮→蝸牛神経インパルス→聴覚中枢という経路で受容，伝達され，聴覚として認識される．鼓膜，耳小骨，卵円窓と伝わった振動が外リンパの振動に変わり，基底膜が振動する．有毛細胞の毛は蓋膜に接触または

特殊感覚　191

埋没しているため，振動すると毛が動くが，外側の長い毛の方向へ曲がったときに有毛細胞は脱分極し，シナプスを介して神経にインパルスが発生する．おもに内有毛細胞が求心性線維にインパルスを送っている．高音の場合は卵円窓付近，低音は蝸牛頂付近で基底膜の振幅が大きくなるため，音の周波数により受容部位が異なる．

(4) 聴覚中枢神経経路

コルチ器官有毛細胞で受容された聴覚情報は，聴覚一次ニューロンの蝸牛神経に伝えられ，橋・延髄の蝸牛神経核の二次ニューロンからさらに上オリーブ核，下丘，視床内側膝状体などの中継核を経て大脳皮質側頭葉の聴覚野に投射し，音源や周波数など，音の特性抽出に必要な処理を経て知覚される．

3) 平衡感覚

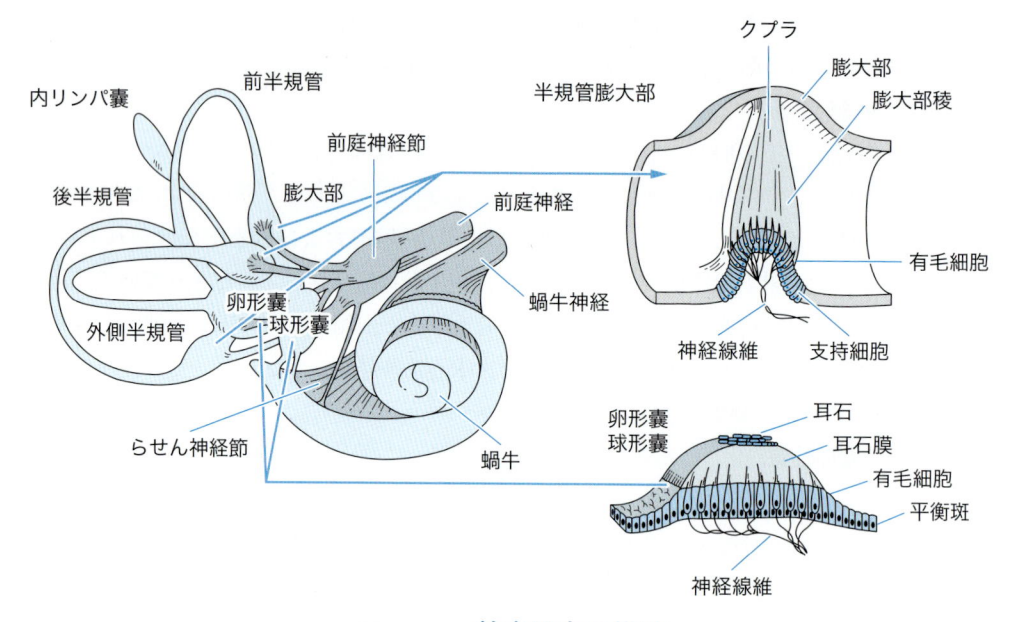

図 19-18　前庭器官の構造

三半規管の半器官膨大部(右上)にある有毛細胞が回転による加速度を，卵形嚢および球形嚢(右下)にある有毛細胞が重力を含む直線的加速度を検出する．

（大地陸男：生理学テキスト 第3版第4刷，文光堂，2001, p163 より）

運動調節や姿勢保持など，体の平衡を反射的に保つのに必要な感覚を平衡感覚という．平衡感覚は，おもに内耳の前庭器で受容される前庭感覚によるが，深部感覚や皮膚感覚，さらには視覚も関係する．

前庭器は，回転による加速度を受容する三半規管と，直線的加速度を受容する卵形嚢および球形嚢とに大別される（**図19-18**）．それらの受容器は，第8脳神経の前庭神経に支配されている．前庭神経からの情報は脊髄，脳幹，視床および小脳の運動中枢に伝えられ，体の姿勢を調整する．

(1) 三半規管

外側，前，後の半規管は互いに直角になっていて，卵形嚢付近の膨大部に有毛細胞があ

る．頭が回転すると，回転とは逆方向に管の中のリンパ液が流れる．三半規管から膨大部に向けてリンパが流れるときに有毛細胞は脱分極し，神経にインパルスが生じる．反対向きにリンパが流れると有毛細胞は過分極し，インパルス頻度は減少する．

(2) 卵形嚢および球形嚢

卵形嚢と球形嚢とは三半規管の根元にあり，中に平衡斑とよばれる受容器がある．耳石を含む耳石膜の下に有毛細胞があり，加速度が加わるとリンパより比重の重い耳石膜がひずみ，有毛細胞の毛が曲がるため，神経にインパルスが生じる．

20 口腔感覚

口腔は，身体の表面と同じように各種の外来刺激が加わるので，生体を防御する目的で表面感覚がよく発達している．

1　口腔感覚の意義

① 摂取した食品の物理的・化学的性状を識別して，その食品の味覚を識別する．
② 口腔内に入ってきた異物を感受し，生体を防御するために異物を口腔外へ排出する．
③ 口腔の感覚によって，咀嚼，嚥下および唾液分泌などが反射的に調節される．

2　口腔感覚の種類

1）一般感覚

(1) 表面感覚（皮膚感覚）
口唇，頬，舌，硬口蓋，軟口蓋，歯肉および口腔底の粘膜の感覚．

(2) 深部感覚
歯根膜，歯髄，顎関節，筋群（咀嚼筋，表情筋および舌筋など）の感覚．

2）特殊感覚

おもに舌粘膜にある各種の舌乳頭による味覚．

3　口腔粘膜の感覚の生理的意義

口腔は生命を維持していくための食物を摂取する入り口であるため，摂取した食品が生体に為害作用があるかないかを判断しなければならない．すなわち，口腔粘膜の最大の意義（機能）は，生体防御作用である．そして，口腔内へ摂取した食品が生体に為害作用を与えないことがわかれば，咀嚼して食塊を形成し，嚥下して食道以下の消化器官へ送り，生命を維持させることである．

4　口腔粘膜の感覚の一般的性状

痛点，触点，圧点，冷点および温点の分布では，通常，痛点がもっとも多く，以下，触点，圧点，冷点および温点の順に少なくなる．なお，これらの感覚点は，上下顎とも，臼歯部よりも前歯部の粘膜のほうが鋭敏である．また，同じ皮膚感覚でも口腔粘膜の皮膚粘膜は，ほかの皮膚感覚よりも鋭敏である．

5　口腔の表面（皮膚）感覚の受容器

口腔の表面感覚の受容器には，触覚や圧覚を感受する機械的受容器，冷覚や温覚を感受する温度受容器ならびに痛みを感受する侵害受容器がある．

触覚や圧覚を感じる機械的受容器としては，皮膚の表層にあって，速順応性のマイスネル Meissner 小体，感覚毛の毛嚢部皮膚の深層にある遅順応性のルフィニ Ruffini 小体，振動を感じる速順応性のパチニ Pacini 小体，皮膚にある遅順応性の触盤および有毛部にある毛盤などがある(p. 175, 図 19-4 参照)．すなわち，触覚や圧覚にはマイスネル小体，ルフィニ小体，パチニ小体，触盤および毛盤などのように明確な終末器官があるのに対して，温度受容器や侵害受容器には特定の終末器官はなく，これら温度や痛みは，無髄神経線維として終わる自由神経終末が受容器となっている．

6　口腔の各部位における感覚点（神経密度）の分布状況

1）歯　肉

上顎では切歯部から大臼歯部へ移るにつれて疎になるが，下顎では頰側歯肉に頰神経が分布しているので，切歯部よりも臼歯部のほうが密である．

2）口　蓋

切歯乳頭や口蓋皺襞など，前歯部から横口蓋皺襞がある第一小臼歯部付近までが密である．それよりも後方は徐々に疎となるが，軟口蓋の口蓋垂前面で再び大きくなる．

3）舌

舌尖における密度は，上顎切歯乳頭とともに口腔粘膜中もっとも高い．舌尖から後方へ移るにつれて徐々に疎になるが，後方部では再度，密になる．後方部の密度は，舌尖を除いた舌背の前方部よりも密である．そして，舌背の後方部では，有郭乳頭付近がもっとも

密である．したがって，相対的には乳頭付近の感覚点分布密度は高いが，有郭乳頭付近がもっとも密で，茸状乳頭，糸状乳頭付近の順に疎になる．

4) 口　唇

神経密度は，口唇赤唇部がもっとも高い．

7　空間感覚

口腔内へ入ってきた食品の形態，大きさおよび量などを識別する感覚を空間感覚という．この空間感覚を測定するときは，空間閾を利用する．

表 20-1　口腔粘膜および身体各部の 2 点識別閾(mm)

部　位	縦	横	部　位	縦	横
舌　尖	0.80±0.55	0.68±0.38	頰部皮膚	11.08±2.49	7.83±4.97
口　唇	1.45±0.96	11.5±0.82	鼻	4.22±3.49	4.27±2.95
口　蓋	2.40±1.31	2.24±1.14	前額部	12.50±4.26	9.10±2.73
舌表面	4.87±2.46	3.24±1.70	前腕部	19.00	42.00
舌裏面	3.21±1.86	2.48±1.53	頸	22.50	17.50
歯　肉	4.13±1.90	4.20±2.00	指　尖	1.80	0.20
頰粘膜	8.57±6.20	8.60±6.04			

(覚道幸男 ほか：図説歯学生理学 第 2 版第 7 刷，学建書院，2003 より)

エステジオメーター(のぎす)の両端で粘膜の 2 か所を同時に刺激すると，明らかに 2 点を刺激していることがわかる(この認知能を 2 点識別能という)．次に，徐々にノギスの距離を縮めていくと，同時に 2 点を刺激しているにもかかわらず 1 点として感じるようになる．このときの 2 点間の距離を 2 点弁別閾(空間閾)といっている(表 20-1)．また，触覚によって刺激が加えられた部位を知ることができる能力を局所標徴能といい，これは空間閾が小さいほど鋭敏である．さらに，いろいろな対象物を注視せずに，触覚でその対象物を決めることができる能力を立体認知能といい，口腔はこの立体認知能がきわめてよく発達している．とりわけ，舌の立体認知能は口腔のほかの部位よりもすぐれている．

8　口腔粘膜の温度感覚

熱いお湯を飲もうとして容器を口唇に当てるととても飲めないような熱いお湯でも，口腔内へ入れてしまうとそれほど熱く感じない．これは，口唇が薄く，それだけ温度に敏感であることを示しているが，口腔内では口唇よりも表面をおおっている組織が厚いこと，および，熱いお湯が口腔内へ入ってきたことが刺激になり唾液が分泌され，その結果，お湯が薄められるからである．

舌は，口腔粘膜よりもわずかに敏感である．口蓋垂の先端には冷覚はあるが，温覚はない．なお，歯髄および歯根膜には，温度感覚はない．冷点および温点の分布は，上下顎とも，臼歯部より前歯部の粘膜のほうが多い．

9　口腔粘膜の痛覚

前歯部から臼歯部に移行するにつれて，痛点の数は減少する．上顎第二大臼歯部に相当する頰粘膜の限局した部位には，触点はあるが，痛点はないか，あってもきわめて少ない．そこで，痛点がないか，きわめて少ない口角部から，上顎第二大臼歯部に相当する頰粘膜の限局した部位は痛みをあまり感じない，ということから，この領域をキーゾウの無痛領域といっている．

10　歯および歯根膜の感覚

エナメル質の表面を触れる，あるいは圧を加えると，歯が触られているとか圧迫されているという感覚がおこる．しかし，この感覚は歯の表面のエナメル質にある感覚受容器によって感知されているのではなく，歯根膜にある触覚あるいは圧覚に関する感覚受容器が刺激を受けた感覚である．

歯根膜には痛覚，触覚および圧覚を感知する感覚器(歯根膜機械受容器)があり，これらの感覚により侵害刺激に対する反応や口腔内へ入ってくる各種の食品の形状や性状などを感知し(咬合感覚)，口腔内の他の組織，たとえば，口腔粘膜や舌ならびに顎関節などの感覚と協調してスムースな咀嚼をすることができる．

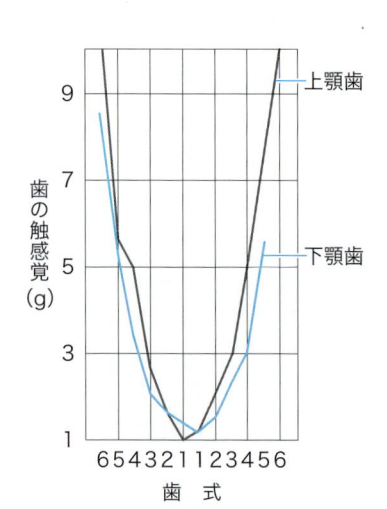

グラフから，歯の触感覚はいかに前歯部が，また，同名歯でも下顎歯よりも上顎歯のほうが敏感であるかがわかる．

図 20-1　歯の触感覚
(覚道幸男 ほか：図説歯学生理学 第2版第7刷, 学建書院, 2003 より)

これらの受容器は，単根歯でも複根歯でも歯根の中央部に複雑性終末が多く集まっている．しかし，歯頸部の歯根膜には中央部とは違い単純性終末がわずかにあるだけで，根尖部にはほとんど認められない．そして，これらの感覚受容器がもっとも多いのが前歯部で，大臼歯部がもっとも少ない(図 20-1)．

　歯根膜にある感覚神経線維に触覚，圧覚および非侵害性の感覚を中枢へ伝える太い神経線維(Aβ線維)と機械的，化学的および温熱的侵害刺激を中枢へ伝える細い神経線維(Aδおよび C 線維)とがある．

　歯に力が加わると，歯は変位するが，変位の量が $10\,\mu m$ 以上の牽引がおこると，これらの感覚器にインパルスが発生するといわれている．ところで，歯に加わる力の方向には歯軸方向，唇(頰)舌方向，舌唇(頰)方向，近遠心方向および遠近心方向の 5 方向がある．歯根膜の感覚受容器では，この 5 つの方向から同じ強さの力を加えたとき，ある方向からの刺激(加圧)に対しては強く反応するのに対して，その他の方向から加えた力に対しては弱い反応かあるいは応答しないという現象がみられる．この性質を，方向感受性あるいは方向特異性といっている．すなわち，歯根膜は歯に加えられた力の方向を感知することができる．

　歯根膜にある単一神経線維を取り出し，その状態で歯を加圧すると，4 つの種類の反応がおこる．そのうちの 1 つは，歯に圧が加わった瞬間と開口相で食物が上下顎の歯から離れたときに一過性に反応する速順応性の反応で，残りの 3 つは，歯に加わる力の強さが反応の閾値を超えている期間中反応し続ける遅順応性の反応である．なお，上顎の中切歯の唇面に対して直角方向に 0.5～0.6 g 加重したとき，はじめて歯が加重されていると感じる(閾値)といわれている．そして，この感覚は前歯から臼歯に移るにつれて閾値が上がり(鈍感になり)，第一大臼歯で最大となり，第一大臼歯では約 1.8～2.4 g の加重で加圧されていると感じるといわれている．そして，これらの値は歯軸方向に加圧したときの感受性の 2～5 倍であるといわれている．

　これら，歯がどの程度の大きさで加圧されているかを判断するのは，おもに脳幹および間脳でおこなわれている．

応答歯(歯式)番号	被検歯(歯式)番号						
	1	2	3	4	5	6	7
1	93.6 (132)	4.8 (7)					
2	6.4 (9)	82.8 (120)	11.5 (17)	1.4 (2)			
3		11.0 (16)	75.7 (112)	21.2 (31)	3.4 (5)	1.4 (2)	
4		1.4 (2)	10.1 (15)	58.9 (86)	32.9 (48)	9.4 (13)	
5			2.7 (4)	15.8 (23)	49.3 (72)	33.1 (46)	17.0 (25)
6				2.7 (4)	13.7 (20)	45.3 (63)	53.7 (79)
7					0.7 (1)	10.8 (15)	29.3 (43)
歯種別被検歯数	141	145	148	146	146	139	147

a：被検歯と応答歯との関係

上顎の中切歯を叩いたとき，中切歯が叩かれていると答えたのは141例中132例(93.6%)，側切歯が叩かれていると答えたのは141例中9例(6.4%)，上顎の犬歯を叩いたとき，犬歯が叩かれていると答えたのは148例中112例(75.7%)，側切歯が叩かれていると答えたのは148例中17例(11.5%)，第一小臼歯が叩かれていると答えたのは148例中15例(10.1%)，そして，第二小臼歯が叩かれていると答えたのは148例中4例(2.7%)のように読む．

(覚道幸男 ほか：図説歯学生理学 第2版第7刷，学建書院，2003より)

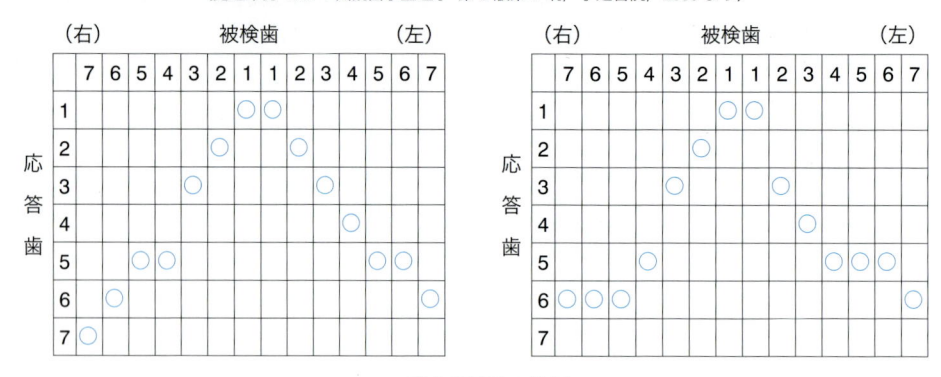

b：学生実習時の結果
左右差があることがわかる．

図20-2　歯の位置感覚

上顎のそれぞれの歯(被検歯)の先端をピンセットのうしろ側で叩いたとき，どこの歯(応答歯)が叩かれているのかを答えた結果．前歯は比較的正確に答えられるが，臼歯部ではどこの歯が叩かれているかが正確に答えられないことがわかる．

　歯を叩いて小さな圧を加えたとき，加圧している部位を容易に判断できるときとできないときとがある(図20-2)．
　その特徴は，次のとおりである．
① 前歯であればあるほど正確に判断しやすく，大臼歯であればあるほど正確な判断はしにくい．
② 臼歯では，加圧されている歯よりも前方の歯が加圧されていると誤解することが多い．なお，この現象は，小臼歯よりも大臼歯でよりその傾向が強い．

③ 中切歯や側切歯を加圧したときは，加圧されている歯が小臼歯や大臼歯と間違えることはないし，また，逆に小臼歯や大臼歯を加圧したときに，加圧されている歯が中切歯や側切歯と間違えることはない．
④ 中切歯を加圧したときに側切歯が加圧されているとか，側切歯を加圧したときに中切歯が加圧されていると間違えることはないが，小臼歯や大臼歯を加圧したときは，加圧している歯の隣の歯を加圧されていると間違えることがあるし，2本離れた歯を加圧されていると間違えることもある．
⑤ ごくまれに，上顎の歯を加圧しているのに，下顎の歯を加圧されていると間違えることがある．
⑥ 前歯部では左右の神経線維が吻合しているので，左(右)側の神経線維が右(左)側の中切歯の歯根膜に入り込むことがある．したがって，左(右)側の中切歯を加圧したとき右(左)の中切歯を加圧されていると間違えることもある．
⑦ どこの歯が加圧されているかの判断は，加圧されている歯の歯根の表面積が広ければ広いほど間違いやすい．すなわち，歯の位置識別能は歯根表面積に負の相関をする．
⑧ 歯の位置識別能は歯根膜に加わる圧の強さだけによって決まるのではなく，歯根膜内の受容器の数，位置および興奮性の違いによる．

11　咬合感覚

口唇，舌，歯根膜，頬粘膜などの口腔粘膜，顎関節および咀嚼筋筋線維などの感覚によって，咬合物質あるいは咀嚼物質の大きさ，太さおよび性状などが識別する感覚を咬合感覚といっている．

表 20-2　咬合物質の厚さの知覚閾（mm）
白金イリジウム線を天然歯でかませたときの値

咬合部位	知　覚　閾（mm）		
前歯間	0.034		
小臼歯間	0.057	0.065	0.052
大臼歯間	0.077		

（覚道幸男 ほか：図説歯学生理学 第2版第7刷, 学建書院, 2003 より）

どの程度の太さの物質をかませると，かんでいると知覚するかを調べるために，白金イリジウム線を上下顎の天然歯間でかませると，前歯がもっとも敏感で，小臼歯，大臼歯と，前方から後方へ移るにつれて鈍感になる（前歯間：0.034 mm, 小臼歯間：0.057 mm, 大臼歯間：0.077 mm）．

また，ある太さの白金イリジウム線をかませておいたのち，太さの異なる白金イリジウム線をかませたとき，前にかんでいた太さの白金イリジウム線と違うと判断できるか（太さ

の識別閾)を調べると，かんでいる部位によって変わるが，平均すると約 0.033 mm であった(表 20-2)．すなわち，このことから，歯根膜は 33 μm の太さを識別することができることがわかる．

12　歯　痛

1) エナメル質および象牙質における痛み

　歯冠の表面はエナメル質でおおわれているので，いかなる刺激に対しても痛みを感じることはない．しかし，エナメル質と象牙質との境界であるエナメル質−象牙質境界部を刺激するときわめて強い痛みを感じる．刺激を与える方法はいろいろあるが，粘膜や皮膚などでは触覚，圧覚，冷覚および温覚を感じるような刺激を象牙質へ加えても，痛みとしてしか感じない．すなわち，歯髄では，すべての刺激を痛みとして感じる．エナメル質−象牙質境界部を刺激するときわめて強い痛みを感じるのであれば，それよりも深い象牙質ではより強い痛みを感じるはずであるが，痛みの程度はエナメル質−象牙質境界部よりも弱いのが普通である．また，もし歯髄神経からエナメル質−象牙質境界部にまで神経線維が連絡しているのであれば，エナメル質−象牙質境界部に局所麻酔薬を作用させて痛みを感じないで象牙質を削合することができるはずであるし，エナメル質−象牙質境界部に発痛物質を作用させると歯痛がおこるはずである．以上のことから，歯に生じる痛みの発現機構は，歯以外の部位でおこる痛みとはまったく異なった現象によることが想像できる．

　すなわち，ヒトの象牙質には 1 mm^2 当たり 2 万本以上の象牙細管があり，この象牙細管のなかに歯髄腔の最外層に並んでいる象牙芽細胞からのトームス Tomes 線維が入っている．

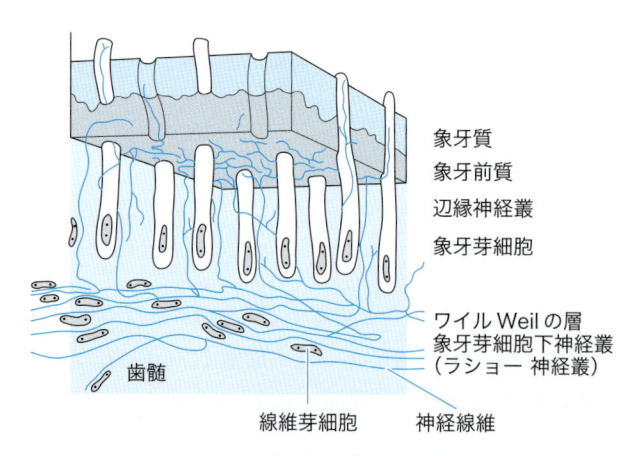

象牙質および象牙前質には象牙質液(歯リンパ)がある．歯髄と象牙前質との間にあるのが辺縁神経叢で，ラショー神経叢には直径 1〜2 μm の神経線維がある．そして，直径 0.1〜0.5 μm の，辺縁神経叢の神経線維の一部が象牙細管の中に入る．

図 20-3　**象牙質，象牙前質，辺縁神経叢，象牙芽細胞，ワイルの層，ラショー神経叢および線維芽細胞の位置**
(横田敏勝：臨床医のための痛みのメカニズム，改訂第 5 版，p.88，1990，南江堂より許諾を得て転載)

歯髄にある神経線維は，根尖孔から線維束をつくって血管とともに歯髄腔に入ってくる．この神経線維束は歯髄腔の中で次第に分岐し，それに伴って個々の神経線維も枝分かれして象牙芽細胞層の下で象牙芽細胞下神経叢(ラショー Raschkow の神経叢)をつくっている．ついで，歯髄と象牙前質との間でさらにもう一度細かく枝分かれして，ブラッドロー Bradlaw の辺縁神経叢をつくり，最後にはすべての神経線維が無髄となって，その一部が象牙細管の中に入っている(図20-3)．

　象牙質の痛みの受容器は歯髄や象牙前質に分布する神経線維の自由終末で，外部から象牙質に加わった刺激の影響が象牙細管を介してこの受容器に伝わるが，この情報を伝えるのは象牙細管液で，象牙細管液の速い移動によって象牙細管の歯髄側に圧変化をおこさせ，そこに分布している神経線維の自由終末を刺激する．このとき，興奮するのは $A\delta$ 線維および $A\beta$ 線維で，両方が痛みの発現に寄与すると考えられる．刺激として，歯(象牙質)を冷却したときは，象牙細管液が収縮して象牙細管の歯髄側では液が外方へ移動するが，象牙細管の他方の露出した側は毛細管現象による圧と平衡して象牙細管液はほとんど移動しない．逆に，加熱すると象牙細管液が膨張して歯髄側では象牙質液は内側へ移動する．しかし，このときも象牙細管液が露出面では冷却の場合と同じ機序によって，液は移動しない．乾熱によるときは，象牙細管の露出している側では象牙質が露出している側から蒸発するので，冷却したときや加熱したときとは状況が変わる．したがって，エナメル-象牙質境部が痛みに敏感なのは，歯を削除してこの部に達すると，象牙細管が突然解放されて象牙質液の流出がおこり，痛みが生じるためと考えられる．要するに，何らかの刺激を歯に加えたときに歯に痛みが生じたとすると，そのとき，象牙細管をみたしている象牙質液(歯リンパ)に移動が認められるといわれている．すなわち，何らかの刺激に対して，象牙細管内の象牙質液(歯リンパ)が歯髄側あるいはエナメル質-象牙質境界部側に移動し，そのとき生じる圧(陰圧あるいは陽圧)によって，象牙芽細胞が移動する．この移動したという現象が有効刺激として伝わり，痛みとして感じる．なお，象牙質液(歯リンパ)の移動に伴い，象牙芽細胞が移動するが，移動する距離の長さよりも，移動する速度が大きければ大きいほど痛みとして感じる．このように，象牙細管内容物(象牙芽細胞)が移動することによって，この現象が歯髄にある歯髄神経を刺激することが歯(象牙質)に痛みが発生する原因であるという説を歯痛発現の液(流)体力学説といっている．

2) 歯髄の痛み

　エナメル質および象牙質がカリエスや破折により，歯髄までの歯質がきわめて少なくなったとき，その部で食品をかむと強い痛みを感じる．これは，薄い歯質を介して歯髄神経に圧が加わるからである．もちろん，冷刺激やその他の刺激によっても痛みは感じるが，歯髄においては，圧による刺激が他の刺激よりも痛みを感じやすい．このことは，カリエスや歯の破折で歯髄をおおっている歯質がきわめて薄くなると，圧刺激をはじめとする各種の刺激で歯髄が炎症をおこし，その結果，歯髄が循環障害をおこす．また，循環障害に伴って歯髄組織の間隙に滲出液が充満して，それが歯髄を圧迫して痛みを感じるので，歯髄炎によって痛みが生じたときは，歯に穴をあけて歯髄内の圧を下げると軽減することか

らもわかる．なお，歯髄炎の痛みは炎症による皮膚の痛みと同じ機序によって生じるとみられ，ブラジキニンのような内因性発痛物質が関与し，プロスタグランジン E_2 や I_2 がそれを増強すると考えられている．歯髄には $A\beta$, $A\delta$ および C 線維が分布しているが，最近，皮膚に分布する多種侵害受容 C 線維と同様，物理的発痛刺激および化学的発痛刺激の両方に反応する C 線維が見出された．歯髄炎があって歯髄内圧が高まり，歯髄腔の酸素分圧が下がると A 線維の興奮伝導が遮断され，C 線維のみがインパルスを伝えるようになると予想されるところから，歯髄炎による痛みはもっぱらこの多種侵害受容 C 線維の活動によって生じるという仮説が提唱されている．

3）歯根膜の痛み

前述したとおり，歯根膜には痛覚，触覚および圧覚を感知する感覚器，すなわち，歯根膜機械受容器とよばれる感覚受容器がある．歯根膜に痛みを感じるのは，歯に予想以上の強い力が加わったとき（圧覚→痛覚）や歯根膜自体が炎症をおこしているときである．歯根膜炎がおきているときは，日頃，痛みを感じない力でかんでも痛みを感じることが多い．歯髄に痛みがある（歯髄炎）とき，明らかなカリエスや歯の破折などがあれば，患歯を特定することは比較的容易であるが，上行性の歯髄炎や隣接面のカリエスなど，すなわち，明瞭なカリエスや歯に破折など歯の崩壊が認められないようなときは，患歯を特定することができない．そこで，臨床的には患歯と思われる歯を叩いて痛みの有無を調べるが，歯髄炎の場合は患歯の前後の歯にも打診痛が現れることが多い．さらには，下顎の歯が患歯のときに，上顎の歯に打診痛が現れることもある．しかし，歯根膜炎の場合は，打診で容易に患歯を特定することができる（局在性）ことが多い．

13　ガルバニー電流による歯痛

上下顎の大臼歯や小臼歯が咬頭嵌合することは，咬合が安定しているので望ましいことである．しかし，それぞれが有髄の上顎歯と下顎歯とが咬頭嵌合したとき，上下顎の歯が金属で修復されていない場合や，冠で補綴されていなければ問題ないが，上下顎の歯がいずれも金属で，それも異なった金属で修復や補綴されていると，唾液をはじめとする口腔内の液性成分が電解質となって電流（ガルバニー電流）が発生する．

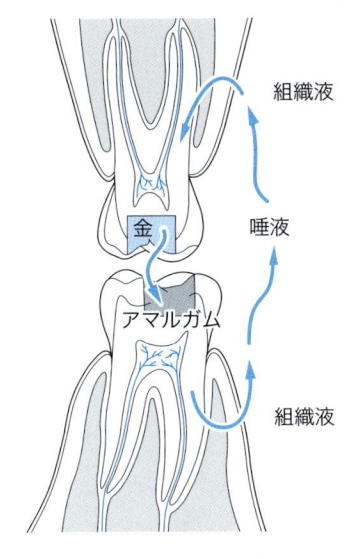

有髄の歯に金およびアマルガムを充塡した歯が咬合接触すると，唾液や組織液によって電池がつくられ，金からアマルガムの方向へ電流が流れる．その電流が歯髄を刺激して痛みを感じさせる．

図 20-4　ガルバニー電流
(覚道幸男 ほか：図説歯学生理学 第2版第7刷，学建書院，2003 より)

　片側を金で補綴し他側を銀スズアマルガムで修復しているとき，咬頭嵌合でこの両金属が接触すると，金から銀スズアマルガムの方向へ電流が流れ，それが歯髄神経を刺激して歯に痛みを感じることがある(図 20-4)．異種金属の接触によって生じる電流(ガルバニー電流)は，咬頭嵌合のように歯が接触しない限り痛みは生じない．

14　関連痛

　歯髄からの痛覚は，顔面や頭部の皮膚からの痛覚の伝導路と延髄，視床あるいは大脳皮質などの知覚伝導路のどこかで，同じニューロンに連絡する(収斂投射説)ため，本来の痛みの原因となっている場所から離れた場所に痛みを感じることがある(関連痛，連関痛)．

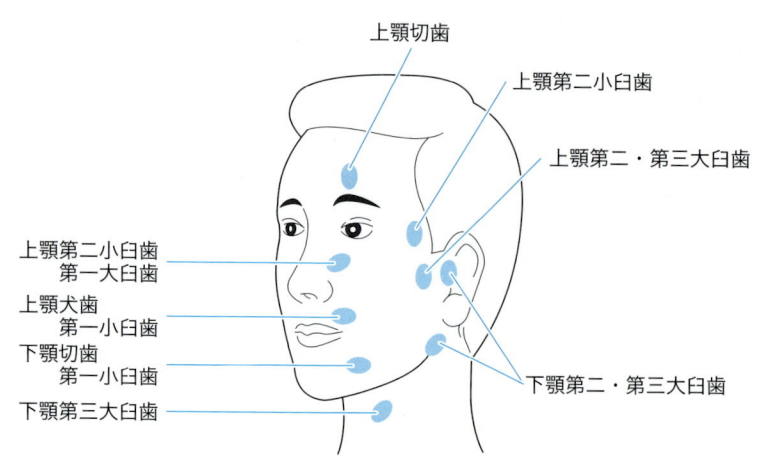

図 20-5　関 連 痛
歯に原因があるのに歯以外に痛みを訴えやすい個所
(覚道幸男 ほか：図説歯学生理学 第2版第7刷，学建書院，2003 より)

この図では歯髄炎や歯根膜炎のときに関連痛がおこりやすい個所を示しているが，咬合に異常があることからおこる，いわゆる咬合病のときは肩胛骨付近，鎖骨付近，首筋，後頭部，側頭部，頭頂部，側頭筋前部付近にも強い圧痛が生じる．

したがって，この逆もあり得るわけで，顔面や頭部の皮膚に痛みの原因があるけれども，それらの部位には痛みを感じずに，歯に痛みを感じることがある(図 20-5)．

なお，歯を原発巣としたときに関連痛の続発巣となるのは以下のとおりである．

〔上顎〕

切歯	▶前歯部
犬歯，第一小臼歯	▶上唇部
第二小臼歯	▶側頭部，上顎部
第一大臼歯	▶上顎部
第二大臼歯，第三大臼歯	▶下顎部

〔下顎〕

切歯，犬歯，第一小臼歯	▶オトガイ部
第二小臼歯	▶舌骨部またはオトガイ部
第一大臼歯，第二大臼歯	▶舌骨部，耳部，下顎角の後部，舌尖部(片側)
第三大臼歯	▶上喉頭部

21 味覚

　味覚 gustation, taste は，口腔内に入ってきた食物が，生体にとって必要な物質を含むのか，あるいは有害なものを含むのかを弁別し，食物選択の最終決定を行う重要な感覚である．

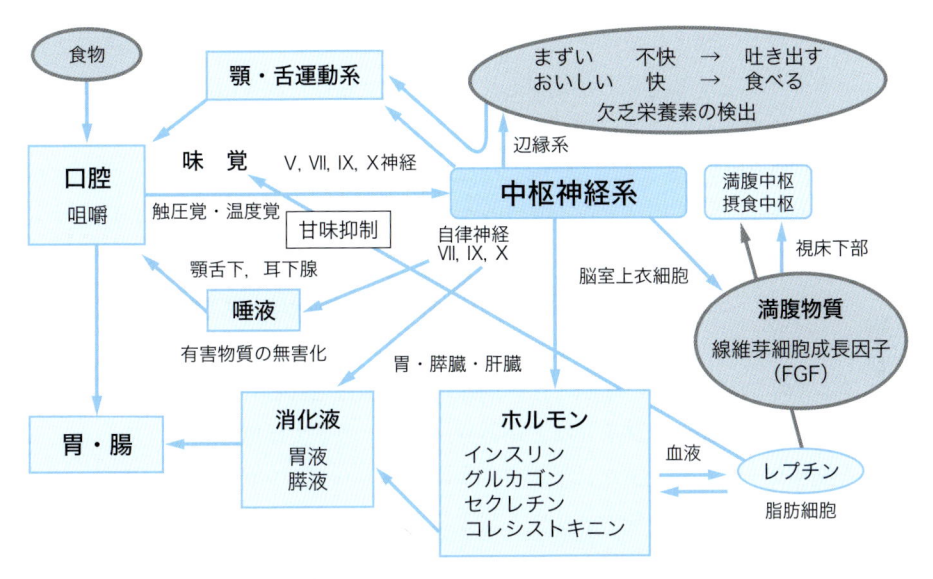

図 21-1　味覚の生理的役割
味覚は顎舌運動系，快不快の情動系に働くのをはじめ，唾液，消化液，ホルモン，満腹物質の神経性分泌をもたらす．脂肪細胞から分泌される飽食ホルモン・レプチンは甘味を抑制する．

　味覚器は消化管の入り口に存在し，そのゲートキーパーとしての役割と，消化管の化学感覚と連携して栄養物の消化・吸収を促進する役目を担っている．味覚は5基本味(甘味，塩味，酸味，苦味，うま味)に分類される．動物は，甘味はエネルギー源，塩味(Na^+塩の味)はミネラル源，うま味はアミノ酸のシグナルとして認知し，生理的要求に基づき嗜好する．強い酸味は酸敗物を，苦味は毒物を推定させるシグナルとして認知し，忌避する．したがって，味の情報は中枢に伝えられ，おいしい，まずいといった快不快の情動を発現させ，食べる，吐き出すといった舌顎運動を連動させる．さらに，中枢からの遠心性反射経路を介して唾液，胃液，膵液など消化液やホルモン(インスリンなど)の神経性分泌を引きおこし，その後の食物の消化・吸収を円滑にさせる．味覚は食を介する生体恒常性(ホメオスタシス)の調節を担う感覚として，血液中のホルモン，糖，電解質濃度の変化により，その感度や嗜好性も変化する．たとえば，動物の甘味に対する嗜好 sweet tooth や感度は，飽食ホルモン・レプチンの血中濃度の上昇により低下することが知られている(図 21-1)．

　味覚は食べ物のおいしさを感じ，食べるよろこび，生きるよろこびを享受し，QOL(Quality of Life)を維持するために欠かせない重要な感覚である．

1　味覚の一般的性質

1）味物質と基本味

　色の三原色のように，味覚においても甘味，塩味，酸味，苦味の4つの味を基本味とする考え方が提唱されてきた（ヘニングHenningの4基本味説）．最近，その4基本味の混合ではつくれない味としてうま味が加わり，その受容体の存在も確認されたことから，現在では5基本味とする考え方が定着している．うま味は日本人の池田菊苗がグルタミン酸の味として命名したもので，英語でも"UMAMI"の単語が使われる．甘味物質にはショ糖など各種糖，D-体のアミノ酸，グリシン，L-アラニンなどのアミノ酸群，アスパルテームなどのペプチド，モネリン，タウマチンなどのタンパク質，さらにはサッカリン，アセサルフェームなどの人工甘味料がある．塩味はNa^+によっておこり，陰イオンがCl^-のときにもっとも強く感じる．ほかの無機陽イオンのK，Ca，Mg塩はわずかに苦渋味がかった塩味のような複雑な味がおこる．酸味は基本的にはH^+によっておこる．同じpHでは有機酸（酢酸，クエン酸など）のほうが塩酸に比べ酸味が強く感じられる．苦味物質にはアルカロイド，配糖体，アミノ酸，ペプチドなどがあり，味覚テストでは塩酸キニーネ，カフェイン，安息香酸デナトニウム，L-フェニルアラニン，L-トリプトファンなどが使われている．うま味物質にはグルタミン酸ナトリウム，アスパラギン酸ナトリウムなどアミノ酸とグアニル酸ナトリウム，イノシン酸ナトリウムなど核酸関連物質がある．うま味の特徴の1つに，アミノ酸系の物質と核酸系の物質の混合により，顕著な味の相乗効果がおこることが知られている．

2）味覚の閾値

　味を感じる最低の濃度を閾値という．検知閾値と認知閾値がある．検知閾値は水とは異なるなんらかの味を感じる最低濃度であり，認知閾値は甘い，苦いといった味の質を明確に感じる最低濃度をいう．したがって，認知閾値は検知閾値より高くなる．

表 21-1　各種味物質に対する検知閾値（全口腔法）

	味物質	モル濃度
甘味	ショ糖	0.01（0.017）
	サッカリン	0.000023
塩味	食塩	0.01（0.03）
	塩化カリウム	0.017
酸味	塩酸	0.0009
	クエン酸	0.0023
苦味	硫酸キニーネ	0.000008
	ニコチン	0.000019

※（　）内は認知閾値

（Pfaffmann et al., : Handbook of Sensory Physiology（ed. LM Beidler），Springer-Verlag, 1971 より）

口腔に一定量の試験溶液を与えて調べた検知閾値では，食塩(塩味)とショ糖(甘味)が 0.01 M と高く，ついで塩酸(酸味)が 0.0009 M，硫酸キニーネ(苦味)が 0.000008 M と低くなる(表 21-1)．4 基本味では苦味に対する感度がもっとも高い．同じ味溶液の閾値は刺激方法，刺激部位，刺激面積，温度によっても異なる．臨床においては，舌や口蓋に陽極電流を流したときに感じる金属味について検査する電気味覚による方法や，4 基本味(ショ糖，食塩，酒石酸，塩酸キニーネ)溶液を直径 5 mm のろ紙ディスクに含ませたものを舌や口蓋の一定の部位に与えて，味覚を検査するろ紙ディスク法が用いられている．

動物の味覚神経の応答を調べると，舌の前部と後部とでは味覚感受性が大きく異なっている．一般的には，甘味，塩味刺激に対する応答は舌前部の味蕾を支配する鼓索神経で大きく，苦味，うま味刺激に対する応答は舌後部を支配する舌咽神経で大きい．しかも，マウスやラットでは塩味抑制物質のアミロライド，甘味抑制物質のグルマリンは舌前部を支配する鼓索神経領域でのみ有効である．しかし，ヒトの基本味に対する閾値を舌前後部で比べた実験では，顕著な差は報告されていない．ところが，ヒトでも閾値ではなく閾上濃度で味の強さ，あるいは感じる味の正確さを比較すると，苦味やうま味は舌前部よりも後部のほうが高く，動物の応答差と一致する．

味覚閾値は加齢に伴いゆるやかに上昇する．その程度は報告により異なるが，高齢者は健康な若者と比べ，食塩で 2.8 倍，ショ糖で 2〜3 倍，塩酸キニーネで 2 倍，クエン酸で 1.3 倍上昇するとの報告がある．これは味蕾数の低下によるものではなく，味細胞のターンオーバー速度(通常は約 10 日)の低下や薬による影響などが考えられている．

3) 順　　応

味溶液を舌に持続的に与えたりすると，味の強さが減弱してくる．この現象を順応という．舌は通常唾液に順応しているので，食塩はその濃度が唾液 Na^+ 濃度(安静時：約 0.01 M)より高くないと味を感じない．舌を蒸留水で洗浄しておくと，閾値は低下する．ある味の溶液で舌を順応させておき，続いて同じ味質(同じ受容体を刺激する)の溶液を与えると味は減弱するか感じない．これを交叉順応という．

4) PTC 味盲

フェニルチオカルバミド phenylthiocarbamide(PTC)やプロピルチオウラシル 6-n-propyl-thiouracil(PROP)など，その構造に -NCS 基をもつ苦味物質に対する感受性には大きな個体差がある．その閾値の分布は 2 群に分かれ，大多数のヒトは低閾値群に含まれるが，少数のヒトは高閾値群に含まれる．この高閾値群のヒトを"PTC 味盲"としている．この"味盲"という表現は，発見者である Fox が"Taste Blindness"と記述したことに由来し(高濃度領域の検査をしなかった)，今まで便宜的に使われているが，実際は単に閾値が高いだけで，適切な表現とはいえない．近年，PTC や PROP の受容体が T2R38 であることが判明した．PTC 高閾値群のヒトはその受容体に 3 か所アミノ酸変異があり，PTC に対する感受性低下がおこる．PTC 高閾値群のヒトは，25 種あるといわれる苦味受容体の 1 つに変異があるにすぎないので，ほかの味質はむろんのこと，ほかの苦味物質に対する感受性が連関す

ることはない．"PTC味盲"は単純劣性遺伝することから，人種間でその出現率に差がある．白人は約30%，黒人は約10%，日本人，中国人は5〜10%といわれている．

5) 味覚障害

味覚障害は，次のように分類されている．
① 味の感受性が全般的に低下している味覚減退．
② 味をまったく感じない味覚消失．
③ 甘味など特定の味質がわからない解離性味覚障害．
④ 口が苦く感じるといったように，何も口に入れてないのに味を感じる自発性異常味覚．
⑤ 甘いものを食べても苦いなど違う味を感じる異味症．
⑥ 何を食べても嫌な味がする悪味症，など．

合併症として，舌がピリピリしたり，ヒリヒリしたりする舌痛症，口が渇く唾液分泌障害，匂いを感じにくい嗅覚減退などがある．

味覚障害を主訴とする患者の初診時の年齢は，女性は50歳代，男性で60歳代にピークがある．男性2：女性3の割合で女性の患者が多い．

味覚障害の原因として，次のことがあげられる．
① 亜鉛欠乏やビタミン欠乏による味蕾細胞の内的障害．
② 医師から処方されている薬物によるもの．
③ 肝臓，腎臓，胃腸，甲状腺の病気など全身疾患．
④ うつ病，ヒステリー，自律神経失調症など心因性のもの．
⑤ 匂いやテクスチャーなど嗅覚や口腔感覚減退による風味障害．
⑥ 舌苔や唾液減少による味物質の到達障害．
⑦ 舌，軟口蓋炎など炎症による味蕾への外的障害．
⑧ 味覚神経伝導路の障害．
⑨ 老化によるもの，など．

味覚障害を主訴とするが，原因が特定できない患者で血清亜鉛値が低下していることがある．その場合は硫酸亜鉛の内服が効果的であるとされている．

6) 歯科臨床と味覚

歯磨剤で歯を磨いたあとに，オレンジジュースの味が変わることがある．これは，歯磨剤に含まれる界面活性剤が味細胞膜に働き，味を変革させるものと考えられている．したがって，味覚検査の前には歯磨剤で歯を磨くことはできない．唾液腺の疾患やその処置，顎顔面および頸部の癌の放射線治療，その他，さまざまな薬物などにより，唾液分泌量が減少することがある．唾液の減少は味覚感受性を低下させる．歯に充填物や被覆冠があると，それに用いられる金属合金から遊離した金属イオンや，異種金属間の接触により生じるガルバニー電流により遊出した重金属イオンにより金属味がおこることがあり，味覚が減退することもある．また，義歯の装着により，義歯床が口腔粘膜をおおうと，味覚をはじめ口腔感覚の低下を招くことがある．口腔内容積の減少により，舌運動の制約や，不適

合義歯による違和感，咀嚼障害，疼痛などがおこると，食物の味の評価は低下する．

2 味覚の受容

1) 味蕾の分布・構造・神経支配

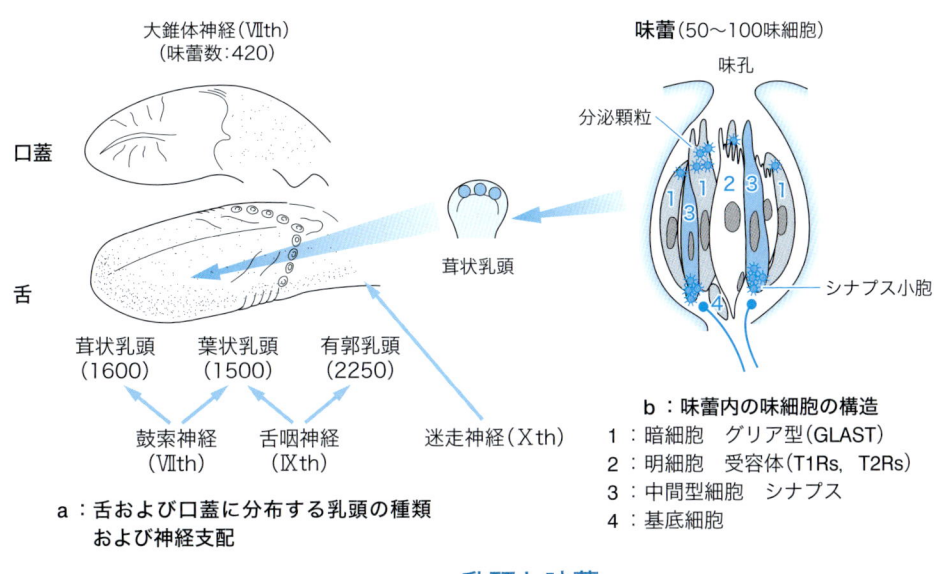

図 21-2 　乳頭と味蕾

味覚器は花の蕾のような形をしており，味蕾 taste bud とよばれる．舌のみならず軟口蓋，口蓋垂，咽頭，喉頭にも分布する．舌の味蕾は，前方 2/3 に散在する（舌尖に高密度）茸状乳頭，後 1/3 付近に 8〜12 個，横に配列する有郭乳頭，その前外側面のひだに沿って並ぶ葉状乳頭に存在する．味蕾数は舌全体で約 5,000 個あり，そのうちの 30% が茸状乳頭に，28% が葉状乳頭に，42% が有郭乳頭に分布している．舌にはザラザラした表面をつくっている多くの糸状乳頭もあるが，この乳頭には味蕾はない．茸状乳頭は鼓索神経(顔面神経の分枝)に，有郭乳頭は舌咽神経に，葉状乳頭は鼓索・舌咽神経の両方に支配される．軟口蓋の味蕾は大浅錐体神経(顔面神経の分枝)に，口蓋垂，咽頭，喉頭部の味蕾は舌咽神経および迷走神経に支配される（図 21-2）．

1つの味蕾は 50〜100 個の味細胞からなり，全体として 50〜80 μm の直径をもつ（図 21-2）．味蕾周囲は上皮細胞に包まれるが，先端部には味孔とよばれる直径数 μm の開口部がある．味溶液はこの開口部から侵入し，その直下にある味細胞の受容膜へと到達する．味蕾内の細胞は形態学的特徴から 4 群に分けられる．分泌顆粒を多く含み電子密度が高いⅠ型細胞(暗細胞)，電子密度が低いⅡ型細胞(明細胞)，電子密度がその中間のⅢ型細胞(中間

型細胞)と，基底細胞である．Ⅰ～Ⅲ型細胞はその先端膜が微絨毛をつくり，味孔部に突き出している．Ⅰ型はGLAST(glial glutamate transporter)を発現するが，味受容に直接的に関連する分子の発現はない．したがって，グリア細胞様の役割，すなわち刺激物からの防御と排除，伝達物質のクリアランスなどを担当し，脳へ伝達される味の受容はおこなっていないと考えられている．Ⅱ型には甘味，苦味，うま味受容体とされているT1R群やT2R群，さらにはその細胞内伝達の下流の分子であるガストジューシン，ホスホリパーゼC，IP3受容体などの発現がある．Ⅲ型はそれら受容関連分子群の発現はないが，シナプスをもち，シナプス関連分子のSNAP25や神経接着因子NCAMが発現し，味神経と直接の連絡をもつ．現在，Ⅱ型で受容された味情報がどのようにして神経へ伝達されるのか大きな謎になっている．Ⅱ型細胞は神経終末に囲まれていることから，古典的シナプス以外のシナプスの存在，Ⅲ型細胞を経由した伝達，あるいはATPなどによる神経への直接の伝達の可能性が推定されている．

味細胞は支配神経が切断されるとただちに変性をはじめ，神経が再生してくると新生する．放射性3Hチミジンで標識した細胞の生存期間は約10日とされている．基底部の細胞から分化すると推定されている．

2) 味物質の受容と細胞内情報伝達過程

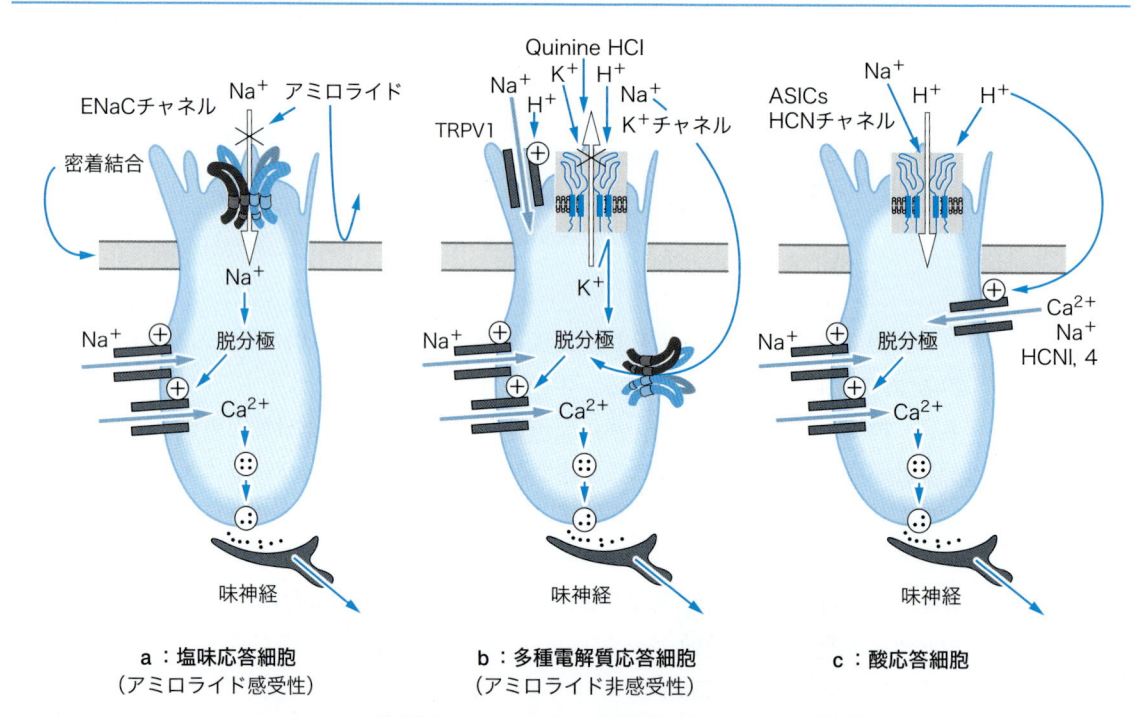

図 21-3　味細胞における味の受容と細胞内伝達機構

a：塩味応答細胞（アミロライド感受性）
b：多種電解質応答細胞（アミロライド非感受性）
c：酸応答細胞

塩味応答細胞：ENaC(アミロライド感受性 Na^+ チャネル)
多種電解質応答細胞：各種陽イオンや塩酸キニーネ(Quinine HCl)が K^+ チャネルから出てくる K^+ の流出を阻害すると細胞内は脱分極する．また，TRPV1チャネルは各種陽イオンに活性化され，おもに Na^+ の流入がおこり，細胞は脱分極する．
酸応答細胞：ASICs(アミロライド感受性陽イオンチャネル：H^+ や Na^+ を通す)，HCN(過分極活性化陽イオンチャネル：密着結合から流入する H^+ で活性化される)

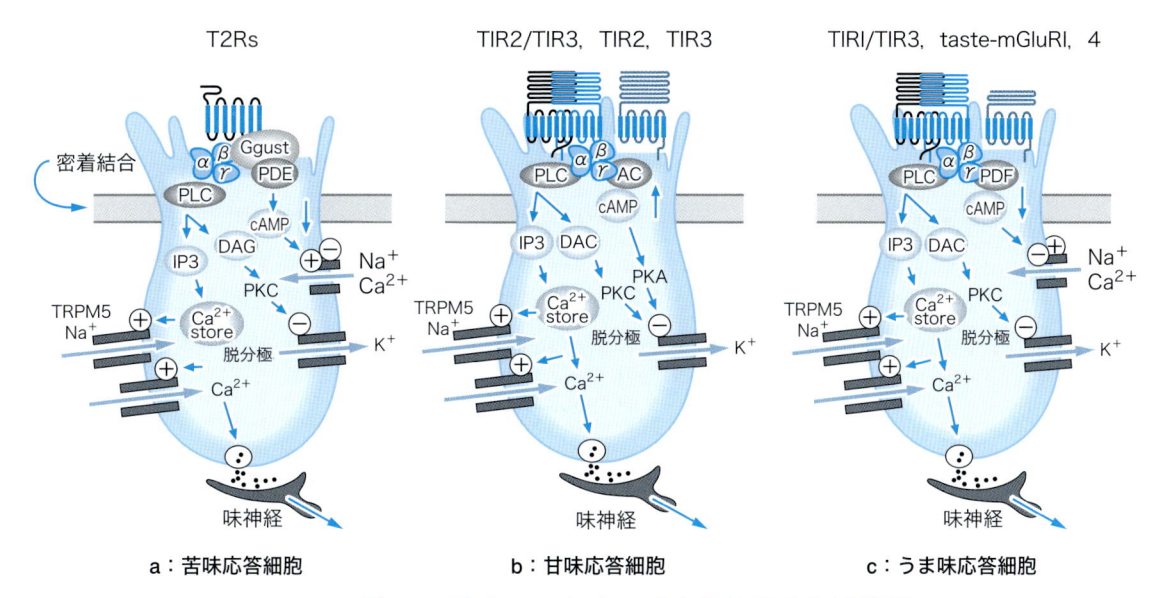

図 21-4　苦み，甘味，うま味の受容と細胞内伝達機構

受容体はそれぞれ異なるが，細胞内伝達機構は類似している．共通する経路は受容体を介して PLC（ホスホリパーゼ）により IP3（イノシトール 3 リン酸）と DAG（ジアシルグリセロール）が増加し，IP3 は小胞体から Ca^{2+} を遊離させる．遊離された Ca^{2+} は TRPM5 チャネルに働き Na^+ を流入させる．DAG は PKC（プロテインキナーゼ C）に働き K^+ チャネルをリン酸化，K^+ の流出を阻害し，細胞内を脱分極させる．脱分極により膜電位依存性の Na^+ や Ca^{2+} チャネルが開き，Ca^{2+} が流入し，伝達物質の放出がおこる．

味物質が受容され味細胞が興奮すると，その情報は神経，さらには脳へと伝達され，味が知覚される．5 基本味は，その受容の初期過程が G タンパク質結合型受容体を介する甘味，うま味，苦味と，イオンチャネルを介する塩味，酸味に大別される（図 21-3, 4）．

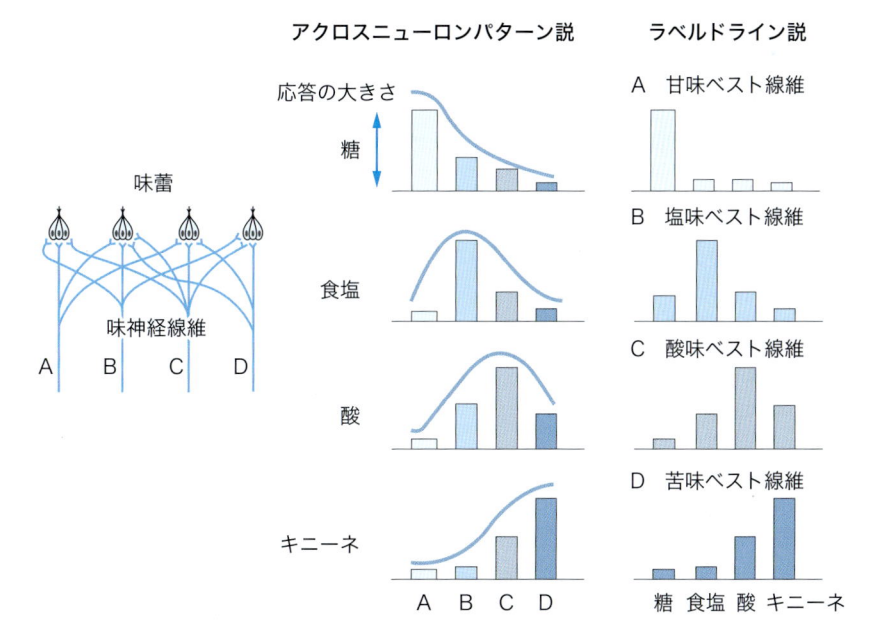

図 21-5　味の神経情報処理の考え方

アクロスニューロンパターン説（A-D の神経線維全体のパターンで味の情報を伝える）と，ラベルドライン説（A-D はそれぞれ異なる味の情報を伝える）．

味覚の受容

その後，受容体を介するものはGタンパク質経由でホスホリパーゼC(PLC)β_2の活性化によりセカンドメッセンジャーであるイノシトール3リン酸(IP3)やジアシルグリセロール(DAG)が，あるいはアデニル酸シクラーゼが活性化されるとサイクリックヌクレオチド(cAMPかcGMP)が増加する(ホスホジエステラーゼが働き低下する場合もある)．それによりイオンチャネルがリン酸化され，細胞の脱分極がおこり，細胞外からCa^{2+}が流入する，もしくはIP3の場合は直接細胞内ストアに働きCa^{2+}を放出させ，細胞内Ca^{2+}の増加がおこる．Ca^{2+}濃度の増加により神経伝達物質が放出され，神経へと情報が伝達される．塩味や酸味の場合は，セカンドメッセンジャーを介さずに直接細胞を脱分極させ，その後の過程は共通する(図21-5)．

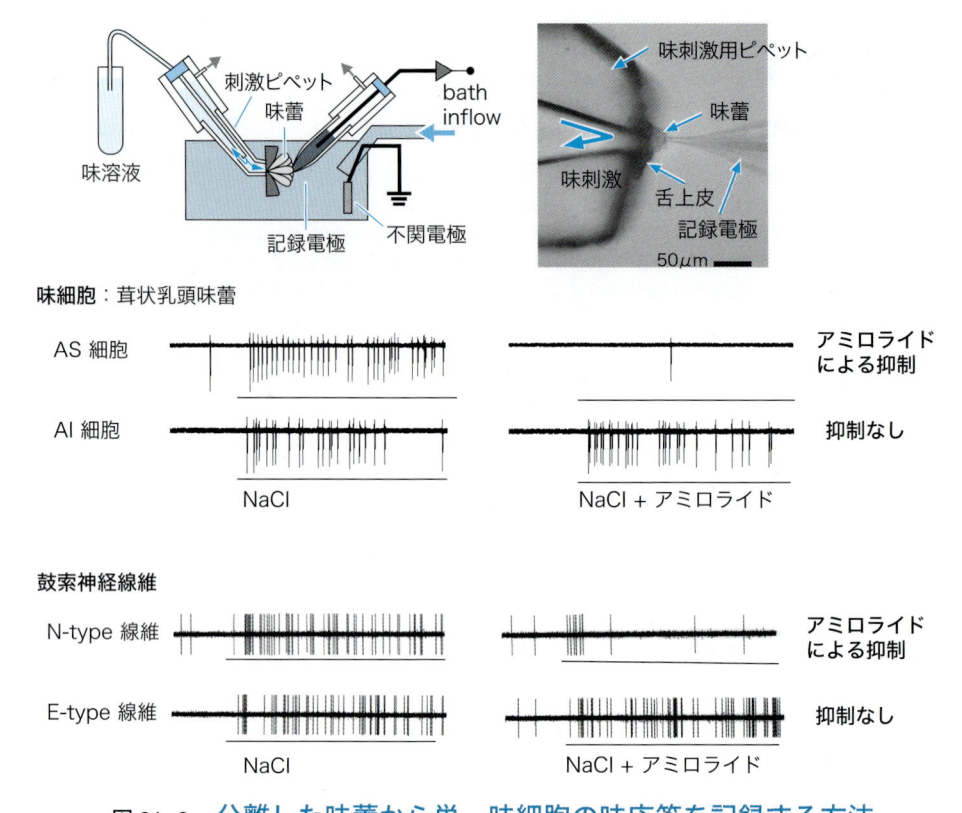

図21-6　分離した味蕾から単一味細胞の味応答を記録する方法
味細胞は活動電位を発生し，食塩応答細胞はアミロライドにより抑制されるもの(AS細胞)と，抑制されないもの(AI細胞)とに分かれる．それらは，それぞれ異なる鼓索神経線維群(N-typeとE-type)に味の情報が伝達される．

　いずれの味の情報も最終的には細胞内Ca^{2+}濃度の上昇を経て，伝達物質の放出に至る．従来，味細胞は緩徐な受容器電位のみが発生すると考えられてきたが，少なくともII型細胞の一部とIII型細胞は，活動電位が発生することがわかってきた(図21-6)．

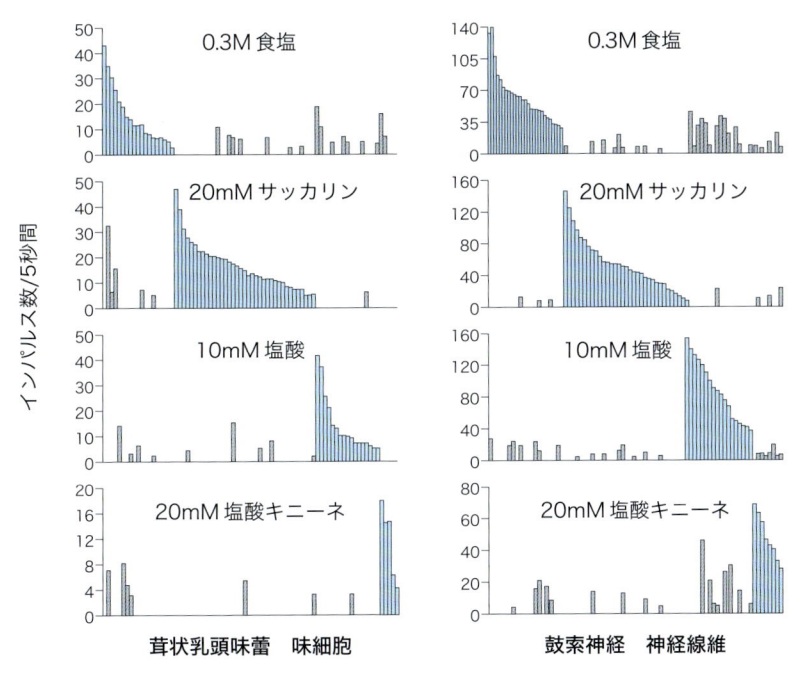

図 21-7　単一味細胞(左)および鼓索神経単一神経線維(右)の4種の味刺激に対する応答パターン
両者は全体として類似している．味細胞からの応答測定は図 21-6 に示す．

その機能についてはまだ不明であるが，各味に対する応答パターンは神経線維のものと類似していることから(図 21-7)，神経への情報伝達に関与しているものと推定されている．

3) 5 基本味の受容体分子

マウスの遺伝子解析のデータをもとに，受容体遺伝子のクローニングが成功し，苦味受容体は細胞外ドメインが小さい T2R 群であることが判明している．ヒトで少なくとも 25 種が機能していると考えられている．現在までにリガンドが判明しているヒト苦味受容体は，前述の T2R38 が PTC や PROP，T2R4 が安息香酸デナトニウム，T2R10 がストリキニーネ，T2R16 がグルコピラノシドである．

うま味受容体については，最初ラットやマウスで，脳の代謝型グルタミン酸受容体の味細胞型(taste mGluR4,1：細胞外ドメインが短い，図 21-4, c 右側受容体)が存在すると報告された．その後，ヒト T1R1 と T1R3 とがヘテロ二量体を形成すると，うま味受容体として機能することが判明した．この T1R1/T1R3 ヘテロ二量体はマウス型では非特異的アミノ酸受容体として働き，うま味特異的な受容体ではないこともわかった．マウス型もヒト型もグルタミン酸と核酸関連物質のうま味の相乗効果は発現する．

塩味(Na^+塩)は上皮性アミロライド感受性 Na^+ (ENaC)チャネルにより受容され，そのチャネルを介する Na^+ の流入により細胞を脱分極させると考えられている．ラットやマウスの味細胞の Na^+ 応答は，アミロライドにより抑制されない成分もあり，密着結合を介す

味覚の受容

る経路やそれ以外の受容機構の存在も示唆されている(図21-3)．酸味(H^+)も同様にさまざまなイオンチャネル(ASICs, HCN, K^+チャネルなど)の関与が示唆されているが，まだ決定的な証拠は得られていない(図21-3)．

4) 味覚の神経情報伝達

ラットやハムスターの味細胞や味神経線維の応答が解析され，基本味のうちの1種にのみ応答するものが少なく，2種以上に応答するものが大部分であることから，味の情報は線維全体のパターンで伝えられる(アクロスニューロンパターン説)と考えられていた．その一方で，ショ糖，NaCl，HCl，塩酸キニーネにそれぞれ最大応答を示す線維の応答プロファイルは類似していることから，ショ糖-best，NaCl-best，HCl-best，塩酸キニーネ-best線維群に分類され，それぞれが甘味，塩味，酸味，苦味の情報を伝えているとする考え方(ラベルドライン説)もあった(図21-5)．この，ヒトの味の，表現の概念に対応する2つの考え方のどちらが正しいかという議論が長く続いてきた．しかし，種差，味細胞における分子発現，特異的修飾剤，味細胞-味神経間のシナプス特性などが解明されるにしたがって，味の情報ラインは4本以上存在するものと思われるが，末梢ではラベルドライン説に基礎をなすライン特異性の維持が，中枢ではそれに加えてアクロスニューロンパターン説による味物質間の微細な識別が味の情報処理には必要であることがわかりつつある．

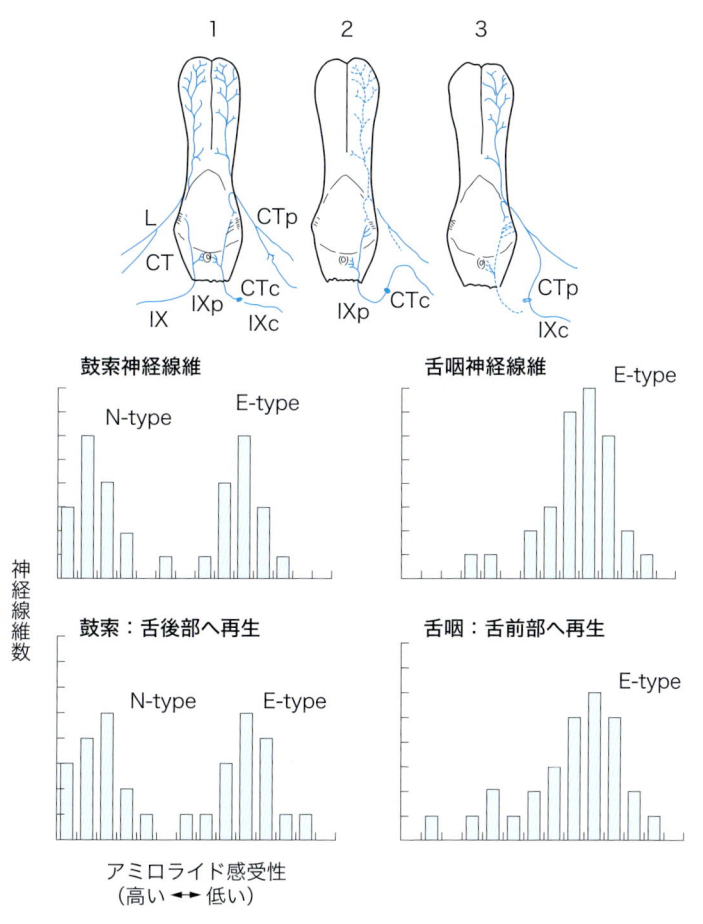

図21-8　鼓索神経と舌咽神経を交差再生させたときのアミロライド感受性（N-type）非感受性線維（E-type）の再分離実験

鼓索神経にはN-typeとE-typeの2群がほぼ同数存在する．鼓索神経を舌後部の舌咽神経領域に交差再生させても，やはりN-typeとE-typeに分離する．すなわち，AS細胞はN-typeと，AI細胞はE-typeと選択的に連絡をつくる．

　　多くの動物［マウスからチンパンジー（ヒト）に至る］で，塩味（NaCl）の応答はアミロライドにより抑制されるが，完全には消失しない．事実，多くの動物の鼓索神経のNaCl応答線維はアミロライド感受性と非感受性との2群に分かれる（塩味が2群に分離，図21-7，8）．しかも，マウスでは鼓索神経の切断や，舌咽神経との交叉手術をして，再生させたあとも2群に分離したままであった．すなわち，神経線維と味細胞とは互いに複数のシナプスを形成すると思われるが，最終的には，アミロライド感受性と非感受性との味細胞はそれぞれ特定の神経線維群と選択的にシナプスしていることを示す（ライン特異性の維持，図21-8）．
　　また，分子生物学的研究では，味細胞はT1R群（甘味，うま味受容体）とT2R群（苦味受容体）とは同じ細胞には共発現しないと報告されているが，生理学的実験では味細胞には甘味および苦味物質のいずれにも応答する細胞が存在することがわかっている．味応答特異性に関しては種差も大きく，マウス，サル，チンパンジーの神経線維の味特異性は高く（4基本味の1種のみに応答する線維は全体の20〜40％），ラットでは低い（数％）．味特異性の低い動

物では，複数のニューロンのパターンによる識別が関与せざるを得ない．マウスの味細胞は4基本味の1種のみに反応するものが60％で，味応答特異性が非常に高い．遺伝子導入マウスの実験では，味に対する嗜好と忌避とは味細胞レベルで決まっており（変形ラベルドライン説），苦味応答細胞および甘味応答細胞に導入した受容体のリガンドはマウスにそれぞれ忌避と嗜好行動とをおこすとの報告もある（Zhao et al., 2005）．

5）味覚の中枢伝導路

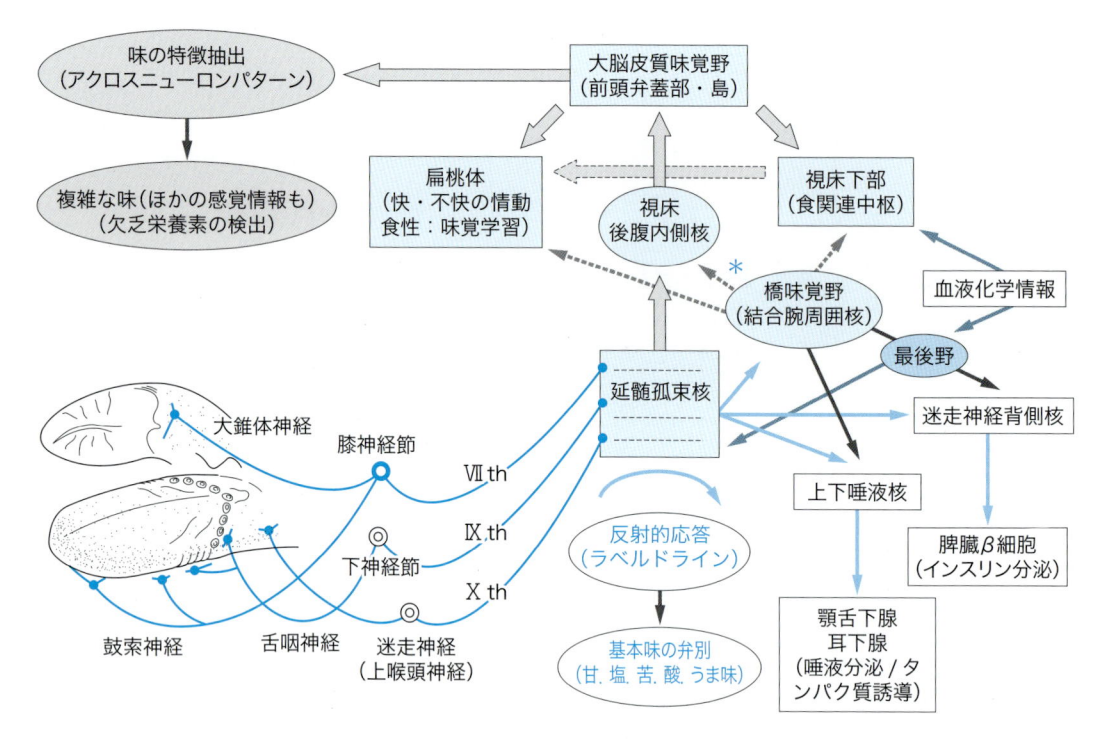

図21-9　味覚の中枢神経経路

延髄孤束核に投射した味覚情報は，反射的に顎舌運動やインスリン分泌（甘味による）をおこす．ついで視床から大脳皮質，さらには扁桃体など辺縁系に投射する．
＊ラットやマウスでは延髄孤束核から橋味覚野を経て，視床から大脳皮質にいく経路と，扁桃体や視床下部にいく経路とに分かれる．

　味蕾を支配する末梢神経は鼓索，舌咽，迷走（上喉頭），大錐体神経の4種である．このうち，鼓索神経および大錐体神経は顔面神経の分枝であり，ともに膝神経節を経て，延髄孤束核に同側性に入力する．舌咽，迷走神経は下神経節を経て孤束核に入力する．孤束核への入力部位は吻側から尾側へ，顔面，舌咽，迷走神経（上喉頭神経）の順となっている．尾側には迷走神経を経由する内臓からの感覚や，血液中のさまざまな化学成分の情報が最後野を経由して入力している．孤束核から二次ニューロンは視床の後腹側内側核の小細胞部に投射する．視床味覚中継核からの三次ニューロンは大脳皮質に投射する．大脳皮質味覚野は前頭弁蓋部と島，および両者の移行部の第一次味覚野と，第一次味覚野からの情報

が投射する前頭葉の連合野の一部である眼窩前頭野の第二次味覚野とがある(図 21-9). 第一次味覚野は味の認知, 第二次味覚野はほかの感覚情報も入力しており, 食物の認知や食行動に関与するものと考えられている. 霊長類以外の哺乳動物では孤束核と視床との間に, 橋結合腕周囲核も中継核となっており, 三次ニューロンとなる.

孤束核からの味覚情報は延髄・橋の網様体を経由して, 三叉神経の運動核, 顔面神経核, 舌下神経核, 迷走神経の疑核や背側運動核に伝えられ, 顎, 顔面, 舌の運動, 唾液分泌, 消化液の分泌と消化管運動, インスリン分泌(甘味の強さに依存する)などの反射活動を引きおこす.

22 嗅　　覚

　嗅覚(匂いの感覚)は，味覚とともに化学物質の分子を受容する感覚であることから，化学感覚とよばれる．接触性化学感覚の味覚と異なり，嗅覚は空気中の化学物質を受容する遠隔性化学感覚であり，外部の環境情報の1つとして匂いの情報を伝えることから，その生理的役割は味覚とは異なっている．一般的には，匂いは食べ物のありかや，異性の存在，親や子の認識，天敵の接近などの危険，強力な記憶や，快や不快の情動・感情を引きおこすシグナルとなる．アロマセラピーではハーブや芳香油を用いて，香りでストレスを解消させる．匂い物質は約40万種あり，ヒトが嗅ぎ分けられるものも1万種以上あるといわれ，非常に多数である．また，空気中にわずかな分子がただよっているだけで，鋭敏に感じることができる．しかし，順応が早く，ある匂い環境に入るとしばらくはその匂いを感じるが，すぐに感じなくなり，自分が出している体臭や口臭には気がつかない．

　このように，嗅覚は多くの化学物質を感じ，高感度の識別能をもち，早い順応をもたらし，情動や記憶と結びつきやすい特徴をもっている．匂いは，匂い分子を受容するセンサーである嗅細胞と，それから情報をうけて処理，識別，保存(記憶)する嗅球や大脳の嗅覚神経系の働きによる．

1　嗅覚の一般的性質

1) 匂い物質と基本(原)臭

　ヒトが感知できる匂い物質は，分子量200〜300の揮発性分子が多く，その数は約40万といわれている．バラの花やバナナなどに含まれる匂い分子は数10種あるといわれ，それぞれ異なる香気をもっている．また，同じ匂い物質でも，濃度によって匂いの違うものがある．たとえば，スカトールは高濃度では悪臭であるが，低濃度ではジャスミンの香りになる．

表22-1　アムーアの8原臭

におい物質	基本臭名	嗅覚脱出出現頻度(%)
1. イソバレリン酸	腋窩汗臭	3
2. ピロリン	精液臭	16
3. トリメチルアミン	魚　臭	6
4. イソブチルアルデヒド	麦芽臭	36
5. アンドロステノン	尿　臭	47
6. ペンタデカラクトン	ジャコウ臭	12
7. カルボン	ハッカ臭	8
8. シネオール	樟脳臭	33

(Amoore, *Chem. Senses Flav.*, 4：154, 1979 より)

味の場合と同様に，匂いもいくつかの基本臭に分類される．Amooreは最初，分子の大きさや構造を基準にして，エーテル臭 ethereal，樟脳臭 camphoraceus，ジャコウ臭 musky，花香 floral，ハッカ臭 peppermintry，刺激臭 pungent および腐敗臭 putrid の 7 臭を原臭 primary odor とした．その後，色覚異常と 3 原色との関係があるように，ヒトに嗅覚脱失がみられる匂いを原臭とすると 8 種に分かれることを示した(表 22-1)．アンドロステノンに対する嗅盲は，47％と飛び抜けて多い．高感受性をもつヒトでは，アンドロステノンは一般には尿や豚肉(ベーコン)の匂いであるが，中等度の感受性をもつヒトでは気持ちのよい香水の匂い(びゃくだんやジャコウなど)になるといわれている．最近の分子生物学的研究によると，匂い受容体の数は，マウスやラットで約 1,000 種あり，ヒトでも 350 種程度はあることが明らかになっていて，今後はそれらの受容体が匂い分子の分類の基本単位になるものと思われる．

2) 嗅覚閾値

嗅覚の特徴の 1 つに，匂いをおこす閾値濃度が低いことがあげられる．物質により大きく異なり，オルファクトメーターで測定した例では，エチルエーテルは 5.8 mg/l と高いが，汗臭の酪酸は 9 μg/l，レモン臭のシトラールは 3 ng/l，ニンニク臭のメチルメルカプタンでは 500 pg/l でも感じる．味覚では，もっとも閾値が低いキニーネでも 6 mg/l である．しかし，ヒトの嗅覚感度はイヌよりも鈍く，酢酸の閾値で約 1,000 万倍，酪酸の閾値で約 100 万倍高い．ヒトの鼻粘膜にある嗅細胞の数は，約 100 万～数 1,000 万個であるといわれているので，匂い物質の閾値濃度と 1 回の吸息量とから，1 個の嗅細胞と反応する分子数が推定できる．たとえば，メルカプタンは 9 分子以下で応答を引きおこす．

ヒトの嗅覚感度を検査する方法として，T＆T オルファクトメーターによる基準嗅力検査法がある．基準臭として，β-フェニルエチルアルコール(花香)，メチルサイクロペンテロン(焦げた臭)，イソ吉草酸(腐敗臭)，γウンデカラクトン(果実臭)およびスカトール(糞臭)を用いて，その検知および認知閾値を測定し，それぞれ正常閾値と比較し，評点化する．また，アリナミン液を用いた静脈性嗅覚検査もある．2 ml のアリナミン液を肘静脈から投与すると，通常 10 秒以内，60 秒間程度匂いを感じる．

3) 口　臭

　　口臭は齲蝕や歯周疾患などによって生じることがあるが，その原因は基本的には嫌気性バクテリアによるものであるといわれている．このバクテリアは舌の深層，喉，扁桃に生存し，活性化すると硫化水素およびメチルメルカプタンなどの揮発性硫化化合物をつくり出す．バクテリアが活性化して匂い成分を発生する条件として，口の渇きによる低酸素状態がある．すなわち，唾液分泌が減少する条件(年齢，ストレス，口呼吸など)，薬物(抗うつ薬，抗圧薬，抗ヒスタミン薬など)の使用，喫煙，アルコールなどが関係する．食後に発生する口臭の原因は，たんぱく質(硫黄分に富んでいる)を多く含む食品とバクテリアとの間におこる反応や，ネギやニンニクなどの硫黄化合物(メルカプタン)による場合が考えられる．砂糖はバクテリアの増殖を促進する．また，風邪や花粉症などのアレルギーにより，後鼻漏(後鼻部より咽頭への炎症性産物の排出)があると，それに含まれるタンパク質の一部が分解されて硫黄化合物をつくり，口臭の原因となることがある．

　　肝臓の代謝酵素異常によって，魚臭のトリメチルアミンユレアが発現することが知られていて，口臭による疾病の診断に利用されている．

4) 嗅覚障害

　　嗅覚障害は嗅覚錯誤や異嗅症など，匂いの質的な認知障害と，嗅覚低下，嗅覚脱失，嗅覚過敏などの感覚の量的な障害とに分類される．その原因として，副鼻腔炎，感冒(上気道炎)罹患後，鼻中隔わん曲症などの鼻腔形態異常，頭部外傷，頭蓋内疾患(脳腫瘍，脳梗塞，脳内出血など)，先天性，薬物性などがあるが，副鼻腔炎と感冒とによる嗅覚障害が多い．副鼻腔炎は，呼吸性と嗅粘膜性のものとがあり，前者は鼻腔内の異常により匂いが嗅細胞に到達しないもので，後者は嗅粘膜の嗅細胞の障害を受けることにより発生する．感冒罹患後のものは，ウイルスによる嗅神経性障害であるとされている．また，妊娠初期には嗅覚過敏が，後期には嗅覚鈍麻があるとされ，ホルモン変調による嗅細胞感受性変化によるものと考えられている．アルツハイマー病，パーキンソン病など，神経性疾患の初期に嗅覚障害が出現することもある．その原因の一部に，嗅細胞での受容能低下があると報告されている．幻臭とは，刺激がないのに匂いを感じることで，てんかん発作の前などにおこることがある．

2　嗅覚の受容・神経情報処理

1)嗅上皮

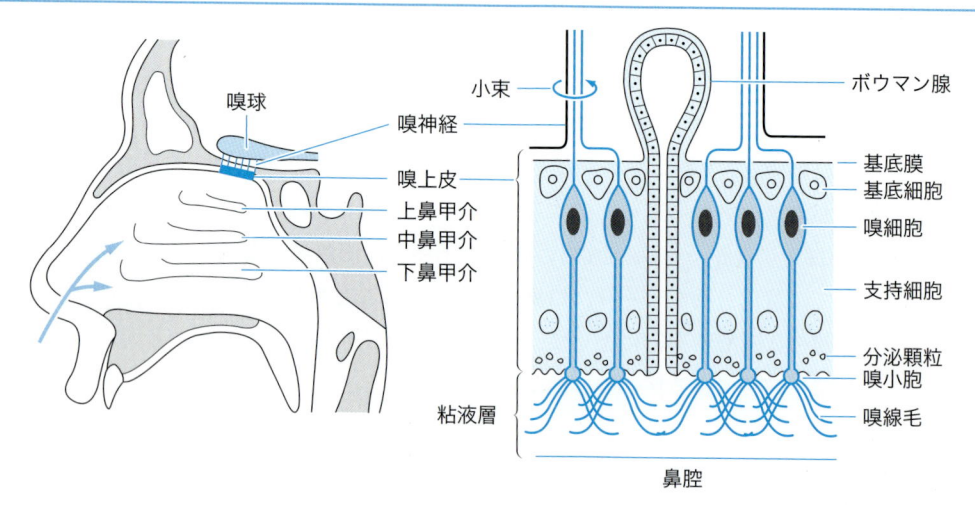

図 22-1　鼻孔と嗅上皮の構造および嗅上皮と嗅球の位置
(本郷利憲, 廣重　力, 豊田順一 監：標準生理学 第 6 版, 医学書院, 2005, p310 より)

　嗅上皮は鼻腔の最上部にあり，面積は約 3 cm^2 である(図 22-1)．嗅細胞，支持細胞および基底細胞からなり，匂いを受容するのはニューロンである嗅細胞である．嗅細胞は有核部(直径 5〜8 μm)，細長い樹状突起(直径 1〜2 μm)と尖端部の嗅小胞および多数の嗅繊毛からなる．嗅細胞の中枢端は無髄神経線維(直径約 0.2 μm)であり，これらが集合して小束をつくり，嗅球の糸球体に達している．嗅細胞の寿命は，約 1 か月である．嗅上皮以外の鼻粘膜は呼吸領域で線毛上皮細胞と，粘液を分泌する杯細胞とからなり，三叉神経線維の終末も分布している．この終末も匂い物質に応答するが，嗅細胞より閾値が高い．おもに侵害性の化学刺激(刺激臭)に応答し，軸索反射により P 物質(サブスタンス P)や CGRP(カルシトニン遺伝子関連ペプチド)を放出し，その結果，血管は拡張されて粘液が分泌される．三叉神経は侵害性の化学物質に反応し，防御的に働いている．

2) 匂い分子の受容

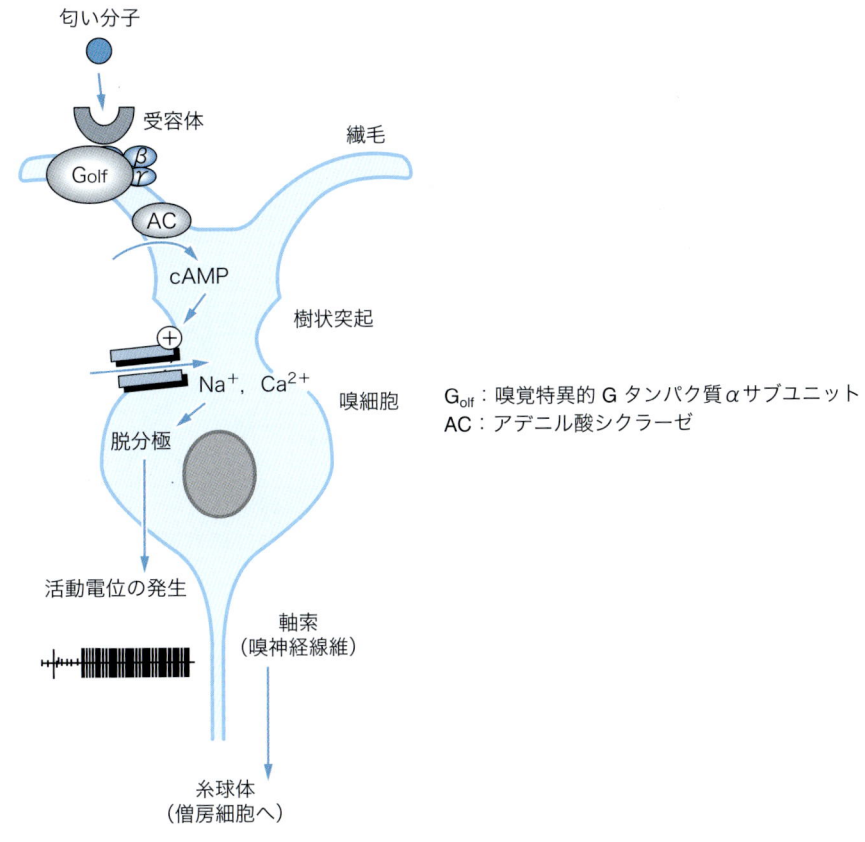

図 22-2　嗅細胞における匂い分子の受容と細胞内情報伝達
（ほかは本文参照）

G_{olf}：嗅覚特異的 G タンパク質 α サブユニット
AC：アデニル酸シクラーゼ

　匂い分子は，嗅細胞の繊毛表面膜にある匂い受容体と結合し，嗅細胞に電気活動を引きおこす．匂い受容体は 7 回膜貫通型の GTP 結合タンパク質（G タンパク質）共役型受容体で，マウスやラットでは約 1,000 種，ヒトで約 350 種ある．アミノ酸配列の相違によって，それぞれの受容体は異なる匂い分子，あるいは特定の構造をもつ分子群を受容する．

　匂い分子が受容体と結合すると，受容体に構造変化がおこり，細胞内で結合する G タンパク質（G_{olf}）にその信号が伝えられる．この信号は G_{olf} を介してアデニル酸シクラーゼ（AC）を活性化し，cAMP（あるいは cGMP）の産生を促す．繊毛内の cAMP 濃度が上昇すると，cAMP（cGMP）依存性陽イオンチャネルが開き，Na^+ や Ca^{2+} が細胞内に流入し，嗅細胞が脱分極する．脱分極が閾値を超えると，嗅細胞に活動電位が発生し，嗅神経系の一次中枢である嗅球へ信号が伝えられる（図 22-2）．

3) 匂い情報の中枢処理

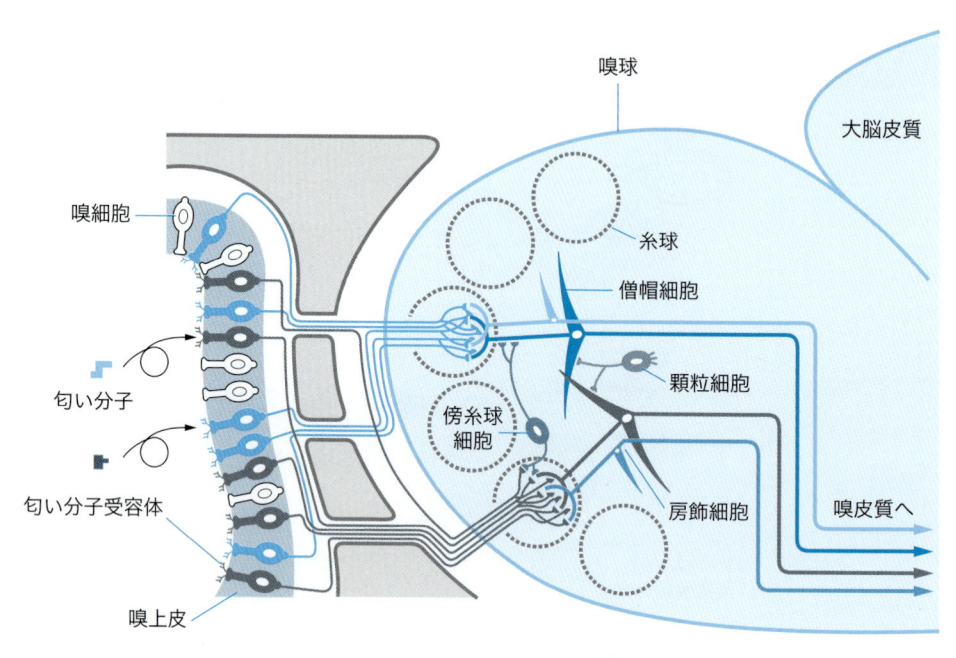

図 22-3　嗅覚の神経回路
(高橋雄二，森　憲作：匂いを感じる：脳の"匂い地図"，細胞工学 21 巻，秀潤社，p1440，2002 より)

　嗅細胞の 1 つひとつは，約 350 種といわれる受容体のなかからたった一種類を選んで発現している．これを「1 嗅細胞 1 受容体 one cell-one receptor」規則という．したがって，個々の嗅細胞の応答特性は，どの受容体を発現するかによって決定されている．嗅細胞はその軸索を嗅球へ伸ばし，嗅球表面に数 1,000 個並んでいる糸球のなかの 1 つと連絡する．同じ匂い受容体を発現する嗅細胞の軸索は，特定の数個(多くの場合 2 個)の糸球へ投射している．1 つの糸球に収束する嗅神経線維は，同種の受容体を発現した嗅細胞に由来する．これを「1 糸球 1 受容体 one glomerulus-one receptor」という．したがって，各種の匂いは，嗅球で活動する糸球の組み合わせによって決定されると考えられる．1 個の糸球では，数万本の軸索が数 10 個の僧房細胞にシナプスしている．したがって，1 個の二次ニューロンには，数 1,000 個の受容器ニューロンからの収束があると考えられる(図 22-3)．

4) 嗅覚中枢経路

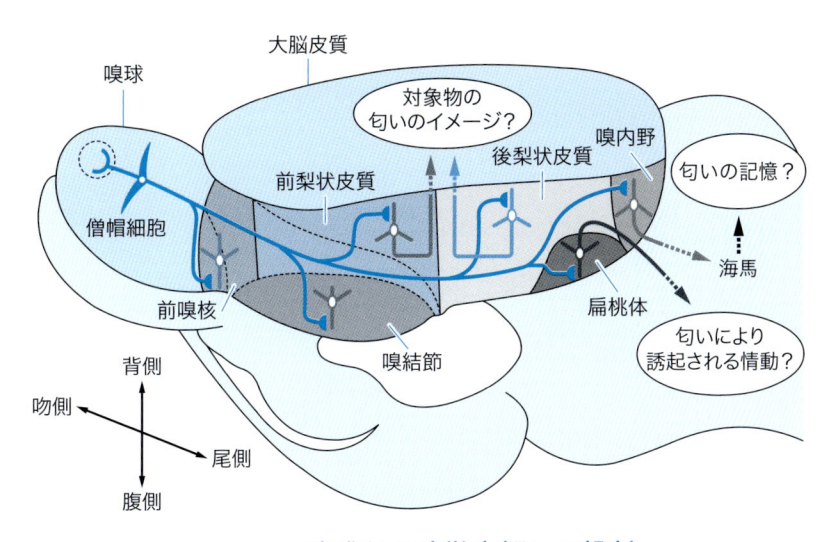

図 22-4　嗅球から嗅覚中枢への投射
（高橋雄二，森　憲作：匂いを感じる：脳の"匂い地図"，細胞工学 21 巻，秀潤社，P1443, 2002 より）

　嗅球の僧房細胞二次ニューロンは，梨状皮質(前部，後部)および扁桃体に投射する．ヒトの梨状皮質は側頭葉におおわれた部位にあり，腹側からみると前後の広い西洋梨の形をしている．匂いのイメージにかかわるものと推定されているが，多くはまだ不明である．扁桃体は情動発現に重要な部位であることから，匂いにかかわる快不快の情動の発現に関与するものと推定されている(**図 22-4**)．梨状皮質および扁桃体からのニューロンは，ほかの感覚と同様に中継核の視床背内側核を経て，大脳皮質眼窩前頭皮質の嗅覚野に投射され，そこから海馬などの記憶に関与する部位に投射されるものと考えられている．また，嗅球僧房細胞から前嗅核や嗅結節を経て視床下部に至る経路があり，摂食調節にかかわることが推定されている．

23 発音・発声

1 音声と言語

　ヒトは，ことばを話すことで互いのコミュニケーションをはかっている．話しことばによるコミュニケーションは情報伝達の能率がよく，文字情報の伝達に先立って進化してきたものと考えられている．しかも，ことばは文字と密接な関連をもち，物事を抽象化する手段でもある．

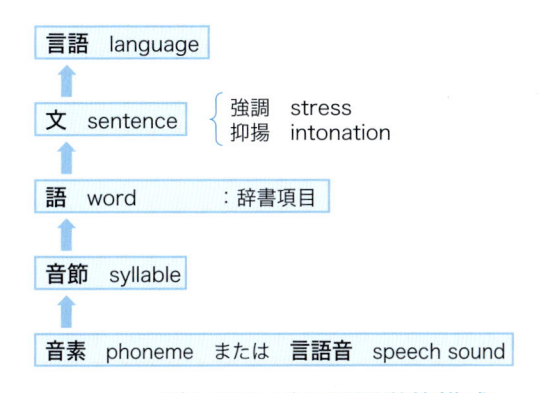

図 23-1　話しことばの言語学的構成
（山田好秋：よくわかる摂食・嚥下のメカニズム 第1版，医歯薬出版，p.103，2004 より）

　世界の言語には多くの種類があるが，いずれも特有の文法や語をもっている．語を構成する最小基本単位は音素とよばれ，それ自体はどのような概念も事物も表さないが，他の音素と比べてみたときに，ある語を他の語と区別するのに役立つ（図 23-1）．たとえば，破裂音である[t]自身は，何の意味ももたないが，他の音と比較することで，時計（とけい）を模型（もけい）から，鳩（はと）を箱（はこ）からというように区別できるようになる．このように話し言葉 speech によるコミュニケーションに際して，ヒトはこれらの記号単位を組み合わせて信号の時系列，すなわち言語として伝達している．

2 音声をつくる器官

tongue tired　　　　　舌の疲れ＝説明不足＝舌たらず
His lips are sealed.　彼の唇は封じられている＝彼は黙っている

229

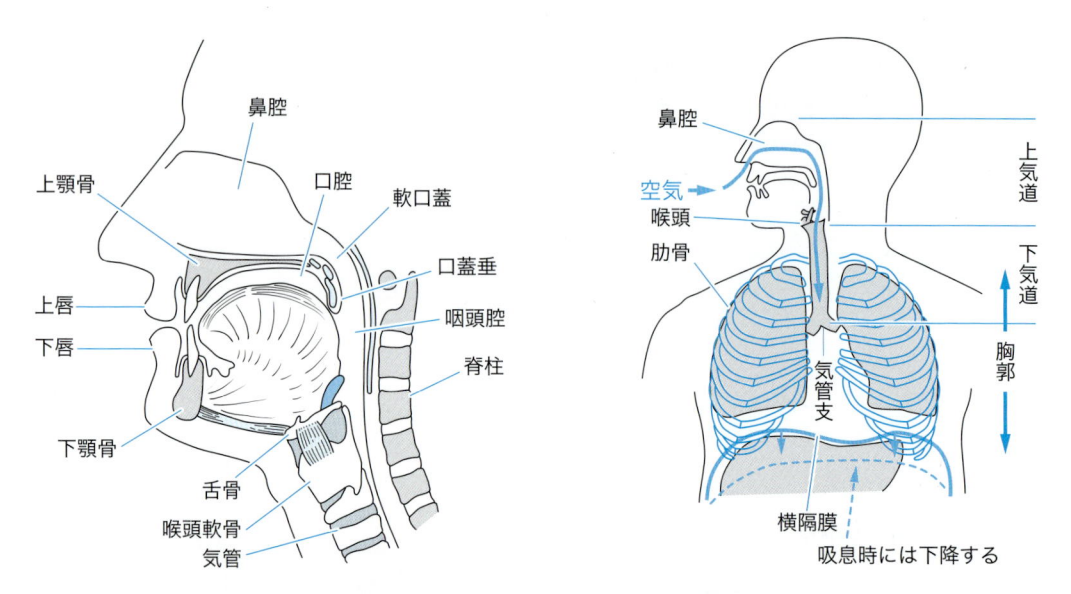

図23-2　音声をつくり出す諸器官
（右図　山田好秋：よくわかる摂食・嚥下のメカニズム　第1版，医歯薬出版，p.100，2004より）

　これらの成句が示すように，口唇や舌は言語音の生成に大きな役割をはたしている．しかし，これらの器官だけでは言語音は生成できない．音声を生成するためには，肺，気管，喉頭（声帯を含む），咽頭，口腔（口蓋，舌，口唇を含む），鼻腔などの多くの器官が一体となって，肺から口唇へつながる複雑な形をした管を形成している．

　発声に関与する器官のなかで，口唇，舌，軟口蓋，咽頭および下顎を可動性器官といい，歯，歯槽部，硬口蓋および鼻腔などは非可動性器官といっている．この両者が組み合わされて，複雑な音（音声）を発すること（構音）が可能となる．喉頭に続く気管や肺は，通常は呼吸器として作動するが，発声時にはエネルギーの供給源となっている（図23-2）．

　これらの器官は，構音器官としてだけではなく，咀嚼，嚥下および呼吸など，他の生命維持に重要な運動機能に関与する器官であることはいうまでもない．

3　発声のエネルギー源

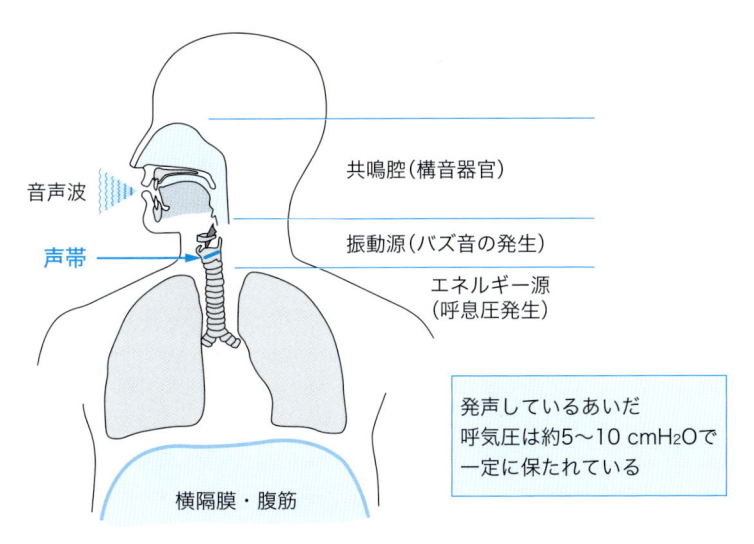

図 23-3　発声のエネルギー源
（山田好秋：よくわかる摂食・嚥下のメカニズム 第1版，医歯薬出版，p.104，2004 より）

　肺や気管は呼気流とよばれる運動エネルギーを発生させる部位であり，呼吸器官の一部である．この運動エネルギーは，気管に続く喉頭で音響エネルギーに変換される．この意味で，呼吸器系は発声の原動力であり，喉頭はエネルギー変換器と位置づけることができる（図 23-3）．

　発声に必要な呼気流は，吸気によって拡大した肺および胸郭の弾性復元力によって生じる．呼気圧の大きさは発声の様式によっても異なるが，通常は 5～10 cmH$_2$O 程度で，弾性復元力による圧が発声に必要な圧よりも高いときにはむしろ吸息筋が活動して弾性復元力を減弱する．発声に伴って肺気量がある程度まで減少してくると，今度は呼気圧を保つために呼息筋が活動を始める．

　一般に，平静時の呼吸において，呼吸筋が働くのはおもに吸息のときのみである．吸息筋が働いて胸郭容積を増加させ，その後は肺胞の弾性によって受動的に肺が収縮して空気を排出する．発声のときには，吸息筋，呼息筋および腹筋が協調して働くから，声門下の圧力はほぼ一定である．

4　喉頭の構造と機能

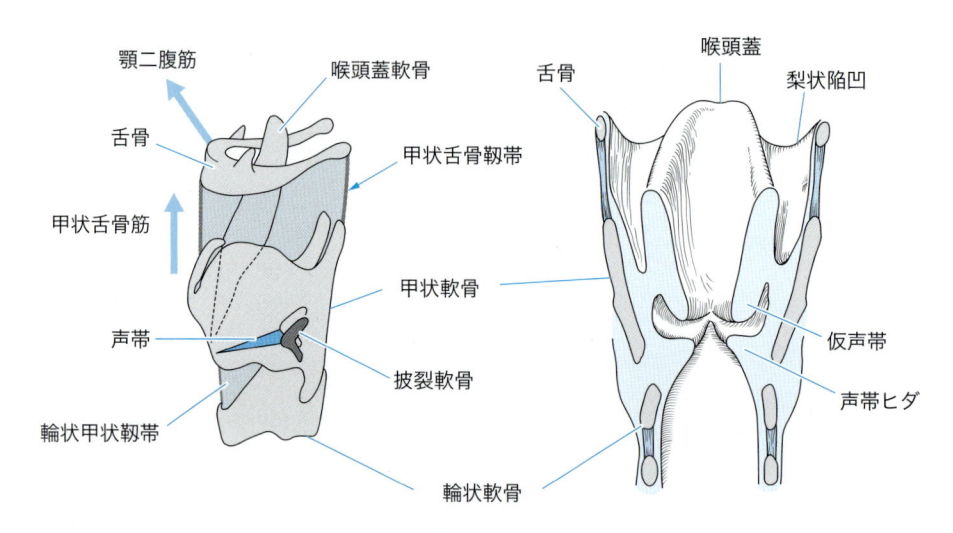

図 23-4　喉頭の構造と機能
(山田好秋：よくわかる摂食・嚥下のメカニズム 第1版, 医歯薬出版, p.105, 2004 より一部改変)

　喉頭は気管の入り口にあり，気管と食道との分岐部にあたる．その本来の機能は気道への異物侵入を防ぐ防御機構であるが，ほ乳類，とくにヒトでは発声機能が発達していて，発声に必要な原音(喉頭原音)をつくり出している．喉頭の構造の基礎は靱帯を伴って組み立てられた軟骨，すなわち，甲状軟骨，輪状軟骨および一対の披裂軟骨で，これらはまとめて喉頭軟骨とよばれている．これに筋が付着しているので，これらの軟骨の大部分は粘膜でおおわれている(図 23-4)．

　喉頭筋は輪状喉頭筋だけが上喉頭神経支配で，他の喉頭筋はすべて迷走神経の枝である反回神経に続く下喉頭神経支配である．

　甲状軟骨および輪状軟骨で構成される軟骨の枠組み(支持構造)に囲まれた管状の内側には，左右の壁から上下二組のヒダ状の隆起があって，内腔が部分的に狭められている．上方のヒダが仮声帯，下方のヒダが声帯とよばれている．甲状軟骨は喉頭の外側，すなわち，のど仏の部分を構成し，輪状軟骨は喉頭の下部を形成している．輪状軟骨の後上方には披裂軟骨が左右一対あって，声帯の緊張および声門の開閉を調節している．

　喉頭およびその内部にある声帯は，喉頭筋(声門閉鎖筋および声門開大筋)によって発声，呼吸，嘔吐ならびに嚥下動作に必要な運動をしている．声帯は，上皮と粘膜固有層とが深部の組織と緩く結合することで一種の層構造を形成し，この部分のずれ運動によって声帯が振動することができる構造になっている．

5 声帯の構造と機能

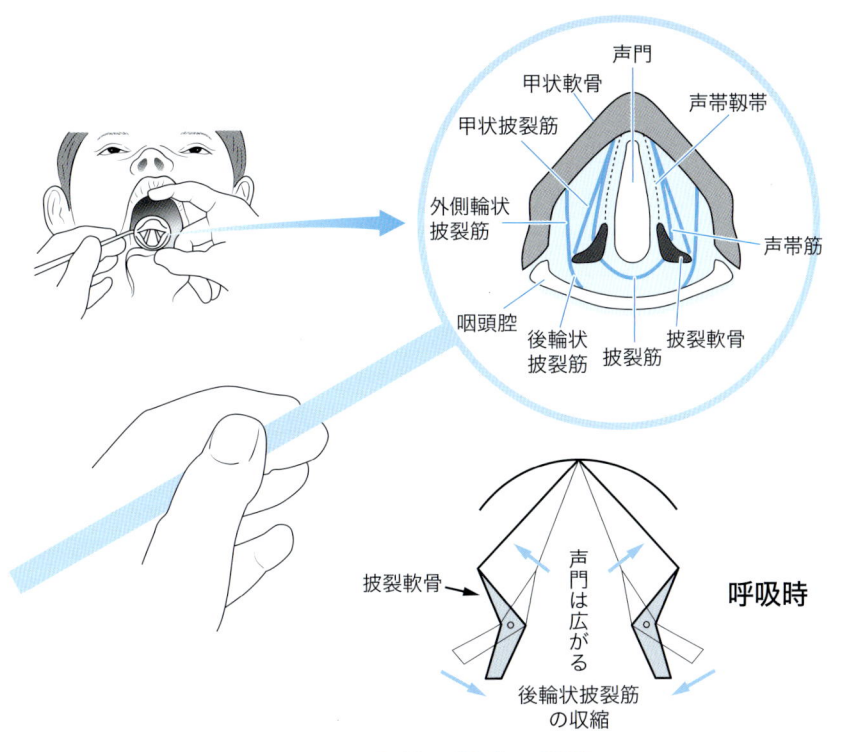

図 23-5　声帯の構造と機能
(山田好秋：よくわかる摂食・嚥下のメカニズム 第1版，医歯薬出版，p.105，2004 より一部改変)

　両声帯間の隙間を声門とよび，嚥下および嘔吐など，下気道に影響する機能が作動しているあいだは声門を閉じ，咽頭から下気道を遮断する．呼吸時には声門が閉じていると抵抗が大きいので声門は開くが，その際，披裂軟骨が外転することによって声帯突起が側方に動き，結果として，声門は左右に開く(図 23-5)．

　発声に際しては，声門閉鎖筋群(甲状披裂筋，外側輪状披裂筋および披裂筋)の活動と，声門開大筋(後輪状披裂筋)の抑制によって声門が閉じる．このとき，下方から送られてきた呼気流が断続され，それと同時に発生する声帯の振動により，声門部より上方の空気中に粗密波が生じて音(原音)となる．

　呼息中に声門が閉じると，下方からの圧(声門下圧)が高まり，声帯縁が押し広げられて声門が少し開く．すると，瞬間的に少量の呼気が流出し，声門下圧が一時的に下がるために，声帯縁は声帯自体の弾力と呼気流出に伴う声門部の陰圧形成(ベルヌーイ Bernoulli の効果)によって閉鎖位に戻る．この繰り返しが声帯の振動である．したがって，声帯振動そのものは，純粋に物理的なメカニズムによって成立するといえる．たとえば，窓にかかったカーテンが，風によって揺れる現象と同じである．

声帯の構造と機能　233

発声時，声門は三角形に開き，この開き方できしみ声，息まじり声，ささやき声および普通の声などがつくり出される．呼気流に合わせて声帯を軽く合わせると，声帯が振動して音（原音）が発生する．この音は「ブー」「ビー」「ギー」といった言語音とはほど遠いが，咽頭，口腔および鼻腔で構成される声道を通過するとき，共鳴や摩擦や障害を受けて各言語音に調音される．

　声帯が緊張し，張力が強いと，振動が速くなり高い音になる．逆に，声帯が弛緩し，張力が低下すると，振動が遅くなり発生する音は低くなる．また，弦楽器の弦の長さと音の高低との関係と同様に，声帯が長いと低い音，声帯が短いと高い音が出る．しかし，声帯には厚みがあり，振動の様相は線状の弦とは異なる．声帯の厚みおよび声帯振動面での違いは，地声（胸声）と裏声（頭声）とをつくり出す．

6　構　音

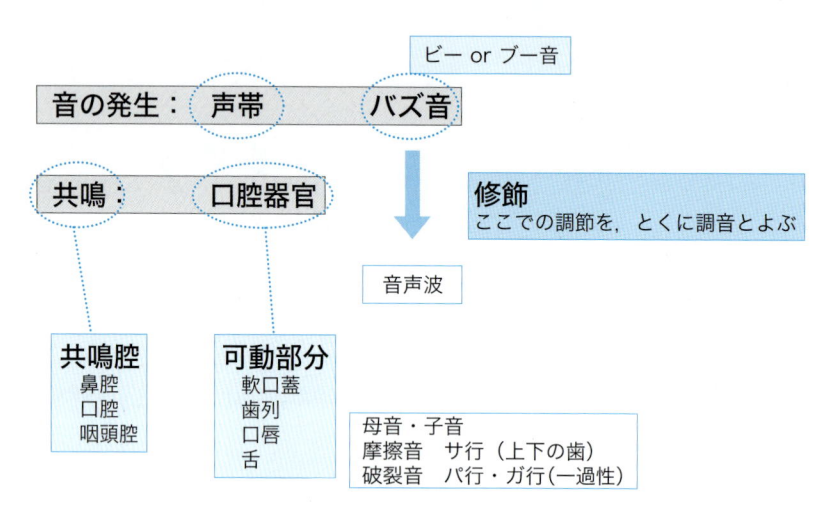

図 23-6　音から声へ（構音）
（山田好秋：よくわかる摂食・嚥下のメカニズム 第 1 版，医歯薬出版，p.107，2004 より一部改変）

　喉頭，咽頭，口腔および鼻腔で構成される管腔を使って，ことば（言語音）を生成することを構音という（図 23-6）．

　音声を物理学的に評価すると，「声の強さ」，「声の高さ」および「声の質」に分類できる．そのなかで，声の強さは，おもに呼気圧によって調節される．一方，声の高さは声帯の振動数で決まり，おもに声帯の緊張および振動部分の質量を変化させることで決まる．この調節では，おもに輪状甲状筋がおこない，声帯筋（甲状披裂筋内側部）も関与している．輪状甲状筋は，声帯を前後方向に引き伸ばすことによって声帯の緊張を増加させると同時に，声帯を薄くして振動部分の質量を減少させる．声帯筋が単独に働くと声帯を厚くするが，声帯内部の緊張を増加させる働きがある．両筋ともに収縮すると，声の高さが高まり，弛緩すると声は低くなる．

発声できる最低音から最高音までの音域を，生理的声域という．成人男子では60〜500 Hz(約3オクターブ)，成人女子では120〜800 Hz(約2.5オクターブ)である．話し声の平均的な高さを話声位といい，成人男子では120 Hz，成人女子では240 Hz付近である．

声帯振動を伴わずに発声動作をおこなうと，ささやき声が生じる．ささやき声の音源は，声門付近の気流雑音である．ささやき声が生じるときは，声門は開大したままで，その上方の仮声帯部や喉頭前庭部に狭窄傾向が認められる．このときには，声門開大筋である後輪状披裂筋が持続的に活動すると同時に，甲状咽頭筋の活動が高まる．

話し声の高さを含む低音から中音域は地声(胸声)の声区とよばれ，輪状甲状筋と声帯筋とが同時に活動するが，相対的に声帯筋の活動が高い．この声区では振動時の声帯は厚く，粘膜波動も明らかである．高音域では地声と異なる音色の声域があり，裏声(頭声，ファルセット)の声区といわれる．この声区では，声帯筋はほとんど活動せず，輪状甲状筋がおもに声帯を緊張させ，声帯は薄く引き伸ばされる．声帯振動は辺縁部に限局し，粘膜波動はほとんど目立たない．なお，地声(胸声)と裏声(頭声)との区別は，成人男子では明瞭に分けられるが，女子や小児では分けにくい．

また，裏声を出すと喉頭が挙上するので，嚥下訓練における喉頭挙上法としては最適である．

7　構音の様式

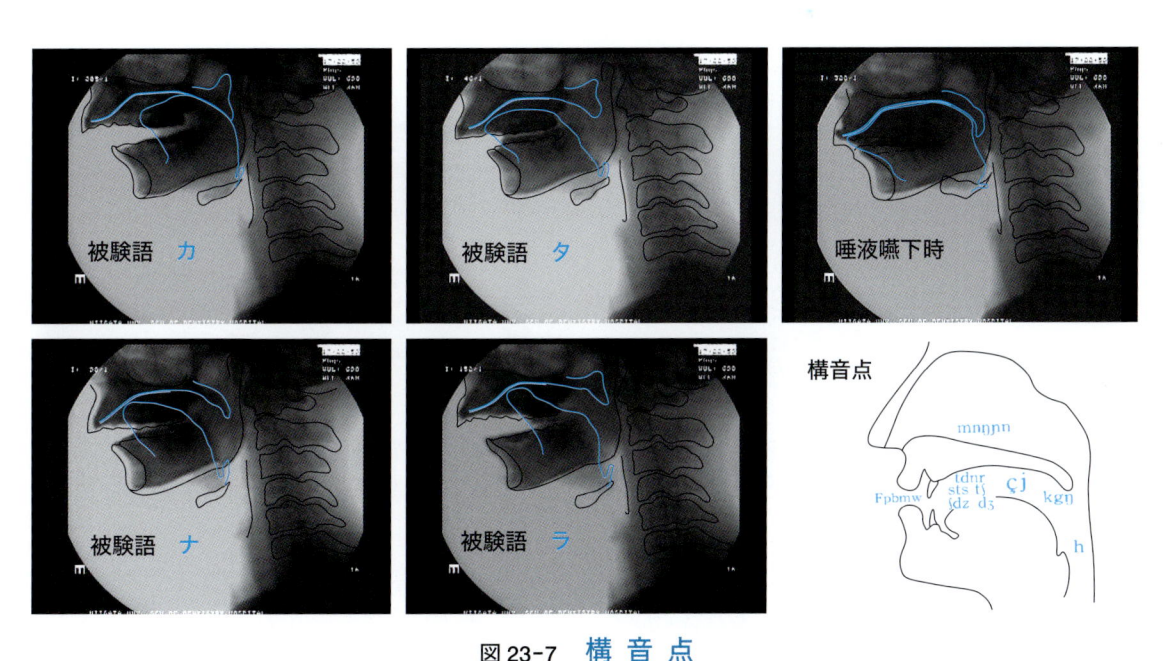

図 23-7　構 音 点
(山田好秋：よくわかる摂食・嚥下のメカニズム 第1版，医歯薬出版，p.108, 2004 より一部改変)

実際に音がつくられる場所を構音の場所ないし構音点といい，音がつくられるメカニズムを構音の様式という．構音の場所も，様式もそれぞれ語音の分類に対応させることがで

きる．たとえば，/p/，/b/および/m/などは口唇部で生成されるので，一括して口唇音という．なお，構音の場所は，喉頭から口唇までの広い範囲に分布している（図23-7）．

語音の音響的特徴を決めるのは，音源の性質，声道内での共鳴特性，および口唇や鼻孔からの音波の放射特性である．母音の音源は声帯振動によって生じた喉頭原音であるが，無声子音では声道内の狭窄によって生じる乱流雑音などが音源となる．

図23-7は，カ，タ，ナ，ラ音発声時のエックス線像である．それぞれの音に対応して，下顎，舌，口唇および軟口蓋の形態が決まっている．すなわち，発声時には舌が上昇し，口腔が前後に2分され，可動性の高い共鳴腔を形成する．そして同時に，鼻腔と咽頭とは軟口蓋と上咽頭収縮筋とにより開閉され，共鳴腔の形態を大きく変化させる．

食塊を咽頭に送り込むために，舌根部をもち上げる動作を訓練するとき，この動作を患者さんに指示し，実行してもらうことは困難であるが，ガ音を発声させると，その形態が嚥下したときに類似するので，訓練をきわめて容易におこなうことができる（図23-7，唾液嚥下時）．このように，舌の運動訓練に際し，発声は欠かせない手段といえる．

構音器官に障害があると構音障害が生じる．構音障害は，①口蓋裂に代表される器質性構音障害，②器質的には障害がないが，構音技術の学習の誤りや発達に遅れがある際にみられる機能性構音障害，さらには，③運動神経系の麻痺による運動障害が原因で生じる運動障害性構音障害に分類されている．

8　フォルマント周波数

日本語の母音のフォルマント周波数
（日本人体正常数値表）（上段：男性，カッコ内：女性）

フォルマント周波数(Hz)	母音 a	i	u	e	o
F1	700 (750)	300 (400)	400 (450)	500 (550)	500 (550)
F2	1,100 (1,300)	2,200 (2,800)	1,200 (1,400)	1,800 (2,400)	900 (1,200)
F3	3,200 (3,500)	2,900 (3,600)	3,200 (3,500)	2,600 (3,400)	3,200 (3,500)

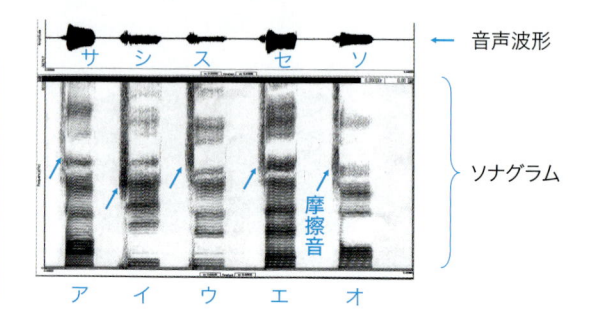

F：フォルマント

図23-8　日本語母音のフォルマント周波数とサ行発音時のソナグラム
（山田好秋：よくわかる摂食・嚥下のメカニズム　第1版，医歯薬出版，p.109，2004より一部改変）

母音の数は言語によって異なるが，日本語の標準母音は5つとされている．そのすべては声帯の振動を伴う「有声音」で，5つの音は，おもに口唇の形の違いによって決まる．

母音は準周期的な音で，音源のスペクトルは基本周波数に対応する基音と，その整数倍の周波数の倍音とからなっている．この音源が声道の共鳴によって変調され，特定の周波数の成分音が声道の共鳴によって変調され，特定の周波数の成分音が強められる．このため，音声を周波数分析すると，その音響特性を示すいくつかの山が現れる．このようなス

ペクトル上の山をフォルマントとよび，その山のピークとなる中心周波数をフォルマント周波数という．フォルマントは低い周波数から高い周波数まで多数あるが，母音の音色の違いに影響を与えるのは，おもに低次の3ないし4個のフォルマントのみである．フォルマント周波数は低いほうから順に第1フォルマント周波数，第2フォルマント周波数というように名づけられる(図23-8)．

子音は呼気流が口腔内でいろいろに通路を遮られたり，狭められたりするとき(気流操作)に出る一種の雑音であり，この雑音的な音源が声道の共鳴の影響を受けたあとに外界に放射される．すなわち，子音は喉頭よりも上部の器官で声道が狭くなるか，または閉じることで生成される一過性の音声である．

音響的な性質は子音の種類によってさまざまであり，たとえば，破裂音では，構音点の違いによって後続する母音の，第2フォルマント周波数の始点の値が異なることが知られている．子音は呼気流の遮断方法により「破裂音」，「通鼻音」，「摩擦音」，「破擦音」および「弾音」に分類され，遮断される場所により「両唇音」，「歯音」，「歯槽音」，「硬口蓋音」，「軟口蓋音」および「声門音」に分類される．

音声を周波数分析し，横軸に時間を，縦軸に周波数成分としてその特徴を描写したものをソナグラム(声紋)とよぶ．サ行を発声したときのソナグラムを，音声波形とともに示すと，ア，イ，ウ，エ，オの母音の前にサ行を特徴づけている短時間の摩擦音が縦に長い縞模様として描記されている(図23-8)．

9　共鳴および気流操作

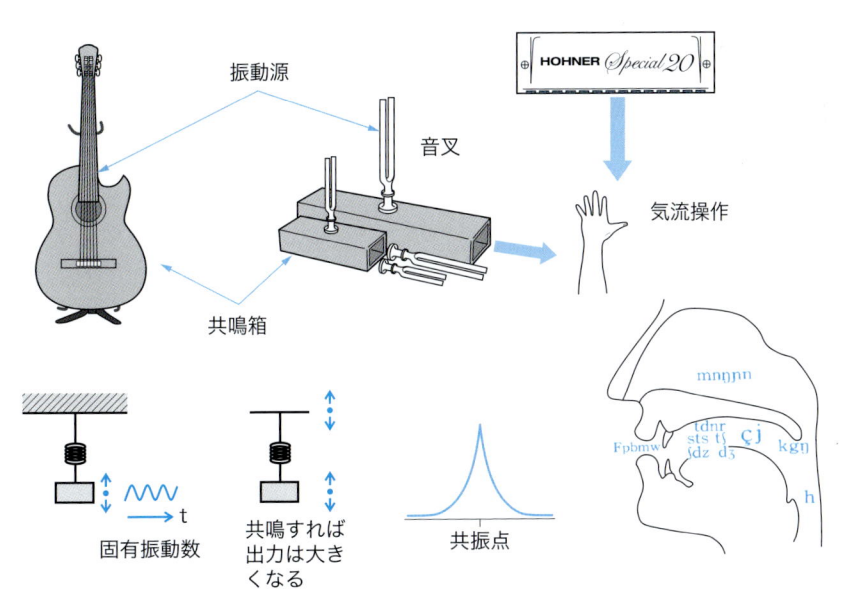

図23-9　共鳴と気流操作
(山田好秋：よくわかる摂食・嚥下のメカニズム　第1版，医歯薬出版，p.111，2004 より一部改変)

構音の様式は，基本的には2つの仕組み，すなわち，共鳴と気流操作とに分けられる．共鳴は付属管腔の形を変化させ，その形に対応した共鳴特性を語音に与えて音の特徴を決める仕組みである．母音の音色は，おもにこれによって決まる．喉頭原音が声道を通り口唇で放射されるとき，声道のもつ共鳴特性による変化を受ける．弦楽器は声帯としての弦に共鳴器官としての胴を持ち，その形，大きさにより音色は大きく異なる．

　母音は，第1から第3フォルマントが固有の音質に寄与する．したがって，3種の純音を組み合わせることで母音を合成することが可能である．第1フォルマントは舌の高さによる共鳴腔の形状で決定され，舌位が高いとフォルマントは低くなる．第2フォルマントは口唇の形状による声道の共鳴腔の，長さの変化によるもので，長くなればフォルマントは低くなる．

　気流操作とは，気管，喉頭を経て付属管腔に達した呼気流を，構音器官の動きによって瞬間的に停止，開放させる，あるいは管腔内に狭窄部をつくってそこを通過させ，気流雑音を生成する仕組みであり，これにより破裂音，摩擦音，破擦音，弾音，側音および鼻音などの子音の特徴が与えられる．これは，音叉に付属する共鳴箱の音の出口や，ハーモニカから出る空気の流れを手で操作することで音を操作できることから理解ができる．

10　構音のメカニズム

図23-10　構音のメカニズム
(山田好秋：よくわかる摂食・嚥下のメカニズム 第1版，医歯薬出版，p.111, 2004 より)

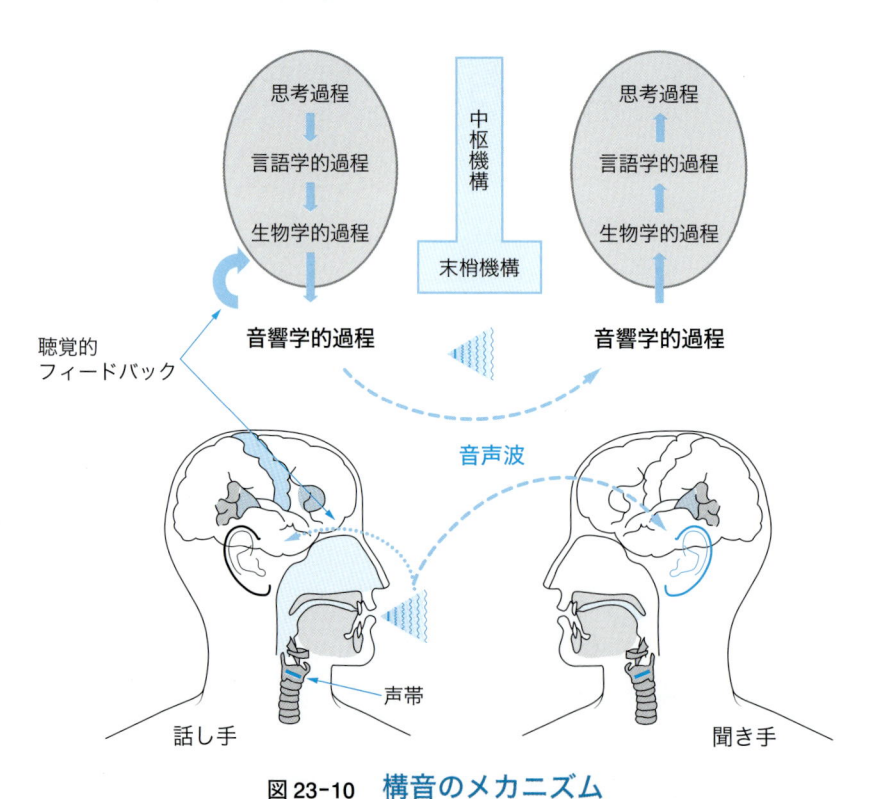

構音のメカニズムは，末梢と中枢との2つのレベルに分けることができる(図23-10).

末梢レベル：ことばが出てくるためには，① 音のエネルギー源として呼気を送り出す過程(呼気調節)，② 呼気流のエネルギーを音響エネルギーに変換する過程(発声)，③ 音声信号の完成および外界への伝播の過程(構音)を経る必要がある.

中枢レベル：中枢の側では，抽象的な情報内容を記号化していく言語学的過程が前段階にあって，そこから，発声構音器官の運動制御機構に進むメカニズムが想定されている.

話しことばは，生物学的段階を音響学的段階という物理学的現象を利用して，情報を音として相手の耳まで伝達する．聞き手は，この音を生物学的段階から言語学的段階に変換して理解する．話しことばは，各言語の離散的な記号体系の時系列を発声，構音，すなわち，おもに喉頭レベルの運動およびそれより上部の付属管腔(声道)レベルの運動によって，連続的な音波として実現したものである．これらを総合して発音運動とよぶことがあるが，いずれも一般的な運動制御の枠内でおこなわれる随意運動であると同時に，記号体系の伝達を目的として生後獲得される動作である.

話しことばの速さは，その内容を聞き取る際のわかりやすさの点で重要である．一般に，聞き手に内容を理解してもらうためにはゆっくりと，かつ，はっきり発声することが大切であるが，いつも同じ速度で話すと，聞き手はその速さに慣れて単調感に陥る．したがって，よい話し方は適当な速さと変化を兼ね備えることが必要である.

11　言語に関与する脳部位

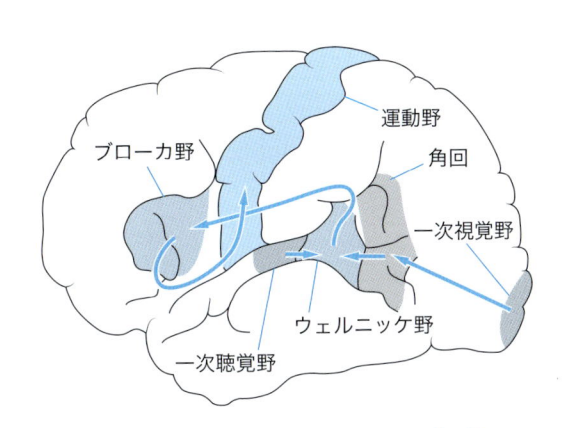

図 23-11　言語にかかわる脳部位
(塚田裕三：別冊サイエンス サイエンスイラストレイテッド 11 生きている脳, p.83, 1981 より一部改変)

ヒトの大脳における言語中枢の研究は，機能の脱落によって生じる"失語症"を記述することで進められてきた.

失語とは，脳の言語領域の，後天的疾患のために会話や書字あるいはサインの理解や表出，さらに，これらによるコミュニケーションが損なわれることである．また，失読とは，視覚的認識能力が保たれているにもかかわらず，文字を読む機能が損なわれている状態で

ある．これらは臨床的におのおの1つの症状単位，すなわち，巣症状として歴史的に認知されていて，脳の局所的機能障害に対応するものとしてとらえられてきた．たとえば，運動中枢の損傷は，自発言語と復唱の障害とをもたらし，運動性失語もしくはブローカ失語とよばれる．この領域は，実際に左大脳半球の前頭葉の運動前野下方にありブローカ野ともよばれる．一方，聴覚言語中枢の損傷は，言語了解と復唱の障害とをもたらし，自発言語においては，聴覚からの制御を欠くために錯語を生じる(感覚性失語)．この領域は，左大脳半球側頭葉外側皮質の上側頭回と中側頭回との後方部分にわたって存在し，ウェルニッケWernicke野とよばれる．この2つの中枢については，今日までその存在および機能には普遍的な了解がなされていて，左半球が優位であることがわかっている(図23-11)．

a 運動性(表現性)失語

言語を分節的に話す能力の欠如
↓
話す速度が遅く，構音が障害される

ブローカ野の障害によっておこると考えられている．
質問に対する答えは意味を成すことが多いが，答えが形や文法のうえで完全な文章により表現されることはない．たとえば，電報文のようになることもある．
ものを書くときにも，同じ種類の障害が現れる．
歌は苦労せずに，しばしば上手に歌うことができる．

b 感覚性(受容性)失語

話す言語と書かれた言語との理解が失調
↓
表出性には比較的異常がない

患者の話す言葉は音声的にも文法的にも正常であるが，意味の面で逸脱が著しい言葉はかなり流暢に，また，適切な語形変化をもってつなぎ合わされることが多いので，発話は一応の形をなす．

24 消化と吸収

1 消化管の種類と役割

　消化とは取り込んだ食物を吸収しやすくするために細かくすることをいい，消化管壁の平滑筋の収縮による機械的消化と，外分泌腺からの消化液による化学的消化とがある．なお，消化は消化管でおこなわれる．

1）消化管の種類

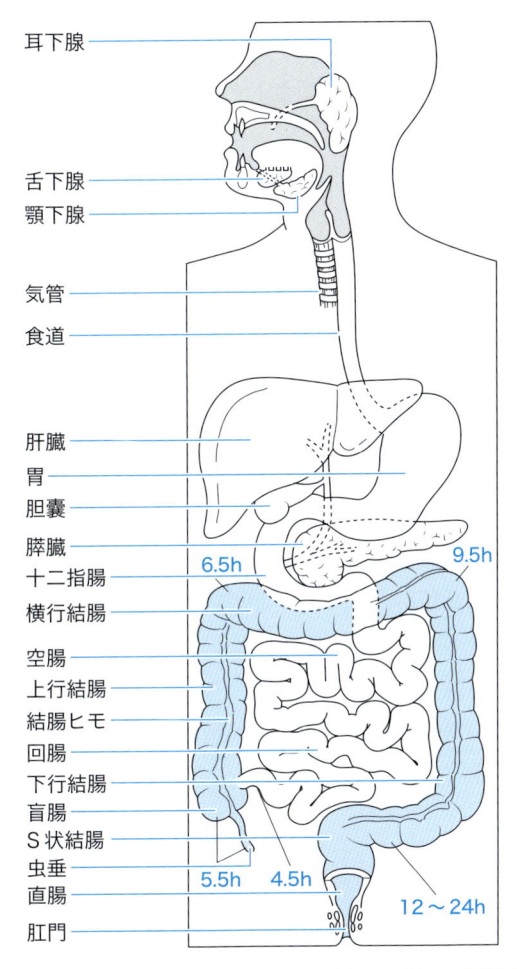

図24-1　消化器系の構成および食物摂取後の腸管移行時間
（大地陸男：生理学テキスト 第3版第2刷，文光堂，2000より）

消化管は食物の摂取をおこなう口腔から始まり，咽頭(呼吸するための気道との交差点)から食道，胃，十二指腸，小腸，大腸までをいう(図 24-1)．食物が口腔から摂取されて，肛門から排出されるまでの時間は，およそ 24〜72 時間である．

2) 消化管の構造

消化管の一般構造は 3 層構造で，粘膜の内層，筋層の中層および漿膜の外層からなる．筋層は，内層の輪状筋と外層の縦走筋とで構成される．

消化管には，粘膜下にマイスネル Meissner 神経叢(粘膜下神経叢)と，筋層間にアウエルバッハ Auerbach 神経叢(筋層間神経叢)との 2 種類の神経叢があり，消化管の運動制御に関与している．

3) 消化管の役割

食物を機械的および化学的に消化し，栄養分を吸収して血液やリンパ管へ送り込み，全身に供給し，食物残渣を肛門から排出する．

2　機械的消化

1) 消化管の運動(蠕動運動，振子運動，分節運動)

口腔における運動は咀嚼運動とよばれ，運動神経によって調節されている．食物は，食塊形成から嚥下反射を経て咽頭および食道へ送り込まれる．食道の上部 1/3 は骨格筋で，下部 1/3 は平滑筋で構成され，中間部は両者が混在している．食道の蠕動運動により食物は胃へ送られ，胃から下部の消化管運動には，蠕動運動，振子運動および分節運動がある．

蠕動運動は，消化管を支配する神経系，消化管壁内の神経反射により縦走筋と輪状筋とが協調して，内容物を押し進める運動で，小腸の全長にわたる直行蠕動と，回腸の下部および上行ならびに横行結腸の口側に向かう逆蠕動がある．大腸では横行結腸から S 状結腸にかけて強い蠕動運動がみられることがあり，これを総蠕動という．振子運動は腸管の縦走筋が収縮や弛緩を繰り返す運動であるが，作用はそれほど強くはない．分節運動は腸管の輪状筋が一定間隔で収縮し，ついで，その収縮と収縮との間の輪状筋が収縮する運動を繰り返すことで，腸の内容物の混和と，腸管壁の血行を助長することなどによって，腸の内容物の消化や吸収を促進する．

2) 運動の調節機構

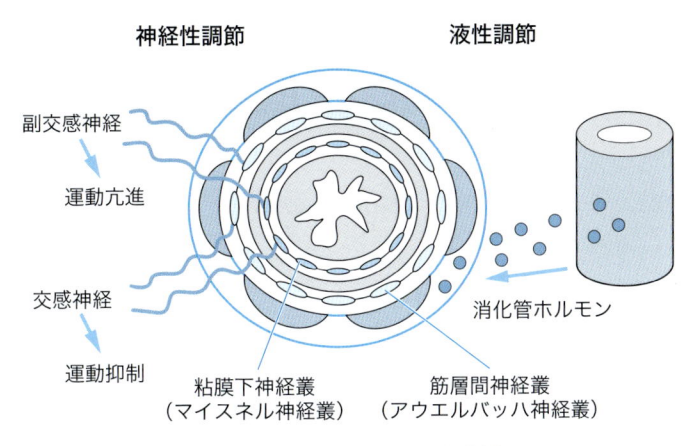

図 24-2　消化管の運動制御

消化管の運動調節には，神経性調節とホルモンなどの液性因子による液性調節との2種類がある（図 24-2）．

(1) 消化管運動の神経性調節

迷走神経は運動を亢進し，交感神経は運動を抑制する．

消化管壁内には，粘膜下神経叢としてアウエルバッハ神経叢（縦走筋と輪走筋層間）と筋層間神経叢としてマイスネル神経叢（粘膜と輪走筋層間）とがあり，消化管壁内の神経反射に関与している．

(2) 消化管運動の液性調節（ホルモンなどの液性因子によるもの）

表 24-1　消化管粘膜から分泌されるホルモン

ホルモン	化学的性質	分泌場所	作用	分泌刺激
ガストリン	ポリペプチド（ガストリン I／ガストリン II）	幽門粘膜，十二指腸粘膜	HCl 分泌促進	幽門部の化学的（タンパク質，ポリペプチド）および機械的（粘膜伸展）刺激，迷走神経刺激
エンテロガストロン*	ポリペプチド	十二指腸粘膜	胃液分泌および胃の運動の抑制	十二指腸内の脂肪成分
セクレチン	ポリペプチド	十二指腸粘膜	酵素の少ないアルカリ性の膵液分泌	十二指腸内の酸性内容物
コレシストキニン・パンクレオチミン	ポリペプチド（大 CCK・PZ*／小 CCK・PZ）	十二指腸粘膜	酵素の多い膵液分泌，胆嚢収縮	十二指腸内の脂肪，タンパク質，アミノ酸成分および酸性内容物
モチリン	ポリペプチド	十二指腸粘膜	胃運動促進	十二指腸内のアルカリ性内容物
ビリキニン	?	十二指腸粘膜	絨毛の運動促進	十二指腸内の酸性内容物
エンテロクリニン	タンパク質（?）	小腸粘膜	小腸の消化液の分泌	小腸内のかゆ状液

*エンテロガストロンは最近になって Gastric Inhibitory Peptide（GIP）とよばれている．また，コレシストキニン・パンクレオチミンには大分子型と小分子型とがある．

（覚道幸男 ほか：図説歯学生理学 第2版第7刷，学建書院，2003 より）

機械的消化

アドレナリンは運動を抑制し，インスリンは迷走神経を介して運動を促進している．また，各種の消化管ホルモンも消化管運動を調節している(表 24-1)．

3　消化管での化学的消化

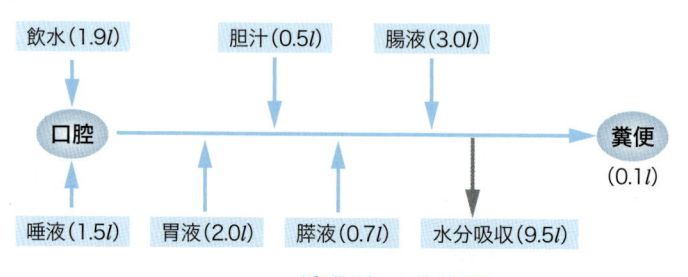

図 24-3　消化液の分泌量

消化管では付属の消化腺で酵素を分泌し，摂食食物(3 大栄養素)を化学的に消化する．消化液としては唾液，胃液，膵液，胆汁，腸液が分泌される(図 24-3)．分泌された水分は小腸や大腸で大部分が再吸収されるので，糞便中に含まれて排出される水分は約 100 ml/日である．

なお，化学的消化は糖質はブドウ糖，果糖およびガラクトースに，たんぱく質はアミノ酸に，そして，脂肪は脂肪酸ならびにグリセリドに分解される．

4　消化管の機能

1) 口　腔

口腔は咀嚼，消化，発声，味覚および補助気道として機能している．口腔内の外分泌腺は唾液腺で，1 日に 1〜1.5 l の唾液を分泌する．

唾液腺には大唾液腺と小唾液腺とがあり，大唾液腺の耳下腺は，上顎第二大臼歯の頰側の耳下腺乳頭に開口し，顎下腺および舌下腺は舌下小丘に開口している．

2) 咽　頭

咽頭は消化管と気道との交叉部で，食物と呼吸時の空気との通過部位である．

3) 食　道

食道は咽頭と胃(噴門)とを結ぶ長さ約 25 cm の管で，その機能は嚥下した食物を蠕動運動によって輸送する．食道には 3 か所の細い部位がある．すなわち，起始部(第 6 頸椎の高さ)，気管分岐部(第 4 胸椎の高さ)および横隔膜貫通部(第 11 胸椎の高さ)が狭窄していて，

これらの部位は癌の好発部位になっている．

4) 胃

横隔膜の下で正中より左にあり，容積は 1,200〜1,400 mℓ である．

外分泌腺として胃底腺，噴門腺および幽門腺があり，粘液(ムチン)，消化酵素および電解質(HCl)を分泌する．

(1) 胃の運動

食物が食道の下端に達すると，噴門が反射的に弛緩して食塊が胃へ流入する．食塊は最初，胃の上部に集まり，ついで，胃の小湾側に沿って下降して，順次積み重なって大湾側へ広がる．胃の運動は，胃の中央部にくびれ(収縮輪)ができ，この収縮輪が幽門部へ向かう．約 15〜20 秒に 1 回の蠕動が 10〜30 秒かけて幽門へ移動する．これを繰り返すことによって，食塊は胃液と混和され，流動体となる．この流動体となった胃内容物が胃液によって消化が進むと，十二指腸へ送られる．

なお，胃内停滞時間は，糖類で 2〜3 時間，脂肪で 4〜6 時間と，食種によって異なる．

運動調節には神経性調節と液性調節とがある．神経性調節は自律神経系により拮抗的に調節され，迷走神経(副交感神経)により胃運動は促進し，交感神経で抑制される．液性調節にはセクレチンや GIP(胃抑制性ペプチド)による抑制と，ガストリンによる促進とがある．

胃が空のとき，周期的に強い収縮(飢餓収縮)がおこることがある．これが続くと胃に痛みが生じる(飢餓痛)．

(2) 胃液分泌の調節機構

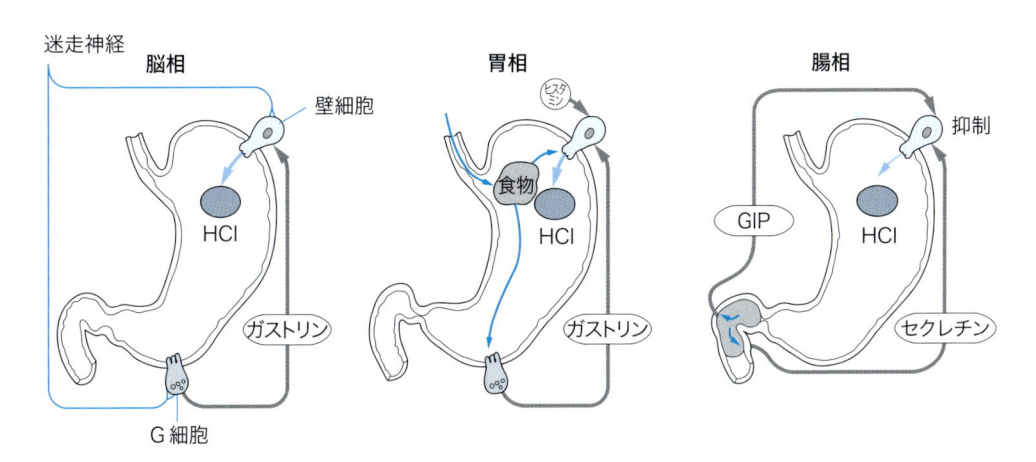

図 24-4　胃液分泌の調節
(大地陸男：生理学テキスト 第 3 版第 2 刷，文光堂，2000 より一部改変)

胃液は，おもに主細胞および壁細胞から 1 日約 2ℓ 分泌される．胃液の約 99％は水であり，pH は 1.0〜2.5 である．

胃液分泌は 3 相(脳相，胃相，腸相)の反射によって調節される(図 24-4)．

第 1 相(脳相)では，食物の口腔感覚による迷走神経の刺激が G 細胞からのガストリン(G)分泌促進を介して壁細胞からの HCl の分泌を亢進する．第 2 相(胃相)では，食物によ

消化管の機能　245

る胃伸展と食物の成分がG細胞からのガストリンの分泌を介して壁細胞からのHClの分泌を促進する．第3相(腸相)では，胃内酸性物質の十二指腸移行でGIPやセクレチン分泌を介して酸分泌が抑制される．

(3) 胃での酸分泌機構

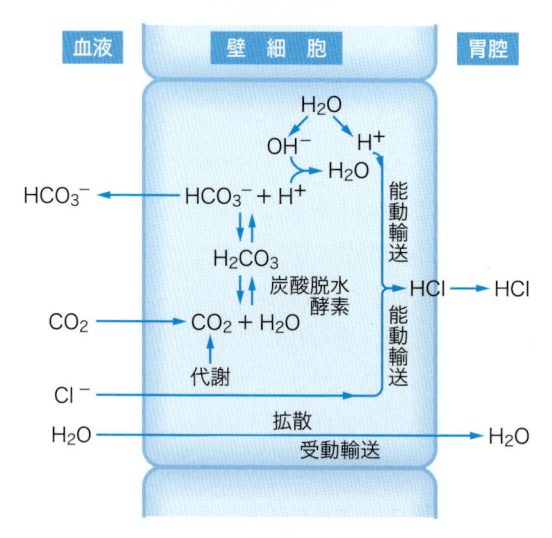

図 24-5　胃液分泌機序
(覚道幸男 ほか：図説歯学生理学 第2版第7刷，学建書院，2003 より)

能動輸送によって壁細胞内に取り込まれたCl^-とH^+が，壁細胞分泌細管壁から能動輸送で胃に分泌される(図24-5)．胃壁にある壁細胞のアセチルコリン受容体とガストリン受容体を介して細胞内Ca^{2+}が上昇し胃酸分泌が亢進する．ヒスタミンは細胞内cAMP上昇を介して胃酸分泌を亢進する．

(4) 胃での化学的消化

胃壁にある主細胞から分泌されたペプシノーゲンは，壁細胞(傍細胞)から分泌された塩酸によってペプシンに変換され，たんぱく質をペプトンに分解する．副細胞は，胃壁を保護する粘液，牛乳カゼインを凝集するレニンおよび脂肪を分解するリパーゼを分泌する．

5) 小　　腸

胃に続く6～7 mの管状の構造物で，栄養素を消化して吸収する部位である．

(1) 構　　造

十二指腸，空腸および回腸に分類され，十二指腸は12横指(25～30 cm)の長さで，大十二指腸乳頭(総胆管と膵管との開口部)がある．空腸は全体の2/5の長さで，腹腔の左上部にある．回腸は残り3/5で，腹腔の右下部にある．

(2) 運　　動

小腸は食塊と消化液とを混合し，消化と吸収効率とを高め，内容物を大腸へ送る．小腸の運動には小腸内容物を大腸へ移動させる蠕動運動と，消化液と混和する分節運動や振子

運動とがある.

(3) 膵　液

膵臓から分泌される膵液はアルカリ性(pH8.2～8.5)で，1日0.5～2 l ほどが十二指腸乳頭から十二指腸へ分泌される(総胆管と合流).

膵臓は内分泌腺以外に外分泌腺としても機能し，長さ15 cm，重さ約75 g で，第1～2腰椎の高さにある．膵臓の外分泌腺の腺房が消化酵素を分泌し，導管は水分，電解質(Na^+, K^+, HCO_3^- および Cl^-)を分泌する．分泌速度が速くなると HCO_3^- が増加して，Cl^- が減少する.

膵液には，食物中のすべての栄養素を消化する酵素が含まれている．トリプシンおよびキモトリプシンはペプトンをアミノ酸に，膵リパーゼは脂肪を脂肪酸とグリセリンとに，膵アミラーゼは炭水化物をデキストリンとマルトースとに分解する.

膵液の分泌調節には3相あり，頭相で無条件反射(食物の匂い)と条件反射とがあり，迷走神経を介して胃酸分泌と膵液分泌とを促進する．胃相では胃伸展刺激によるセクレチン分泌で，迷走神経およびガストリンを介して膵液の分泌を促進する．腸相では胃からの酸性内容物による刺激で，セクレチンの分泌により HCO_3^- の分泌を促進し，ペプチドや脂肪の刺激でCCK-PZの分泌を介して，消化酵素の分泌を促進する.

なお，コレシストキニン(CCK)は33個のアミノ酸からなるポリペプチドで，パンクレオチミン(PZ)と同一物である．上部小腸の内分泌細胞から分泌される．胆嚢を収縮させたり，膵酵素の分泌を促進させたり，セクレチンの作用を強める作用がある.

(4) 腸　液

小腸から分泌される腸液は，アルカリ性で消化酵素を含まない粘液を分泌する十二指腸腺(ブルンネル Brunner 腺)と，消化酵素を分泌する腸腺(リーベンキュール Lieberkuhn 腺)とがある．腸腺からは消化酵素を含んだpH8.3の粘液が，1日2～3 l 分泌される.

消化酵素にはタンパク分解酵素であるエレプシンがペプトンをアミノ酸へ，糖質分解酵素であるサッカラーゼがショ糖をブドウ糖と果糖とへ，ラクターゼが乳糖をブドウ糖とガラクトースとへ，マルターゼが麦芽糖をブドウ糖へ，脂肪分解酵素の腸リパーゼが脂肪を脂肪酸とグリセリンとへ消化分解する.

(5) 小腸での吸収

小腸で吸収されたもののうちブドウ糖，アミノ酸，ビタミンBおよびCは，毛細血管に入り，全身に配布される．中心乳び管からリンパ管を経て全身に配布されるものには脂肪酸，グリセリン，ビタミンAおよびDなどがある.

6) 大　腸

大腸は，1.5 m の管状構造物で，おもに水分を吸収し，糞の形成をおこなう.

(1) 構　造

大腸は盲腸(長さ6～8 cmで右下腹部にある)，結腸および直腸(長さ15～20 cmで骨盤腔内にある)から構成される．結腸は上行結腸(長さ約20 cm．腹壁の右端を上行)，横行結腸(長さ約50 cm．胃大湾の下を横行)，下行結腸(長さ約25 cm．腹腔の左端を下行)とS状結腸(長さ約45

cm．S字状にわん曲）に分けられる．

(2) 機　　能
小腸からの内容物の水および電解質を吸収（おもに上行結腸）し，腸内細菌によって分解され，S状結腸で糞便の形成をおこなう．

(3) 大腸の運動
蠕動運動および分節運動で内容物を移動させる．食物摂取後に，胃大腸反射（胃に食物が入ると蠕動運動が亢進する反射）によって，結腸に強い蠕動運動が生じ，糞便がS状結腸から直腸へ移動する（食後12～24時間後）．この移動は大脳皮質へ伝えられ便意として感じられる．

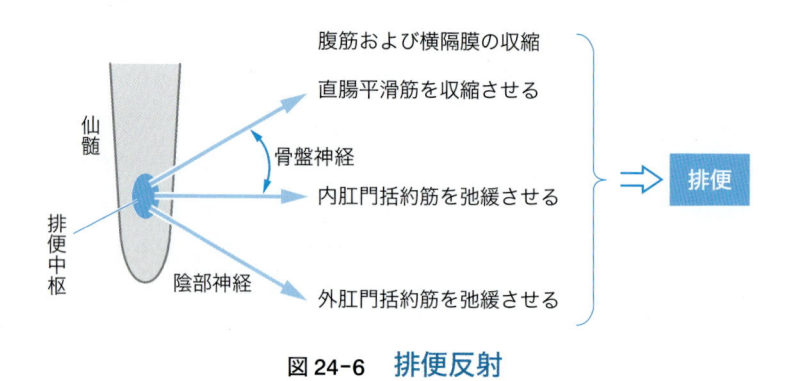

図24-6　排便反射

排便反射は，大脳皮質や脳幹からの抑制が解除されることによって，仙髄の排便中枢（S2-S4）が興奮する．骨盤神経の遠心性ニューロンが興奮して，直腸の平滑筋を収縮させ，内肛門括約筋を弛緩させる．さらに，陰部神経の随意的な抑制によって，外肛門括約筋を弛緩させる．また，腹筋や横隔膜が収縮することによって腹圧が上昇して，食後24～72時間後に排便が生じる（図24-6）．

(4) 大腸での水分吸収
大腸流入物内の水分量400 ml/日のうち，300 ml/日が吸収される．

7）肝臓の機能
肝臓は横隔膜の直下で，腹腔の右上部にある消化器系の器官で，重さが約1.5 kgである．内部は大きく4つの部分に分かれ，さらに，それらは直径1～2 mmの無数の小葉に分かれている．肝臓には，以下の機能がある．

(1) 解毒作用
さまざまな物質の解毒作用および尿素の生成．

(2) 物質代謝
糖代謝：血中グルコースをグリコーゲンとして貯蔵する．
タンパク質代謝：アルブミンやαグロブリンなどの血漿タンパク質やプロトロンビンなどの血液凝固因子を生成する．

不要アミノ酸を尿素に変換して，腎臓から排出する．
脂肪代謝：脂肪を中性脂肪(トリグリセリド)として貯蔵する．

(3) ビタミンの貯蔵

ビタミン B_{12} やビタミン K を貯蔵する．

(4) 胆汁生成

胆汁を生成し，500〜800 ml/日を十二指腸へ分泌している．なお，胆汁酸塩は脂肪を乳化し，その吸収を助ける．

5 吸　　収

1) 部位による吸収物

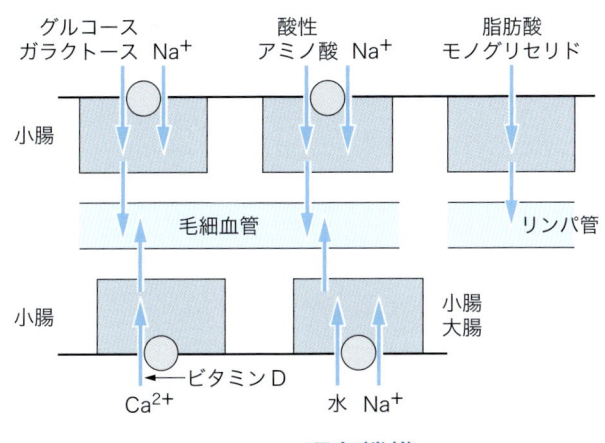

図 24-7　**吸収機構**

胃はアルコールや炭酸を吸収し，小腸は粘膜上皮細胞を介して，3 大栄養素(糖質，タンパク質および脂肪)，水，電解質およびビタミンを吸収する．糖，アミノ酸，水溶性ビタミン，塩類および水は毛細血管へ，脂溶性物質はリンパ管から全身に配布される(図 24-7)．
また，大腸では，水・電解質を吸収する．

2) 吸収機構

(1) 糖

グルコースおよびガラクトースは Na^+ 依存性担体輸送(Na^+ との共輸送)により，また，フルクトースは受動的に吸収される．

(2) タンパク質

酸性アミノ酸は Na^+ との共輸送により，中性アミノ酸は Na^+ 依存性の弱い担体輸送により，ジペプチドおよびトリペプチドは Na^+ 依存性担体輸送(細胞内でアミノ酸になる)により吸収される．

(3) 脂　肪

　脂肪は小腸下部で吸収される．中性脂肪は胆汁酸で乳化され，膵リパーゼで脂肪酸とモノグリセリドとに消化分解され，アポタンパク質，リン脂質とカイロミクロン(乳状脂肪)とになり，中心乳び管で取り込まれる．C6-C12 短鎖脂肪酸はリパーゼで脂肪酸とグリセリンとに消化分解され，単純拡散で細胞内へ吸収され，毛細血管へ取り込まれる．

(4) 水・電解質

　食物や飲水による水摂取量は1日約 $2l$ であるが，消化液分泌量は $7 \sim 10 l$ である．体内にある水分の 95％は小腸で吸収(大部分は Na とともに吸収)され，4％は大腸で吸収される．糞便中に含まれる 100 ml が体外へ排出される．

　Na^+ や Cl^- は担体を介して吸収されて，Na-K ポンプで排出される．Ca^{2+} は十二指腸や空腸で能動的に吸収され，パラトルモンやビタミン D_3 の活性物質$(1,25-(OH)_2-D_3)$で吸収が促進される．鉄は胃酸下で2価の Fe に還元され，Fe^{2+} として吸収される．

25 ホルモン

1 ホルモンとは

　Starling(1905)の定義によると，"ホルモンは内分泌腺から血液中に放出(内分泌)され，血流を介して遠くの標的器官に達して作用を発揮するもの"とされている．しかし，この定義はその後の研究により大きく変わってきた．たとえば，ホルモンを産生するのは内分泌腺のみならず，神経系(神経伝達物質)，免疫系(サイトカイン)，消化管(グレリン)，最近では，心臓(ANP)や血管内皮細胞(エンドセリン)や脂肪細胞(レプチン，アディポネクチン)なども関与していることが明らかになってきた．

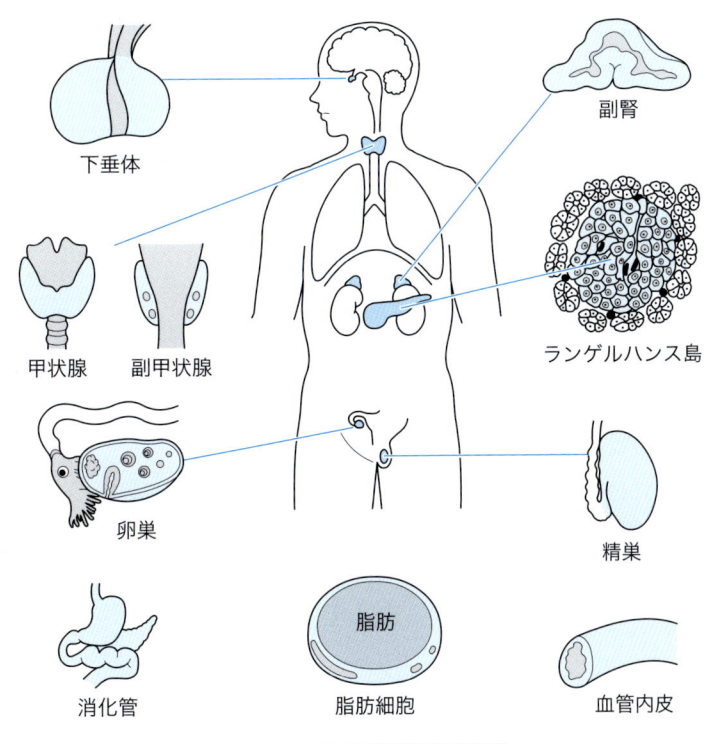

図 25-1　内分泌関連組織

　現在，古典的な内分泌学における内分泌腺(下垂体，甲状腺，副甲状腺，膵島，副腎，生殖腺)がこの分野の中心であることには変わりはないが，対象はよりひろく全身の組織に広がっている(図 25-1)．
　一般に，ホルモンはホルモン産生細胞から分泌され，血液を介して標的器官にある受容

体に結合し，きわめて微量(血中濃度 10^{-6}〜10^{-16} mol/l)で特異的な効果をおよぼす．情報伝達物質として働き，その作用は代謝作用，動的作用(腺分泌や色素移動)，形態形成作用および行動的作用などさまざまである．

1) ホルモンの分類

構造的に，次のように分類される．

ペプチド：インスリン，抗利尿ホルモンなど．

糖タンパク：卵胞刺激ホルモン，黄体形成ホルモン，甲状腺刺激ホルモン，エリスロポエチンなど．

カテコールアミン：チロシン1分子から合成されるドーパミン，アドレナリン，ノルアドレナリン．

チロシン誘導体：チロシン2分子から合成されるサイロキシン，トリヨードサイロニン．

ステロイド：コルチコステロイドなどのコレステロール誘導体．

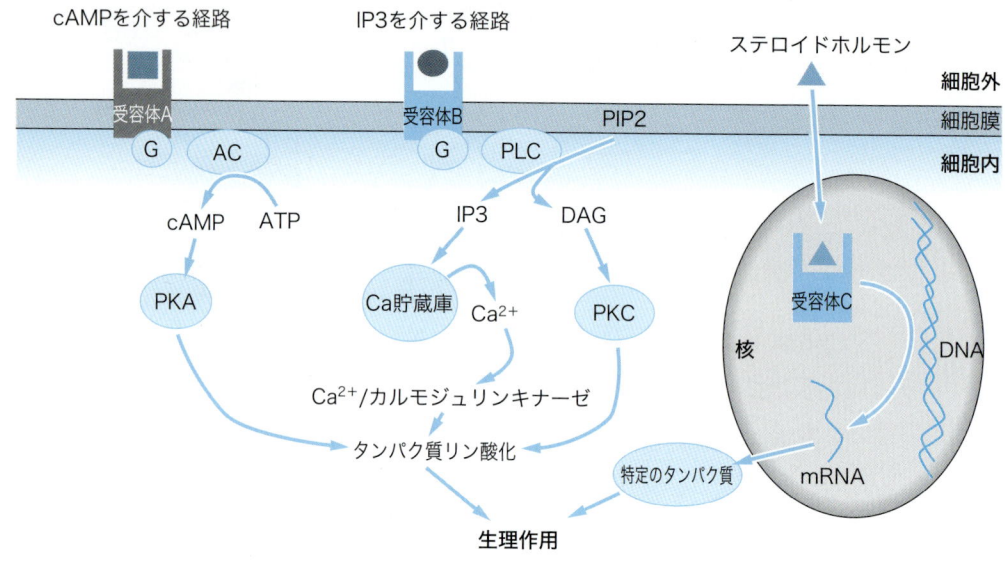

図25-2　ホルモンの特徴

大部分のホルモンは細胞内で合成され，小胞に包まれて開口分泌される．ステロイドホルモンは，例外的に小胞には包まれずに細胞膜を通って分泌される．分泌されたすべてのペプチド，糖タンパクおよびカテコールアミンは脂溶性が非常に低く，細胞の脂溶性膜を通過できないため，細胞膜受容体に結合してセカンドメッセンジャーを介して情報を伝達する．ステロイドホルモンは脂溶性なので細胞膜を通過する．細胞質にある受容体に結合し，受容体とともに細胞核に移動して核のDNA合成とmRNAの転写を促進する(図25-2)．

2) ホルモンの分泌様式

分泌器官から標的器官への情報伝達には次のような様式がある．
① 内分泌腺からのホルモン分泌である内分泌．
② 視床下部ホルモンのように神経が分泌する神経内分泌．
③ 血管内皮細胞から近傍の血管平滑筋への直接的な傍分泌．
④ 分泌細胞から自身へ作用する自己分泌．
⑤ 神経伝達．

3) ホルモンの分泌調節

内分泌系の調節は，大きくホルモン血中濃度の調節(フィードバック調節および生体リズム)と，標的細胞におけるホルモン感受性(受容体)の調節とに分けることができる．

(1) 階層性フィードバック調節

内分泌系には，視床下部—下垂体—末梢内分泌器官という階層支配がある．下位に位置するホルモンの血中濃度によって，上位のホルモンの分泌が調節される現象をいう．この作用によって，恒常性にかかわる血中ホルモン濃度が一定に保たれる．たとえば，末梢内分泌腺から分泌された甲状腺ホルモンが増大すると，この情報によって，視床下部および下垂体の甲状腺刺激ホルモン放出ホルモン(TRH)と甲状腺刺激ホルモン(TSH)との分泌が抑制される．また，甲状腺刺激ホルモンの濃度上昇によって甲状腺刺激ホルモン放出ホルモンの分泌が抑制される．前者を長環フィードバック，後者を短環フィードバックという．

(2) 生体リズム

多くのホルモンの分泌は突発性であり，とくに決まった周期性は認められないが，一部のホルモンに規則性がみられるものがある．たとえば，肥満抑制ホルモンであるレプチンは24時間周期で分泌されており，ヒトの場合，その血中濃度は朝に最低値を示したのち，経時的に上昇して深夜にピークになり，その後減少する．

(3) 受容体

ホルモンが持続的に作用すると，受容体の数が減少し感受性が低下することがある(減少調節)．逆の現象を増加調節という．また，受容体の数だけでなく，受容体の活性も調節されて感受性を変化させている．これら受容体の感受性の調節も，一種のフィードバック制御である．

2 視床下部下垂体系

1）下垂体前葉

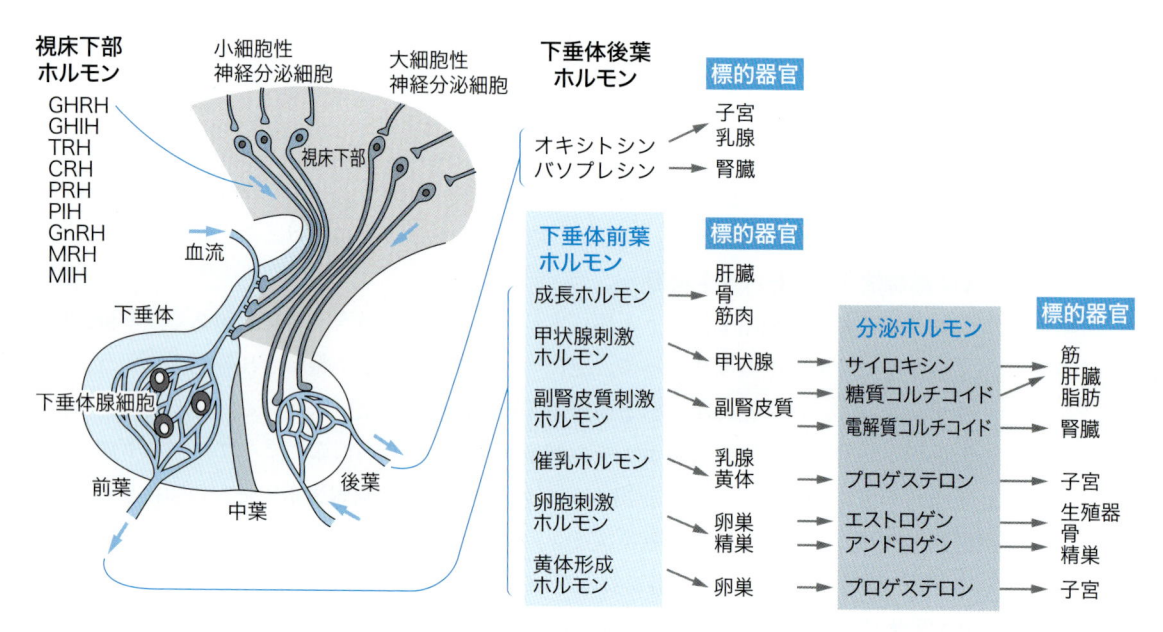

図 25-3 視床下部－下垂体

GHRH：成長ホルモン放出ホルモン　　GHIH：成長ホルモン抑制ホルモン　　TRH：甲状腺刺激ホルモン放出ホルモン
CRH ：ACTH 放出ホルモン　　　　　　PRH ：プロラクチン放出ホルモン　　　PIH ：プロラクチン抑制ホルモン
GnRH：ゴナドトロピン放出ホルモン　　MRH ：メラニン細胞刺激ホルモン放出ホルモン
MIH ：メラニン細胞刺激ホルモン抑制ホルモン

　　下垂体は視床下部につらなる直径約 1 cm，重量約 0.6 g の球状の臓器で，前葉，中葉，後葉からなり，トルコ鞍内腔をみたしている．なお，下垂体前葉からは 6 種のホルモンが分泌される（図 25-3）．

(1) 成長ホルモン　growth hormone(GH)

```
           視床下部
         GHRH　GHIH
      ④分泌↓      ④分泌↑
           下垂体前葉
              GH
③フィードバック
  活性化
      ①GH           ⑤分泌↓
      濃度↑
           肝　臓
         ソマトメジンC
      ②ソマトメジン    ⑥分泌↓
      濃度↑
           標的細胞
         脂肪分解　↑
         グリコーゲン分解　↑
         タンパク合成　↑
         糖新生　↑
         細胞分裂　↑
         骨形成　↑
```

GHRH：成長ホルモン放出ホルモン
GHIH：成長ホルモン抑制ホルモン
GH　　：成長ホルモン

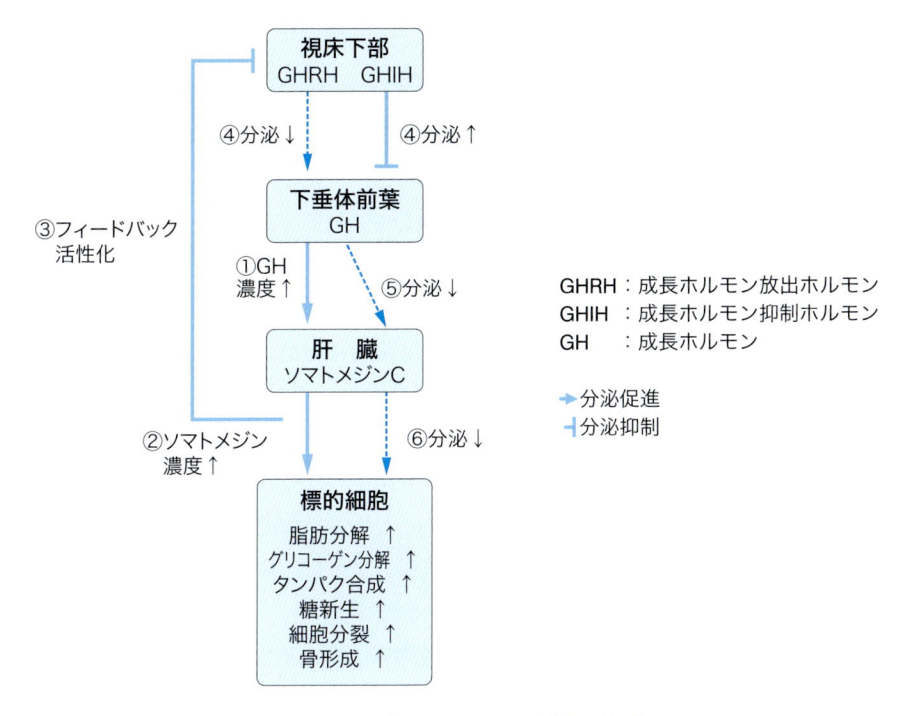

→ 分泌促進
⊣ 分泌抑制

図 25-4　成長ホルモン分泌調節

〈生理作用〉前葉からもっとも多く分泌されるホルモンであり，前葉のα細胞で産生される．骨端軟骨，骨格筋および諸器官のほぼすべての細胞の分裂・増殖を促進する．そのほかに，タンパク質合成促進，糖新生促進による血糖値の上昇および脂肪分解促進による血中遊離脂肪酸の上昇などの作用をしめす．成長ホルモンの作用の大部分は肝臓から産生されるソマトメジン C(＝インスリン様成長因子)を介しておこなわれる．成長ホルモンはソマトメジンを増加させるが，ソマトメジンにより成長ホルモンの放出は抑制される(**図 25-4**)．

〈分泌調節〉視床下部からの成長ホルモン放出ホルモン(GHRH)により促進され，抑制ホルモン(GHIH)により抑制される．また，血糖値の低下，遊離脂肪酸の減少およびタンパク質の摂取により分泌が促進される．

〈失調症〉過剰症には，巨人症(骨端閉鎖前)ならびに末端肥大症(骨端閉鎖後)がある．血漿成長ホルモン濃度は 100〜500 ng/ml(正常成人 10〜30 ng/ml)を示す．一方，不足すると下垂体小人症がおこり，このとき，血漿成長ホルモン濃度は 5 ng/ml 以下になる．

(2) 甲状腺刺激ホルモン　thyroid stimulating hormone(TSH)

〈生理作用〉前葉のα細胞で産生される．甲状腺の成長を促進し，甲状腺を刺激して甲状腺ホルモン(T_3, T_4)の分泌を促す．

〈分泌調節〉視床下部からの甲状腺ホルモン放出ホルモン(TRH)により分泌は促進される．また，寒冷刺激やストレスでも分泌は促進される．血中 T_3 および T_4 の上昇は，甲状腺刺激ホルモンの分泌を抑制する(負のフィードバック)．

(3) 副腎皮質刺激ホルモン　adrenocorticotoropic hormone (ACTH)

〈生理作用〉前葉のα細胞で産生される．副腎皮質の成長を促進し，糖質コルチコイドおよび電解質コルチコイドの分泌を促進する．

〈分泌調節〉視床下部からの副腎皮質ホルモン放出ホルモン(CRH)により分泌が促進される．また，ストレスにより分泌が促進される．血中副腎皮質刺激ホルモンの上昇により副腎皮質ホルモン放出ホルモンの分泌が抑制され，血中糖質コルチコイドの上昇により副腎皮質刺激ホルモンの分泌が抑制される(負のフィードバック)．

(4) 催乳ホルモン（プロラクチン）　plolactin (PRL)

〈生理作用〉前葉のε細胞から産生される．妊娠期に乳腺の成長を促進し，将来の乳汁の産生分泌に備える．分娩直後から乳汁の分泌開始を促進し，また，分娩後の黄体ホルモン放出ホルモン(LHRH)の分泌を抑制し，授乳期間中の排卵を抑制する．男性では前立腺および精嚢腺の発達を促す．

〈分泌調節〉視床下部からのプロラクチン放出ホルモン(PRH)により分泌は促進される．また，乳腺への機械的刺激やエストロゲンにより分泌が促進される．抑制ホルモン(ドーパミン)により抑制される．プロラクチンは抑制ホルモンを産生する視床下部隆起漏斗ドーパミンニューロンにフィードバック作用をおよぼす．

(5) 性腺刺激ホルモン［ゴナドトロピン：卵胞刺激ホルモン　follicle stimulating hormone (FSH)および黄体形成ホルモン　luteinizing hormone (LH)］

〈生理作用〉両者とも前葉δ細胞から分泌される．卵胞刺激ホルモンは卵胞の成長を促し，エストロゲンの産生分泌を促進する．男性では精巣の精子形成を促進する．黄体形成ホルモンは排卵を誘起し黄体の形成を促進するとともに，エストロゲンおよびプロゲステロンの分泌を促進する．なお，男性ではテストステロンの分泌を促進する．

〈分泌調節〉卵胞刺激ホルモンおよび黄体形成ホルモンの分泌は，卵胞ホルモン放出ホルモンにより促進され，エストロゲンとプロゲステロンによりフィードバック制御される．排卵直前には卵胞刺激ホルモンと黄体形成ホルモンとが一過性に増加する(排卵サージ)．妊娠中は胎盤から分泌される絨毛性エストロゲンと絨毛性プロゲステロンとにより負にフィードバック調節される．更年期には卵巣の機能低下によるエストロゲンおよびプロゲステロンの分泌低下により卵胞刺激ホルモンと黄体形成ホルモンとの分泌が亢進する．

2) 視床下部

視床下部は神経インパルスを受け，下垂体前葉ホルモンの分泌を調節する上位ホルモン(6種類の放出ホルモンと3つの抑制ホルモン)を下垂体門脈系に分泌する(図25-3)．

① 成長ホルモン放出ホルモン　GH releasing hormone (GHRH)および
　抑制ホルモン　GH inhibiting hormone (GHIH)
② 甲状腺刺激ホルモン放出ホルモン　TSH releasing hormone (TRH)
③ 副腎皮質刺激ホルモン放出ホルモン　corticotropin releasing hormone (CRH)
④ 催乳ホルモン放出ホルモン　PRL releasing hormone (PRH)および
　抑制ホルモン　PRH inhibiting hormone (PIH)

⑤ ゴナドトロピン放出ホルモン　gonadotropin releasing hormone(GnRH)
⑥ メラニン細胞刺激ホルモン放出ホルモン　MSH releasing hormone(MRH)および抑制ホルモン　MSH inhibiting hormone(MIH)

3）下垂体中葉

　　下垂体中葉からはプロオピオメラノコルチン(POMC)由来のα-メラニン細胞刺激ホルモン(α-MSH)，β-MSHおよびγ-リポトロピンが産生される．
〈生理作用〉皮膚にある黒色素細胞のメラニンの合成を促進し，皮膚を黒くする．
〈分泌調節〉視床下部から分泌されるメラニン細胞刺激ホルモン抑制ホルモン(MIH)とメラニン細胞刺激ホルモン放出ホルモン(MRH)とにより調節されている．日光照射，ストレスおよびアジソン Addison 病などで分泌が促進される．

4）下垂体後葉

　　下垂体後葉からはオキシトシンとバソプレシンが，視索上核および室傍核の細胞から分泌される(図 25-3 参照)．

(1) オキシトシン　oxytocin(OT)
〈生理作用〉乳管周囲の平滑筋を収縮させ，乳汁を放出する(射乳)．また，妊娠末期の子宮平滑筋を収縮し，分娩を強化する．
〈分泌調節〉分泌はエストロゲンによって促され，プロゲステロンによって抑制される．また，授乳や分娩刺激によって促進される．

(2) バソプレシン　vasopressinn(Vp)
〈生理作用〉尿量減少作用をもつためバソプレシンは抗利尿ホルモンとよばれる．腎臓の集合管に作用して，尿細管腔から水の再吸収をおこなう．その分子メカニズムは，バソプレシンが集合管細胞の主細胞の血管側細胞膜の V_2 受容体に結合後，アデニル酸サイクラーゼ(AC)を活性化し，セカンドメッセンジャー cAMP を産生する．cAMP はプロテインキナーゼ A を介して小胞体上の水チャネルであるアクアポリン-2(AQP-2)を管腔側細胞膜に集合させて水の再吸収を促進する．また，脳内では神経伝達物質として働く．
〈分泌調節〉バソプレシンの分泌は，血漿浸透圧を脳室周囲器官である終板脈絡器官あるいは視索上核にある浸透圧受容器が感知することによって調節を受ける．また，アンジオテンシンⅡ，ストレスおよび体温上昇などの刺激によって促進される．
〈失調症〉過剰で高血圧，減少で尿崩症．

3 甲状腺とカルシウム調節系

1)甲 状 腺

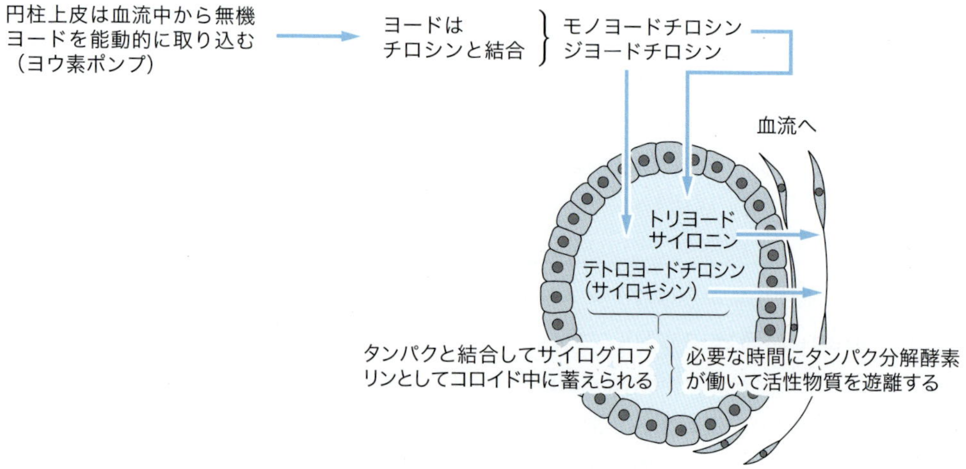

図25-5 甲状腺ホルモンの生成
(William G. Ganong：Review of Medical Physiology, 1975 より)

　甲状腺は，前頸部の輪状軟骨の上縁より5〜10 mm 上方に位置する．組織学的には，多数の濾胞構造をした小葉からなる．濾胞は一層の細胞の袋であり，内腔にはコロイドとよばれるピンク色のタンパク質(甲状腺ホルモンの前駆物質であるサイログロブリン)を含んでいる．濾胞間には，カルシトニンを分泌する傍濾胞細胞が存在する．甲状腺からは，2つのホルモンが産生される(図25-5)．

(1) サイロキシンとトリヨードサイロニン　thyroxine(T_4)，triiodothyronine(T_3)
〈生理作用〉甲状腺ホルモンの作用は広範囲におよび，熱産生を伴う基礎代謝率 basal metabolic rate(BMR)，成長と成熟，タンパク質代謝，糖代謝および脂肪代謝などを促進する．なお，T_3はT_4よりも強い作用をもつ．
〈分泌調節〉視床下部からの甲状腺刺激ホルモン放出ホルモン(TRH)および下垂体前葉からの甲状腺刺激ホルモン(TSH)によって分泌が刺激される．T_3とT_4とは甲状腺刺激ホルモン放出ホルモンおよび甲状腺刺激ホルモンの分泌に対してフィードバック調節をおこなう．また，寒冷刺激によって甲状腺刺激ホルモン放出ホルモン分泌が刺激され，T_3やT_4分泌が促進される．
〈失調症〉
　甲状腺機能亢進症：機能が亢進すると皮膚の血管が拡張するため，末梢の循環抵抗が減少する．また，心拍出量が増大するので，心臓血管系の負担が大きくなる．これらのこと

から，機能亢進時の特徴は，神経過敏，体重の減少，過食症，温熱耐性の低下，脈圧の増大，指の振戦，暖かくて柔らかい皮膚，発汗および基礎代謝率(BMR)の増大などがみられる．機能亢進に伴う病名としては，バセドウ病(グレイブス Graves 病)がある．これは，前述の症状に甲状腺刺激性免疫グロブリンが生成され，甲状腺の受容体を活性化し機能亢進症をもたらすことによる甲状腺腫，および眼球内筋の腫脹による眼球突出を伴うことが一般的である．

甲状腺機能低下症：正常な皮膚には多糖類，ヒアルロン酸およびコンドロイチン硫酸などと結合した多くのタンパク質が含まれている．しかし，T_3やT_4が減少すると，これらのタンパク質が皮下に蓄積し，そこに水分が貯留して，独特の腫脹がおこる．この状態を粘液水腫といい，臨床症状として，毛髪が粗になること，皮膚が乾燥して黄色になる(カロチン血症)．また，寒冷に対する耐性が低下し，精神活動が緩慢になり，顔面がはれぼったくなり，舌が肥大する．なお，小児に甲状腺機能低下がおこると，小人症，知能の発達が遅れ，大きく突き出た舌および太鼓腹を特徴とするクレチン病が発症する．

2) カルシウム代謝調節因子

Caは骨や歯などの硬組織の成分であるだけでなく，神経の興奮伝導，筋の収縮，内外分泌腺の分泌調節および血液凝固など多くの生命現象に関与していることから，生体の多くの組織にとって不可欠な物質である．身体中のCaの99%は骨や歯などの硬組織に存在している．成人の総Ca量は1,000～1,200gであるが，そのうちの1gのみが細胞外液中に存在している．さらに，細胞内では細胞外液の1/10,000程度しか含まれていない．Ca濃度の恒常性は，骨組織，腎臓そして腸管によって維持されており，その調節はおもに副甲状腺ホルモン(パラソルモン)，甲状腺ホルモン(カルシトニン)および活性型ビタミンDによって調節されている．また，骨代謝を担う骨細胞，骨芽細胞および破骨細胞の活性を調節する多くのサイトカインやその受容体の存在が明らかになってきた．

(1) 副甲状腺(上皮小体)ホルモン(パラソルモン)　parathyroid hormone(PTH)

副甲状腺は甲状腺の背面に4つに分かれて存在する小豆大の内分泌器官である．副甲状腺ホルモンは副甲状腺の主細胞から分泌される．

〈生理作用〉骨組織，腎臓，腸管にあるPTH1受容体に作用して，血中Ca濃度を上昇させる．骨組織では骨芽細胞の生成を抑制し，破骨細胞の生成を促進してCaを血中に動員する．腎臓では遠位尿細管でのCaの再吸収を促進し，近位尿細管ではPの再吸収を抑制して，Pの尿中排泄量を増加させる．また，腎臓での活性型ビタミンDの産生を促進する．腸管ではCaの再吸収を促進する．

〈分泌調節〉副甲状腺ホルモンの分泌は，おもに血中のCa濃度の減少により促進され，上昇により抑制される．そのほかには，血中P濃度の上昇，血中Mg濃度の減少によって促進される．これらの調節は主細胞に存在するCa受容体 Ca sensing receptor(CaSR)がその情報を感知することによっておこなわれている．CaSRは，副甲状腺以外にも腎尿細管をはじめ，さまざまな組織に発現している．このCaSRの不活性化とさまざまなCa代謝疾患との相関が報告されている．

〈失調症〉過剰で高Ca血症，減少で低Ca血症(テタニー症)．

(2) カルシトニン　calcitonin(CT)

カルシトニンは，甲状腺の濾胞周辺の結合組織中にある傍濾胞細胞(C細胞)から分泌される．C細胞は，甲状腺以外にも胸腺や脳下垂体に散在する．

〈生理作用〉骨組織と腎臓に作用して，血中Ca濃度を減少させる．骨組織では，おもに破骨細胞の活性を抑制し，血中へのCa遊離を防ぎ，間接的に骨形成を促進する．腎臓では，尿中へのCa排泄を促進する．妊娠中では，母体の骨からのCaの喪失を防ぐ．

〈分泌調節〉カルシトニンの分泌は高Ca血症($9.5\,mg/dl$以上)により刺激される．また，低Ca血症により抑制される．血中Mg濃度の上昇でも促進されるが，その作用はCaより弱い．その他，消化管ホルモン(ガストリン，グルカゴン，パンクレオザイミン，コレシストキニン)，アドレナリン，糖質コルチコイドにより促進される．

(3) 活性型ビタミンD(カルシトリオール)
$1\alpha,25$-dihydroxy cholecalciferol$[1,25(OH)_2D_3]$(DHC)

脂溶性ビタミンであるビタミンDも，血中CaおよびP濃度の調節に関与している．ビタミンDは食物として摂取されるほか，小腸内でプロビタミンDとして合成され，さらに，吸収されて皮下血管を流れるあいだに紫外線によりビタミンDとなる．肝臓で水酸化され$25(OH)D_3$となり，腎臓でさらに水酸化を受け，$1,25(OH)_2D_3$(活性型ビタミンD)が合成され，ビタミンD受容体(VDR)と結合して，その作用を発揮する．

〈生理作用〉腸管(おもに十二指腸)に作用して，能動輸送によるCaの吸収を促進する．この作用と並行してCa結合タンパク質のカルビンディンcalbindinが生成されていることから，このタンパク質が直接的にCaの吸収を促進していると考えられる．また，活性型ビタミンDは副甲状腺ホルモンの作用を高め，腎臓における遠位尿細管でのCaの再吸収および骨における破骨細胞の活性を促進する．

〈分泌調節〉活性型ビタミンDの合成は，血中のCa濃度によるフィードバック調節を受けている副甲状腺ホルモンにより調節されている．

〈失調症〉ビタミンD不足や腎障害によって，低Ca血症がおこる．

(4) 骨形成因子(BMP)　bone morphogenetic protein

異所性の軟骨や骨形成を誘導するタンパク質として同定されたが，そのほかにもさまざまな生理活性をもつ分泌性タンパク質．骨組織以外の組織にも広く発現していて，現在までに約20種類の骨形成因子の存在が報告されている．

〈生理作用〉未分化な間葉系の細胞に働き骨芽細胞へと分化させ，骨形成を促進させる．

〈分泌調節〉TGF-βスーパーファミリーは2種類(I，II型)のセリン/スレオニンキナーゼ型受容体を介して，細胞内で転写因子Smadをリン酸化する．その活性化したSmadは，複合体を形成して核内に移行し，さまざまな標的遺伝子の転写活性を調節する．

(5) Runx 2(runt-related gene 2)別名 Cbfa 1(core binding factor $\alpha1$)

急性骨髄性白血病の染色体転座点よりみつかったRunx 1のファミリーの1つで，骨格形成においてさまざまな働きをもつ転写因子．鎖骨頭蓋骨異形成症の原因遺伝子である．

〈生理作用〉未分化な間葉系細胞を骨芽細胞に分化決定していると考えられている．そのほ

か，骨芽細胞からの骨基質分泌の調節や軟骨細胞の成熟を促進する作用をもっている．

(6) LRP 5　low density lipoprotein receptor related protein 5

骨芽細胞の増殖および活性を促進させる働きをになっている．

(7) レプチン　leptin

レプチンは脂肪細胞から分泌される摂食抑制を促進するホルモンとして同定されたが（p.276，脂肪細胞参照），近年，中枢性に作用して，骨形成を抑制する働きをになっていることが明らかになった．

(8) オステオプロテジェリン(OPG)　osteoprotegerin，別名 OCIF

線維芽細胞から分泌され，破骨細胞の形成を抑制し，その骨吸収活性を抑制する．

(9) 破骨細胞分化因子　osteoclast differentiation factor(ODF)

破骨細胞形成を促進し，リンパ系細胞の分化に関与している．

(10) エストロゲン　estrogen(E)

卵巣から分泌される性ホルモンであるエストロゲンは，骨吸収抑制作用があると考えられている．とくに，閉経後の分泌低下により，骨粗鬆症が発症する可能性が高い．

4　膵　臓

1) 膵　島

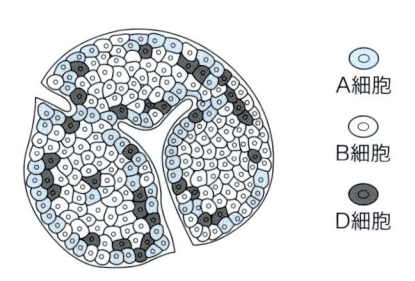

図 25-6　ランゲルハンス島組織

グルカゴンを分泌する A(α)細胞，インスリンを分泌する B(β)細胞，ソマトスタチンを分泌する D(δ)細胞が膵島の中心をしめる．

(中村嘉男，森本俊文 編：基礎歯科生理学 第 3 版，医歯薬出版，2001 より)

膵島(発見者の名前をとってランゲルハンス島：ラ氏島ともいわれる)は，膵臓の中に島状に散在する細胞集団(直径 100 μm 程度の卵形)である．その数は 100〜200 万個であるといわれており，膵臓容積の約 2％を占めている．膵島には染色性と形態の違いとによって分類された A 細胞(α 細胞ともいわれ，全体の 60〜75％を占める)，B 細胞(β 細胞，20％)および D 細胞(δ 細胞，5％)の 3 つの細胞型がみられる．B 細胞からインスリン，A 細胞からグルカゴン，D 細胞からソマトスタチンが分泌される(図 25-6)．とくに，インスリンとグルカゴンとは，糖質，脂質およびタンパク質の代謝調節に非常に重要な働きをもつホルモンである．

(1) インスリン　insulin

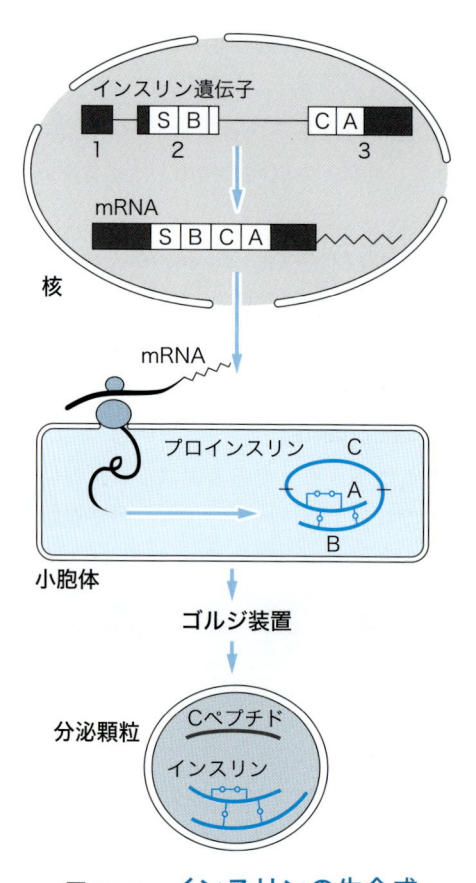

図 25-7　インスリンの生合成
(本郷利憲, 廣重 力 監修:標準生理学 第5版, 医学書院, 2000 より)

　インスリンは，2つのS-S結合で結びついたA鎖(21個のアミノ酸からなる)とB鎖(30個のアミノ酸からなる)とからなるポリペプチド(分子量5,808)で，B細胞の小胞体で生成された前駆体プレプロインスリンからプロインスリンが生じる．プロインスリンは，ゴルジ装置を経て分泌顆粒中にインスリン(プロインスリンからCペプチドが切り離されている)として貯えられる(図 25-7)．

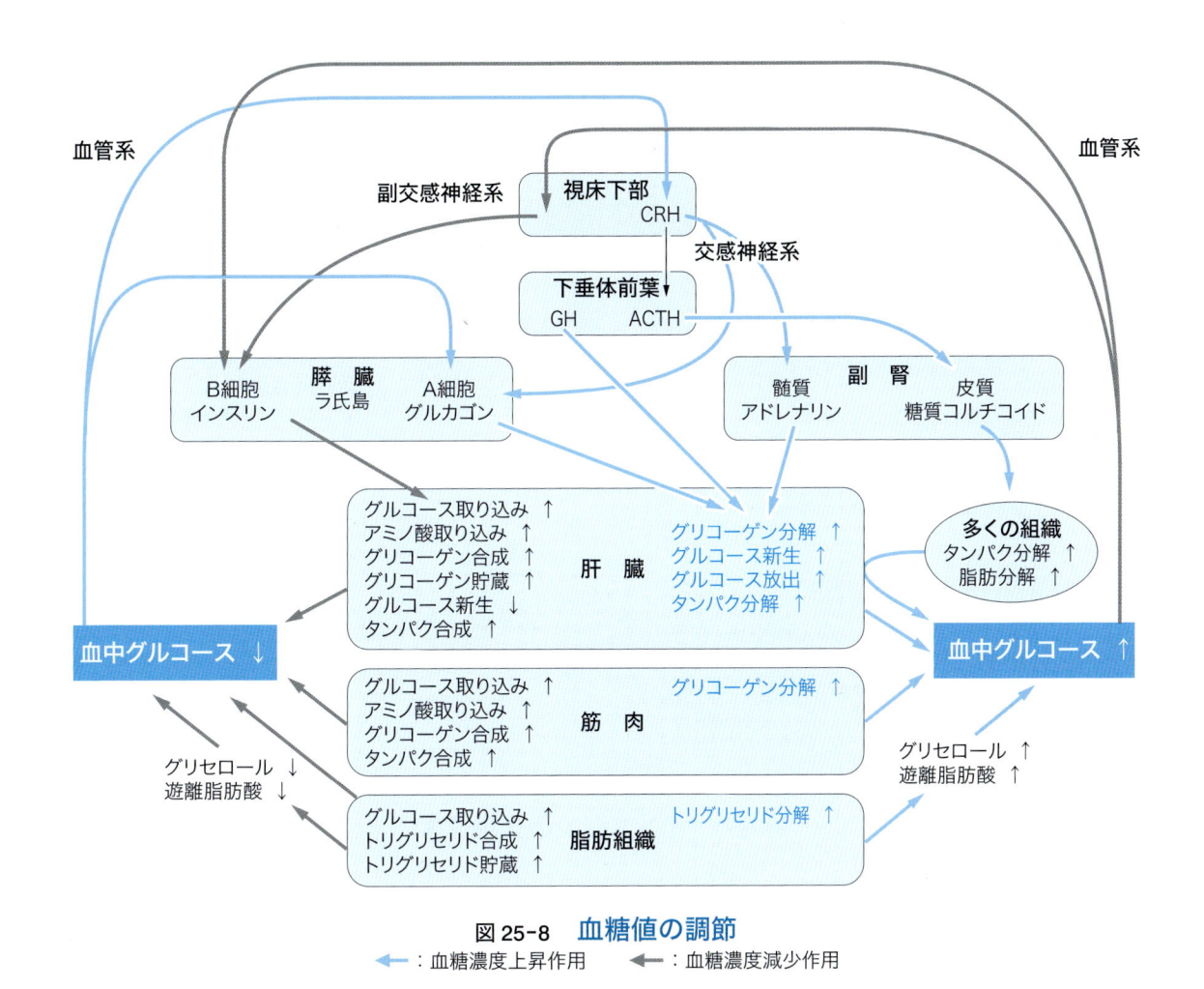

図 25-8 血糖値の調節
←：血糖濃度上昇作用　　←：血糖濃度減少作用

〈生理作用〉インスリンの作用は広範囲におよぶが，おもな標的組織は筋肉，脂肪組織ならびに肝臓である．筋肉と脂肪組織とでは，グルコースの細胞内取り込みを亢進させて血糖値を下げる(図 25-8)．インスリンによる短時間での取り込み作用は，おもに特異的キャリアータンパクである GLUT4(glucose transporter 4)によって行われる．

インスリンが細胞膜上の受容体に作用すると，GLUT4 が細胞質から細胞膜上に移動して，グルコースの取り込みが始まる．肝臓ではグリコーゲンの合成と貯蔵とを促進してグルコースを消費し，また，糖新生を抑制することでグルコース放出を抑制する．脂肪組織では，グルコース代謝と脂肪合成経路の酵素系の活性化とによってトリグリセリド(中性脂肪)が合成・貯蔵され，遊離脂肪酸の放出は抑制される．また，筋肉および肝臓ではアミノ酸の取り込みが促進し，タンパク質の合成が高められる(図 25-9)．

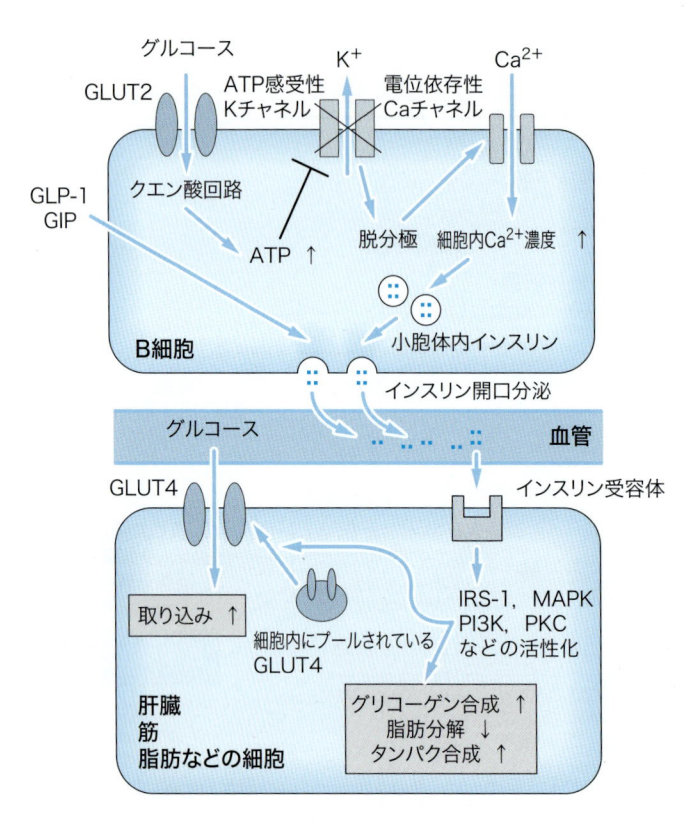

図 25-9　インスリンの作用機序

〈分泌調節〉正常人の空腹時の血中インスリン濃度は 0〜50pM であるが，食事によって 5〜10 倍に上昇する．すなわち，血中グルコース濃度の上昇が，インスリンの分泌刺激になっている．血中に増加したグルコースは B 細胞にある GLUT2 から取り込まれ，細胞内に貯蔵されている分泌顆粒中のインスリンが放出される(図 25-9)．インスリンの分泌は，二相性におこる．はじめの数分間で急激な分泌があり，続いて持続的で緩やかな分泌がおこる．前者は先に述べた B 細胞中に合成貯蔵してあったインスリンが放出されることによっておこり，後者は新たに合成されたものが放出されることによっておこる．

そのほか，食物摂取による消化管ホルモン GLP-1(glucagon-like peptide-1)および GIP (gastric inhibitory polypeptide)の分泌や，味覚刺激などによる迷走神経系の興奮が，短期の B 細胞のインスリン分泌を促進する．

〈失調症〉インスリンの欠乏によって，糖尿病がおこる．その病態は高血糖，口渇，多飲，糖尿，多尿，大食，体重減少，ケトーシス，アシドーシスおよび昏睡などである．細胞のグルコース取り込みが減少することによって血糖値と血液浸透圧とが上昇し，口渇，多飲が生じる．さらに，腎尿細管での再吸収能力(血糖値 170〜180 mg/dl)を超えると糖尿を発生し，それと同時に尿細管腔液も高張になり，浸透圧利尿がおこり多尿となる．視床下部内腹側にある満腹中枢の機能がインスリンの欠如によって低下し，食欲が亢進する．細胞機能維持のためのエネルギー源として細胞内脂肪やタンパク質が分解され，体重減少がおこる．過剰な脂肪の分解によりケトーシスが生じる．ケトン体から H^+ が生じ代謝性アシドー

シスとなり，糖尿性昏睡に陥る．

(2) グルカゴン　glucagon

グルカゴンは，29個のアミノ酸からなるペプチド（分子量3,485）である．A細胞で，プレプログルカゴンがプロセシングを受け生成される．

〈生理作用〉インスリンと拮抗する強いホルモンである．肝臓ではグリコーゲンの分解を促進し，また，糖新生を亢進させ，ブドウ糖を放出させることによって血糖値を上昇させる．脂肪の分解と肝臓でのタンパク質の分解を促進する．

〈分泌調節〉インスリンとは逆に，血糖値の低下によりグルカゴン分泌が刺激される．また，アミノ酸（アラニン，セリン），アセチルコリンおよびテオフィリンによりグルカゴン分泌は増加する．一方，遊離脂肪酸，セクレチンおよびソマトスタチンはグルカゴン分泌を抑制する（図25-8参照）．

(3) ソマトスタチン　somatostatin

ソマトスタチンは，14個のアミノ酸からなるペプチドである．

〈生理作用〉インスリンおよびグルカゴンの分泌を抑制する．

〈分泌調節〉ソマトスタチンの分泌は，消化管ホルモンであるコレシストキニンやアミノ酸（アルギニン，ロイシン）によって促進される．ソマトスタチンは視床下部からも分泌されていて，下垂体の甲状腺刺激ホルモンおよび成長ホルモンの分泌を抑制する．

5　副　腎

1）副腎皮質

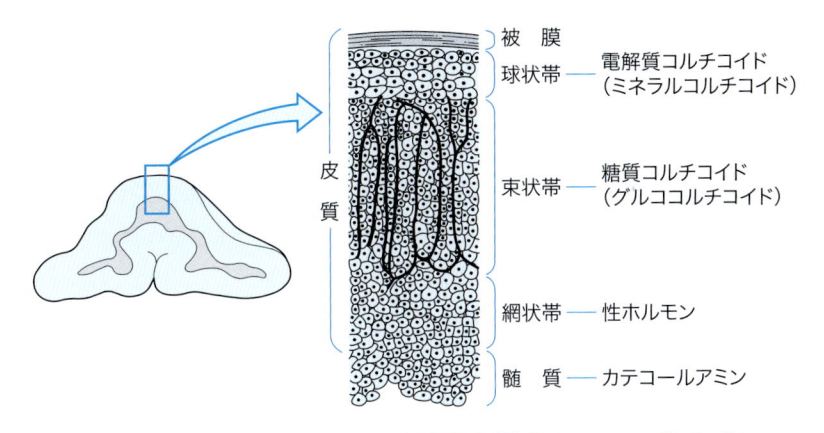

図 25-10　副腎組織および副腎皮質ホルモンの生合成
皮質からはステロイドホルモンが，髄質からはカテコールアミンが分泌される．
（中村嘉男，森本俊文 編：基礎歯科生理学 第3版，医歯薬出版，2001より一部改変）

副腎は腎臓の上端に接していて，三層からなる皮質(最外層の球状帯，束状帯，網状帯)とそれに囲まれる髄質とに分けられる．

　皮質の球状帯からは電解質コルチコイドが，束状帯からは糖質コルチコイドが，そして，網状帯からはアンドロゲンが分泌される(図25-10)．

(1) 電解質コルチコイド　mineralcorticoids

　電解質代謝に関係するステロイドホルモンでは，アルドステロン aldosterone がもっとも生理活性が強い．

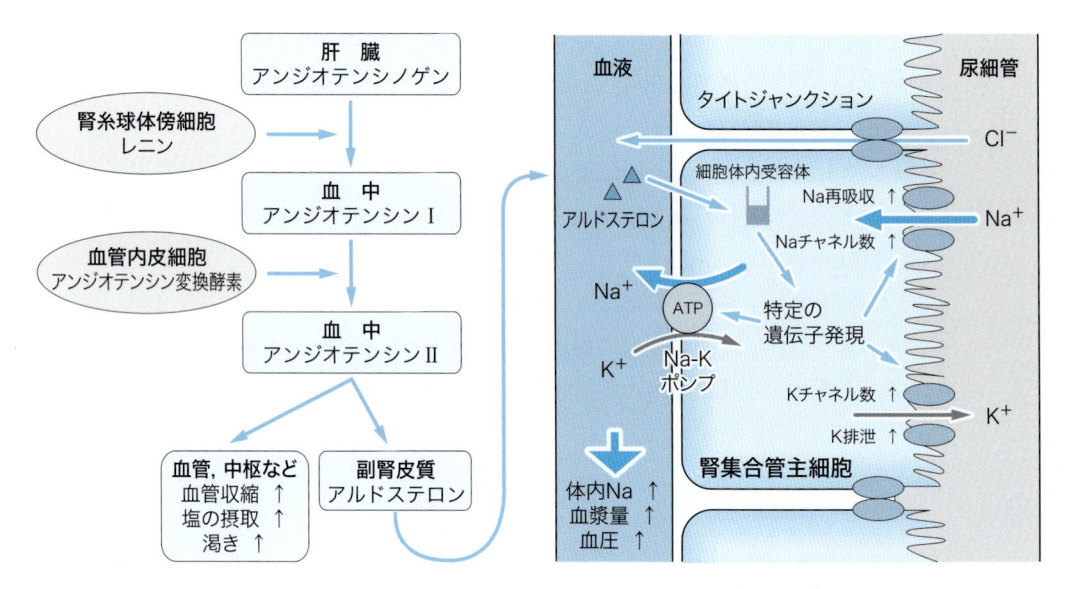

図25-11　レニン－アンジオテンシン－アルドステロン系による電解質代謝

〈生理作用〉アルドステロンは，腎尿細管，唾液腺および汗腺に作用してNa^+の再吸収とともにK^+の排泄を増大させ，体液量を維持する働きをもっている．腎集合管の主細胞はアルドステロンを受容すると Na-K ポンプを活性化し，尿管からのNa^+の再吸収が亢進される．この結果，細胞と管腔との電気勾配が変化し，K^+が受動的に管腔に排泄される．Na^+の再吸収に伴って水も再吸収されることになり，その結果，体液量は増加し，血圧は上昇する．同様に唾液腺および汗腺でもこの作用が働き，体液量が調節される(図25-11)．

〈分泌調節〉分泌を調節するおもな因子はアンジオテンシンIIで，レニン－アンジオテンシン－アルドステロン系によるフィードバック機構により調節されている．体液量が減り，腎糸球体輸入細動脈圧が低下すると，傍糸球体細胞からレニン renin が分泌される．レニンは肝臓で産生されるアンジオテンシノゲンに作用し，アンジオテンシンIを分離する．アンジオテンシンIは，血管内皮細胞で産生されるアンジオテンシン変換酵素によってアンジオテンシンIIに変換される．アンジオテンシンIIは，球状層細胞に作用してアルドステロンの分泌を促す．アンジオテンシンIIは血管収縮や中枢のバソプレシンおよび副腎皮質刺激ホルモンの分泌を促進して，体液量および血圧の調節をおこなっている(図25-11)．

　レニンの分泌は，遠位尿細管内のNa^+濃度の低下および腎交感神経系の興奮によっても亢

進する．

〈失調症〉アルドステロンが大量に分泌される結果，高 Na 血症，低 K 血症，高血圧およびアルカローシスなどの症状がみられる(原発性アルドステロン症，コーン症候群)．

(2) 糖質コルチコイド　glucocorticoids

糖代謝に関与するステロイドホルモンであり，コルチゾル cortisol およびコルチコステロン corticosterone がその代表である．

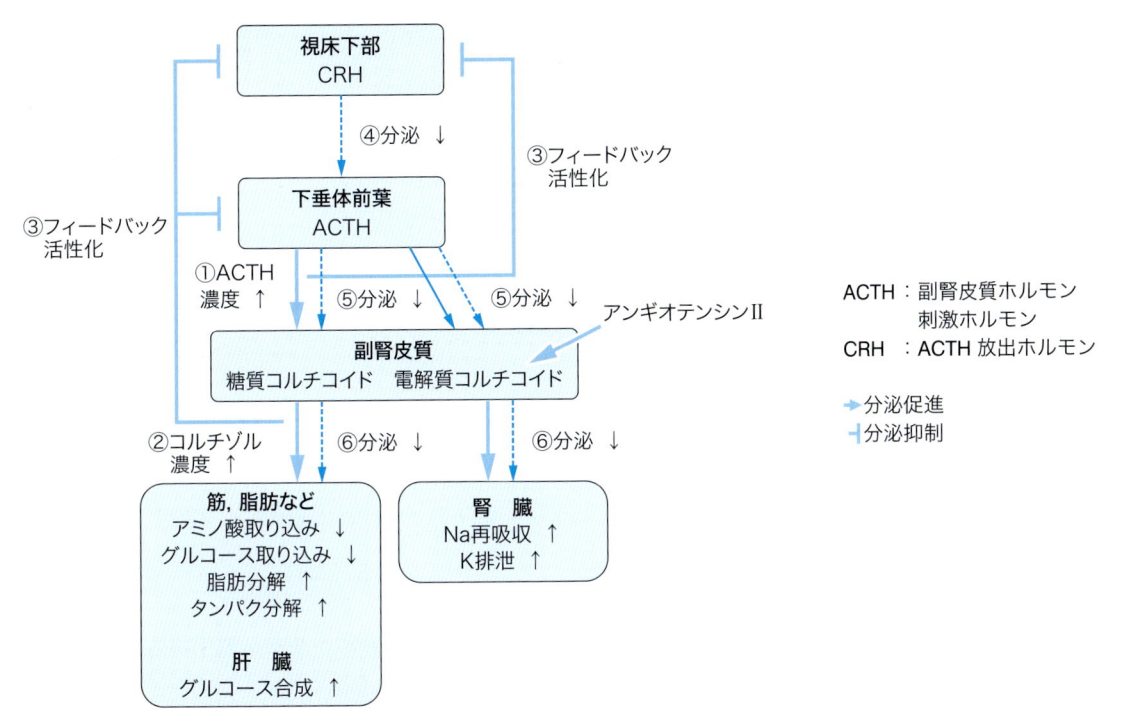

図 25-12　副腎皮質ホルモン分泌調節

〈生理作用〉糖質コルチコイドは多くの作用をもっているが，おもな働きは糖新生の促進である．筋肉，結合組織，リンパ組織や脂肪組織など，肝臓以外の細胞に作用し，アミノ酸およびグルコースの取り込みやタンパク質および中性脂肪の合成を抑制する．これと並行してタンパク質および脂肪の分解を促進し，血中のアミノ酸とグリセロール濃度とを上昇させる．これらは肝臓に運ばれ，グルコース合成の基質として利用される．これに伴い，血糖値が上昇する．腎尿細管では電解質代謝作用を発揮し，Na^+ の取り込みと K^+ の排泄とを促進する(図 25-12)．免疫に関与する器官に作用して抗炎症作用をしめすが，その一方で細胞性免疫は抑制されることから，感染症に対する抵抗力が減弱する．骨組織では，骨芽細胞の分化増殖を抑制することで骨成長を抑制する．中枢神経系では認知機能や情動を修飾する．

図 25-13　ACTH-糖質コルチコイドの日内変動
(Krieger, et al. : *J. Clin. Endocrinol.*, 32 : 266, 1971 より)

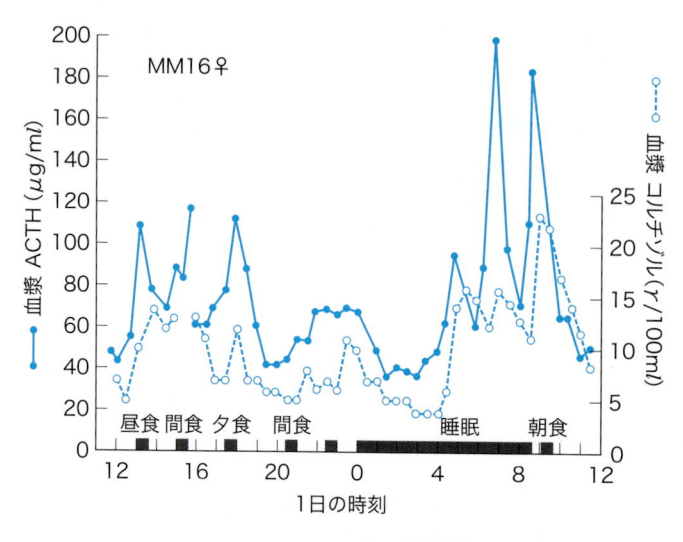

糖質コルチコイド濃度はACTH濃度と相関を示す．ACTHはヒトでは早朝にピークを示し，夕方に最低値となる．

〈分泌調節〉下垂体から分泌されるACTHにより，制御されている．また，ACTHの分泌は，視床下部ホルモンの副腎皮質刺激ホルモン放出ホルモンとバソプレシンによって調節されている．副腎皮質刺激ホルモン―コルチコイド系の分泌調節は，次の3つに分けることができる．

① 概日リズム：昼行性動物では早朝にピークとなり，夕方に最低値となる．これは視床下部視交叉上核に存在する概日振動体が副腎皮質刺激ホルモン放出ホルモン分泌を調節していることに起因する(図25-13)．

② フィードバック：糖質コルチコイドによって副腎皮質刺激ホルモン放出ホルモンや副腎皮質刺激ホルモンの分泌が調節される．

③ ストレス：生体にストレスが加わると，視床下部正中隆起から副腎皮質刺激ホルモン放出ホルモンが分泌されることに起因する．

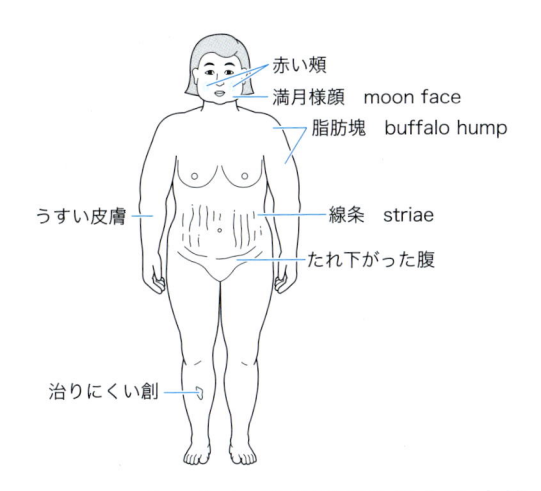

図 25-14 クッシング症候群のおもな症状
（白井 洸：歯科医の内科学，医歯薬出版，1987 より）

〈失調症〉過剰分泌によりクッシング Cushing 症候群がおこる．これは，満月様顔貌，バッファロー様肩など求心性肥満，皮膚の菲薄化，糖尿，高血圧，筋萎縮，骨粗鬆症，不眠，不安，多幸感などの精神症状を示す（図 25-14）．アジソン Addison 病は広範囲におよぶ副腎機能障害で，糖質コルチコイドおよび電解質コルチコイドの両方が欠乏する．食欲不振，筋力低下，低血糖，低血圧，ストレス抵抗性低下，無気力，低 Na 血症および色素沈着などの症状がみられる．

2）副腎髄質

図 25-15 カテコールアミンの構造およびアドレナリンの生合成

副腎髄質は発生の過程で交感神経節が内分泌器官に分化した組織であり，カテコールアミン（アドレナリン，ノルアドレナリンおよびドーパミン）やエンケファリンを分泌し，自律神経系を調節する．カテコールアミンはクロム塩で強い染色性をもつクロム親和細胞から分泌される．そのうちの約85％がアドレナリンである．チロシンから一連の酵素反応によって，ドーパミン，ノルアドレナリン，アドレナリンの順に合成される（図25-15）．

(1) アドレナリン，ノルアドレナリン（エピネフリン，ノルエピネフリン）
adrenaline, noradrenaline

〈生理作用〉交感神経系の作用と本質的には同じである．アドレナリンは心臓に作用して心収縮力や心拍数を高め，心拍出量を増す．ノルアドレナリンにより血管平滑筋が収縮し，血圧が上昇する．肝細胞や骨格筋ではグリコーゲンの分解を促し，血糖値を上昇させる．同時にグルカゴンの分泌を促進し，膵臓のB細胞のインスリン分泌を抑制する．脂肪組織では脂肪分解を促進し，遊離脂肪酸を放出させる．これは，肝臓でエネルギー基質として利用される．エネルギー代謝が促進することで酸素消費量は増大し，熱産生量は増大する．

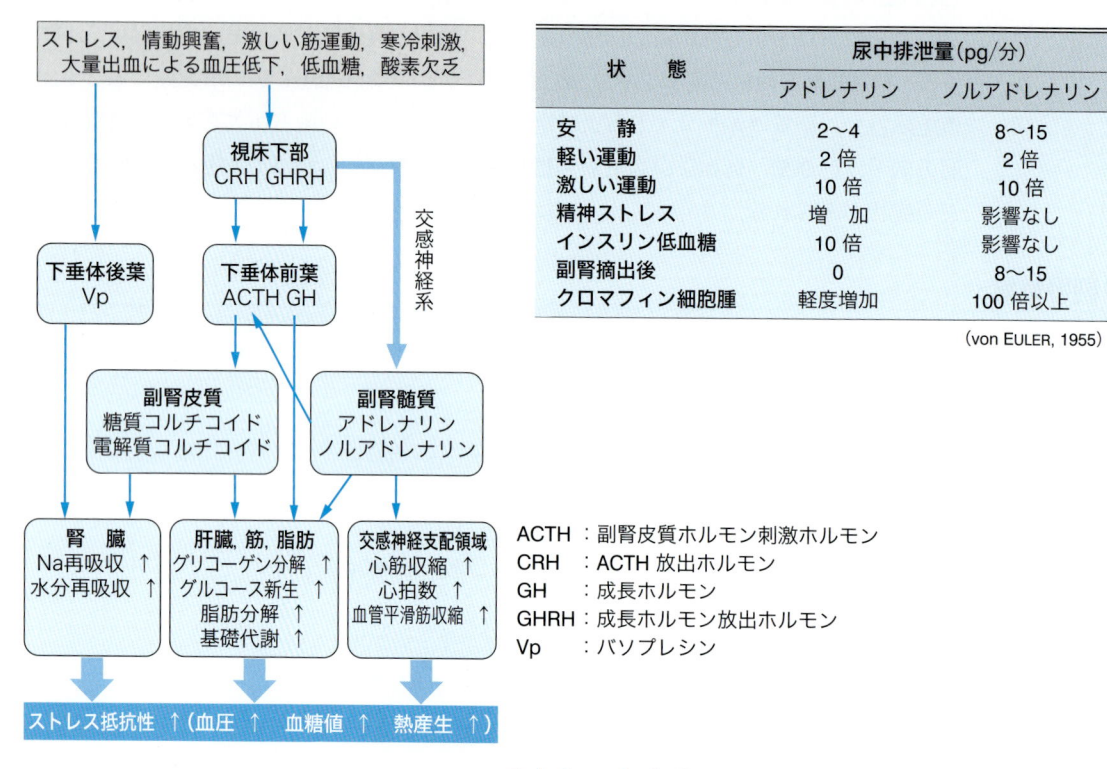

状　態	尿中排泄量(pg/分)	
	アドレナリン	ノルアドレナリン
安　静	2～4	8～15
軽い運動	2倍	2倍
激しい運動	10倍	10倍
精神ストレス	増　加	影響なし
インスリン低血糖	10倍	影響なし
副腎摘出後	0	8～15
クロマフィン細胞腫	軽度増加	100倍以上

（von EULER, 1955）

図25-16　ストレスとホルモン

〈分泌調節〉情動興奮，激しい筋運動，寒冷刺激，大量出血による血圧下降，低血糖および酸素欠乏などによって副腎髄質を支配する交感神経系が興奮し，分泌が亢進する．分泌は，甲状腺機能亢進時にも増大する（図25-16）．

6 性　　腺

性腺からは生殖機能を調節するホルモンが分泌され，男性では精巣，女性では卵巣がその役割をになう．おもに精巣からはテストステロンが，卵巣からはエストロゲンが分泌される．男女ともに，視床下部―下垂体―性腺系のフィードバックにより分泌が調節されている．血中ホルモン濃度は女性では周期的に変化するのに対して，男性では一定である．

1）精　　巣

男性ホルモンを総称してアンドロゲンという．テストステロンがその代表である．

(1) テストステロン　testosterone

〈生理作用〉テストステロンは，黄体刺激ホルモンの作用により精巣の精巣間質結合組織間細胞（ライディッヒ Leydig 細胞）から分泌される．思春期において男性型第二次性徴の形成を促進する．外部生殖器の発達，体毛の増加，筋肉や腎臓の発達，声変わりおよび骨の成長を促進する．精巣内では精子形成を維持する．分泌されたテストステロンは精子形成を助けるセルトリ細胞に輸送され，より強力な 5α-ジヒドロテストステロン（5α-DHT）に変換される．これらは，セルトリ細胞から分泌されるアンドロゲン結合タンパクと結合して，その濃度を高めて精子の形成を促す．また，中枢神経系に作用して，性欲や性的活動を高める．

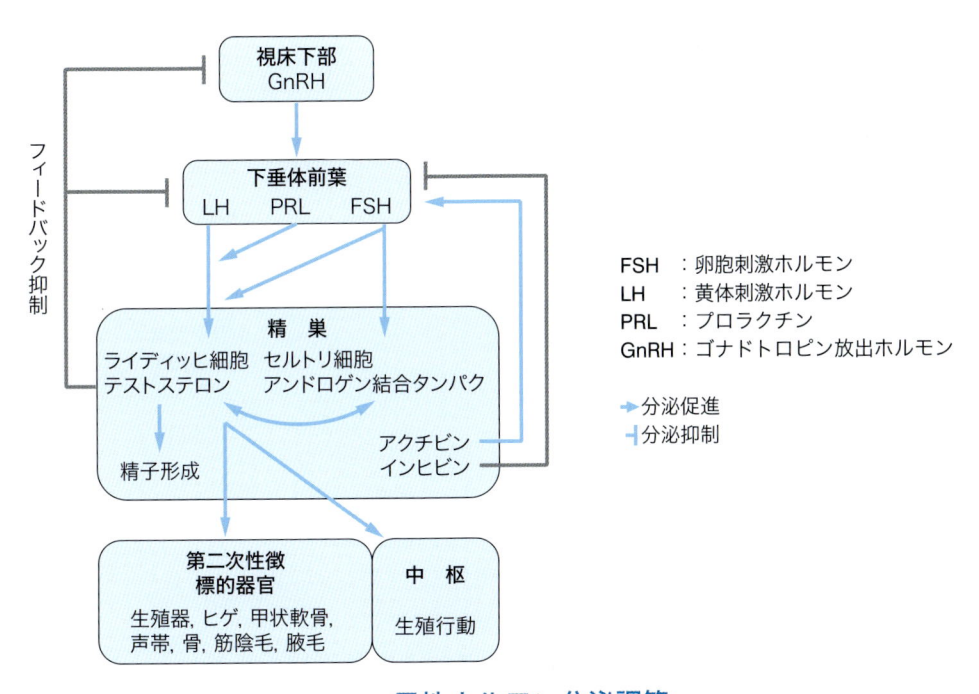

図 25-17　**男性ホルモン分泌調節**

〈分泌調節〉テストステロンの分泌は黄体刺激ホルモンにより増大し，黄体刺激ホルモン分泌はテストステロンにより抑制される．卵胞刺激ホルモンはセルトリ細胞に作用して，アンドロゲン結合タンパクの分泌を促進する．プロラクチンは黄体刺激ホルモンの作用を亢進する．ライディッヒ細胞およびセルトリ細胞から分泌されるインヒビン inhibin は下垂体の卵胞刺激ホルモン分泌を抑制し，アンドロゲン分泌を促進する．アクチビン activin は卵胞刺激ホルモン分泌を促進し，アンドロゲン分泌を抑制する（図 25-17）．

2）卵　巣

卵胞ホルモン（エストロゲン）および黄体ホルモン（プロゲステロン）が分泌される．

(1) エストロゲン　estrogen(E)

卵巣のみならず，胎盤や副腎髄質からも分泌される．また，男性の精巣中にもわずかに存在している．おもなものはエストラジオール，エストロンおよびエストリオールである．作用はエストラジオールがもっとも強い．

〈生理作用〉エストロゲンは，思春期において女性の二次性徴を促進する．卵巣，子宮，膣およびその他の外生殖器の成長を促進する．思春期においては乳房や皮下脂肪の発育を促す．成人では子宮内膜を刺激して増殖を促進する．妊娠女性では子宮筋の肥大や乳腺の発育を促進する．抗動脈効果作用をもっていて，男性や閉経後の女性では動脈硬化症の原因になることもある．さらに，骨量増加作用もある（p.259, カルシウム代謝調節因子参照）．

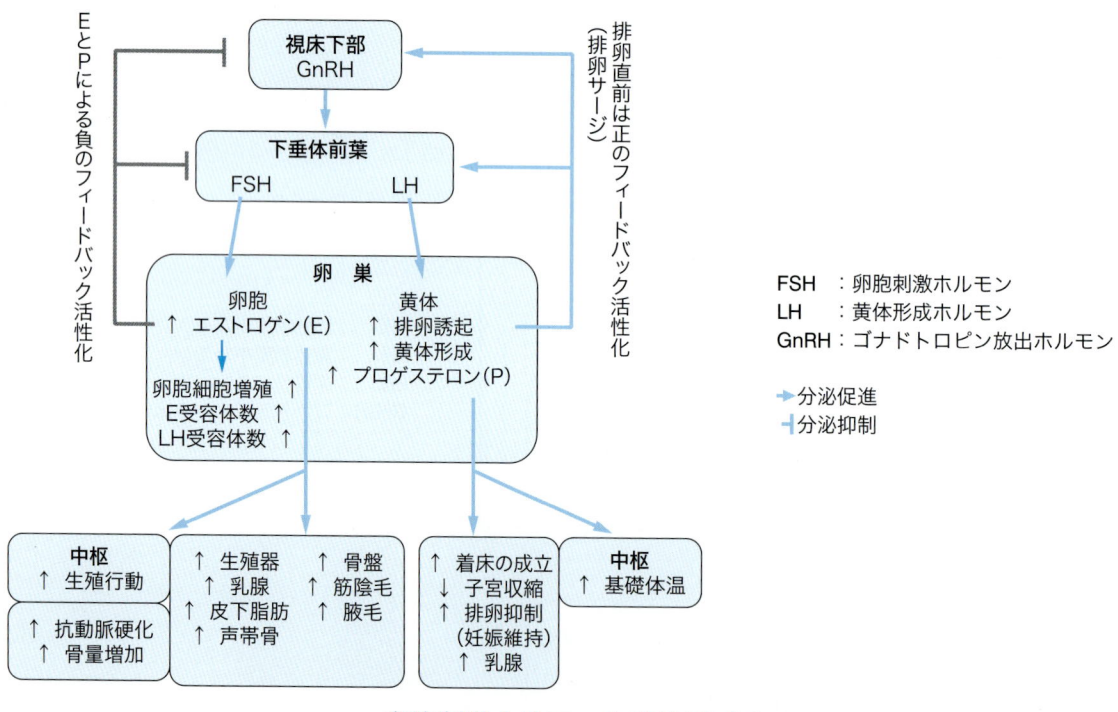

図 25-18　卵胞刺激ホルモンと黄体形成ホルモン

〈分泌調節〉エストロゲンの分泌は視床下部から細胞刺激ホルモン放出ホルモンおよび黄体形成ホルモン放出ホルモンが下垂体門脈系に分泌され，これによって，卵胞刺激ホルモンおよび黄体形成ホルモンゴナドトロピンにより調整される．また，プロゲステロンおよびエストロゲンによってフィードバック制御される．排卵直前におこる排卵サージは，エストロゲンおよびプロゲステロンの正のフィードバック作用による（図25-18）．

(2) プロゲステロン　progesterone(P)

通常は，黄体細胞から分泌されるが，妊娠中には胎盤からも分泌が増加する．また，副腎髄質にもわずかに存在する．

〈生理作用〉プロゲステロンは，成人女性では子宮内膜の分泌を促す．子宮筋の緊張をやわらげ，着床の成立を助ける．妊娠期には妊娠を維持するとともに流産を防止し，排卵を抑制する．視床下部の温熱中枢に作用し，基礎体温を上昇させる．

〈分泌調節〉プロゲステロンの分泌調節は，エストロゲンと同様に卵胞刺激ホルモンおよび黄体刺激ホルモンによって増大し，これらはプロゲステロンおよびエストロゲンによりフィードバック抑制される（図25-18）．

3）生殖生理

(1) 男性の生殖生理

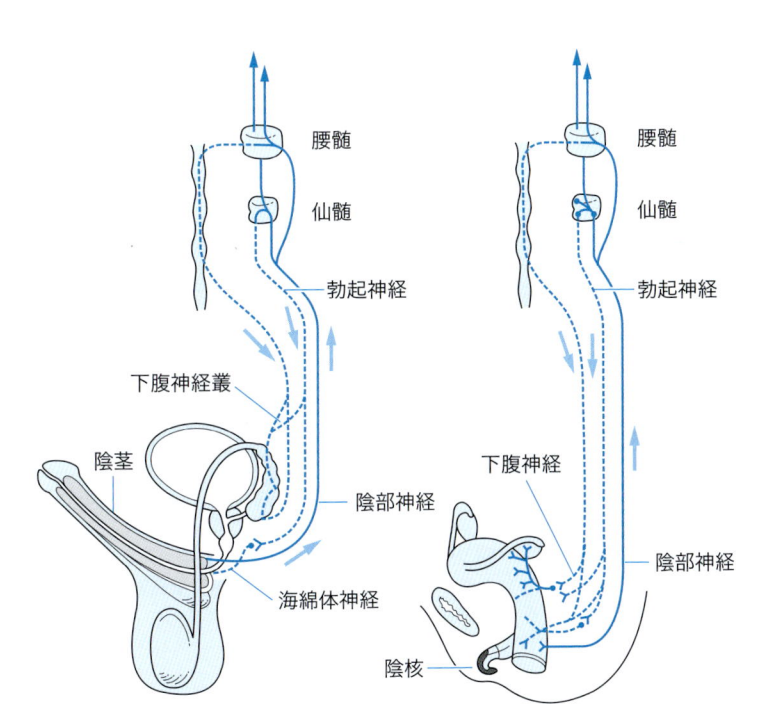

図 25-19　男性および女性の生殖器の神経支配
（覚道幸男 ほか：図説歯学生理学 第2版，学建書院，1994 より）

男性の性反射には，陰茎の勃起と射精がある．

勃起は陰茎海綿体と尿道とを取り巻く尿道海綿体の充血により，陰茎が硬く太くなるこ

性　腺　273

とをいう．勃起は陰茎に加えられた刺激が陰部神経を通じ，腰や仙髄部にある勃起中枢を介し，勃起神経(副交感神経)の興奮により生じる反射である．なお，勃起は交感神経の刺激により血管が収縮し，抑制される(図 25-19)．

射精とは，陰茎と膣との摩擦により，性感(オルガスム)がある一定以上に高まると反射的に精子が排出される現象をいう．射精は，精子と性嚢や前立腺などの分泌液からなる精液が尿道に駆出される過程と，尿道から体外へ排出される過程とに分けられる．前者は交感神経系の興奮による性管および前立腺の平滑筋の収縮によりおこる．後者は，球海綿体神経など運動神経の興奮により球海綿体筋や膀胱括約筋の収縮によりおこる．1 回の射精量は約 3.5 ml で，平均 4 億の精子が含まれる．

(2) 女性の生殖生理

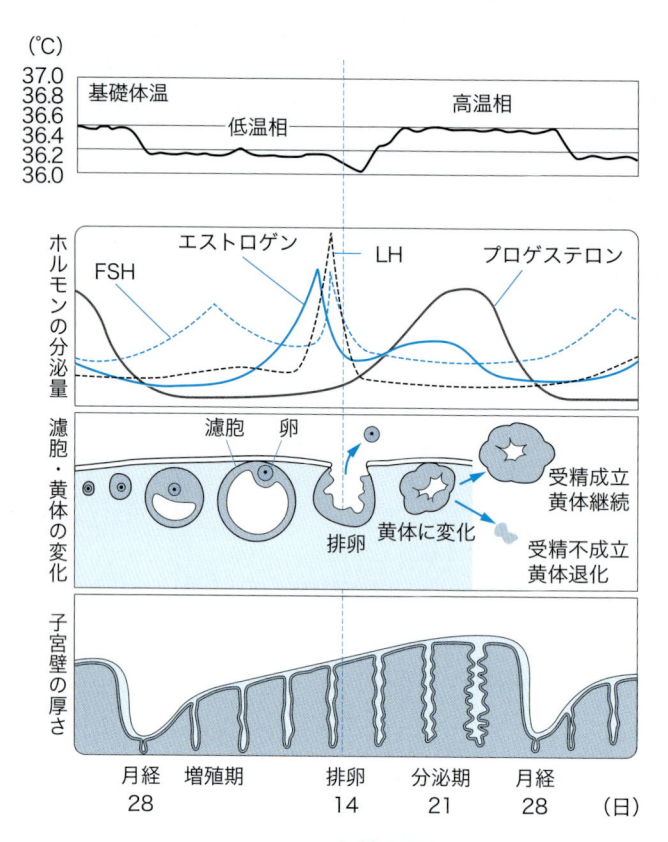

図 25-20　女性周期

女性における性腺刺激ホルモン，性ホルモン血中濃度の周期的変化と卵巣周期・子宮内膜周期．基礎体温は排卵時に約 0.2℃低下し，その後約 0.6℃上昇して高温相に移行する．月経期に低温相に入る．

女性生殖器の示す一定の周期的変化を月経周期という．これには卵巣周期，子宮内膜周期，膣粘膜周期および基礎体温周期などが含まれる．

卵巣周期は，月 1 回，1 つの卵細胞が成熟し，排卵される周期をいう．平均は 28 日である．原始卵胞が成長し(卵胞期)，成熟卵胞(グラーフ Graaf 卵胞)となったのち，これが破裂して卵子が排出される(排卵)．卵巣内の原始卵胞は約 50 万個あるが，一生の間に排出さ

れる数は約400〜500個である．ヒトの排卵時期は，次の月経がおこる12〜16日前頃である．排卵が終わったあと，卵胞は血液でみたされ赤体となるが，そのあと血液が吸収され，黄体となる(黄体期)．黄体細胞はプロゲステロンを分泌し，子宮内を受精しやすい環境に整える．受精がおこると黄体は肥大して妊娠黄体となり，分娩するまで維持される．受精がおこなわれなかった場合には，黄体は退縮し，プロゲステロンの分泌はなくなり，子宮粘膜は脱落し月経が起こる(図25-20)．月経血はフィブリン溶解酵素を含んでいるので，通常，凝血塊はない．

4) 受精と妊娠

卵子は，卵管内の外側1/3付近で精子と結合する(受精)．受精卵は卵管内で数回分裂をおこしたあと，子宮内に運ばれ，子宮内膜上に付着する(着床)．着床したところに胎盤が形成され，これを通じて胎児に血液を送る．胎盤からヒト絨毛性ゴナドトロピン(HCG)が約3か月間分泌される．ヒト絨毛性ゴナドトロピンは，黄体刺激ホルモンと同様の黄体形成作用をもっている．妊娠黄体は絨毛性ゴナドトロピンに反応して大きくなり，エストロゲンおよびプロゲステロンを分泌する．エストロゲンおよびプロゲステロンの黄体からの分泌量は，妊娠3か月頃には黄体が萎縮するため減少するが，代わって胎盤からの分泌が増大する．これは分娩直前まで増加する．

5) 分　娩

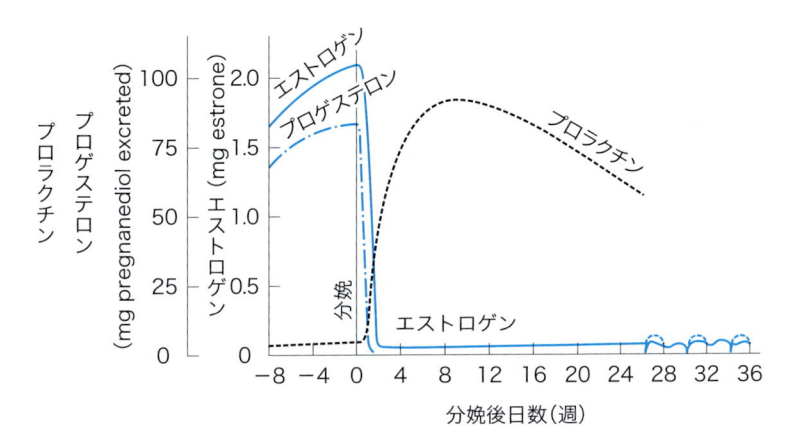

図25-21　分娩とホルモン
分娩前後におけるエストロゲン，プロゲステロン，プロラクチンの分泌変化．
(覚道幸男 ほか：図説歯学生理学 第2版，学建書院，1994より)

卵子の着床後，約40週で胎児は成熟し，身長50 cm，体重3〜4 kgに達すると，胎盤からのプロゲステロン分泌量の激減により下垂体後葉のオキシトシンの分泌が高まる．これにより，子宮は律動性収縮を伴い胎児を駆出する．このとき，激しい痛みが生じる(陣痛)．出産後，下垂体からプロラクチンが分泌され，糖質コルチコイドならびに乳汁の産生が高まる(図25-21)．

7　脂肪細胞

　脂肪組織は従来考えられていたような単なるエネルギー備蓄組織ではなく，糖代謝や脂質代謝の中心的な役割をになう内分泌臓器であることが明らかになってきた．その代表的な脂肪由来生理活性物質(アディポサイトカイン)には，レプチン，アディポネクチン，レジスチン，遊離脂肪酸，TNF-αおよび PAI-1 などがある．

(1) レプチン　　leptin

　レプチンは脂肪細胞のみならず，胎盤，胃および唾液腺からも分泌される．
〈生理作用〉レプチンはおもに視床下部に作用し，摂食を抑制する．また，骨格筋や肝臓に作用し，エネルギー消費と熱産生とを増加させることでも肥満を防御している．膵臓では，インスリン分泌を抑制する．胎児期には成長，発育を促し，思春期発来にも関与する．ただし，これらの作用はマウスでみられるものであり，ヒトでは不明な点が多い．また，近年，インスリン抵抗性を改善する作用が報告されている．
〈分泌調節〉分泌調節は次の2つに分けることができる．
　概日リズム：昼行性動物では早朝に最低値となり，深夜にピークとなる．このリズムは食事パターンに強く依存している．
　フィードバック：コルチコステロイドや食事後のインスリンによって，分泌が促進される．また，食事内容では，高炭水化物食で分泌がふえる．飢餓状態ではその分泌が抑制され，摂食を促す．

(2) アディポネクチン　　adiponectin

〈生理作用〉血液中の糖を筋肉や脂肪細胞に取り込ませるインスリンの作用の阻害(インスリン抵抗性)を改善する．また，肝臓ではインスリンの糖新生抑制作用を強める．血管内皮細胞に作用して，単球が血管へ接着することを抑制する(抗動脈硬化作用)．筋肉や肝臓にある AMP キナーゼというタンパク質の働きを強め，エネルギー消費や脂肪燃焼を促進する．
〈分泌調節〉アディポネクチンは，食後に分泌される．肥満などによって筋肉や肝臓などに脂肪がたまると，アディポネクチンを分泌する脂肪細胞の働きが弱くなり，血中濃度が低下する．チアゾリジンジオン(TZD)とよばれる比較的新しい糖尿病治療薬により，その分泌が上昇する．

(3) レジスチン　　resistin

〈生理作用〉レプチンとアディポネクチンとはインスリン抵抗性を改善するが，レジスチンは抵抗性を悪化させる方向に働く．
〈分泌調節〉食事依存性であることが報告されていて，絶食時には発現レベルは下がり，摂食により上昇する．また，高脂肪食によって分泌が促進する．チアゾリジンジオンにより，分泌が抑制される．

(4) TNF-α　　tumor necrosis factor-α

〈生理作用〉レジスチンと同様に，骨格筋や肝臓におけるインスリン抵抗性を悪化させる方

向に働く．
〈分泌調節〉内臓脂肪の蓄積時に分泌が亢進する．

(5) 遊離脂肪酸　free fatty acid (FFA)
〈生理作用〉レジスチンや TNF-α と同様に，骨格筋や肝臓におけるインスリン抵抗性を悪化させる方向に働く．
〈分泌調節〉高脂肪食や内臓脂肪の蓄積時に分泌が亢進する．

(6) PAI-1　plasminogen activator inhibitor-1
　脂肪細胞のみならず肝臓，内皮細胞および血管平滑筋細胞からも分泌される．
〈生理作用〉PAI-1 は血液を固まりやすくし，出血を止める．分泌の増加により血栓形成を促進し，心筋梗塞や脳梗塞をおこす原因となる．
〈分泌調節〉内臓脂肪の蓄積時に分泌が亢進する．

(7) PPARγ　peroxisome proriferator-activated receptor γ
　脂肪細胞に存在するリガンド応答性の核内受容体型の転写因子である．
〈生理作用〉脂肪細胞分化を制御する中心的な役割をになっていて，高脂肪食による脂肪細胞の肥大化や肥満ならびにインスリン抵抗性を増大させる．

26 唾液腺および唾液

1 唾液腺の種類

唾液腺には，大唾液腺と小唾液腺とがある．さらに，腺房部の組織化学的特徴から，大唾液腺は純漿液腺の耳下腺，混合腺の顎下腺（漿液性細胞が多い）および舌下腺（粘液性細胞が多い）に分かれる（表26-1）．ムチンなどの糖タンパクを含まない細胞を漿液性細胞といい，含む細胞を粘液性細胞という．

表26-1 大唾液腺の名称，各腺の部位および各腺の開口位置

唾液腺	腺の部位	開口位置
耳下腺	耳介の下前方	上顎第二大臼歯に対応する頬粘膜 （排泄導管はステンセン管）
顎下腺	顎下三角	舌下小丘 （排泄導管はワルトン管）
舌下腺	下顎骨内面の顎舌骨筋の上部 （大舌下腺と小舌下腺とに分かれる）	大舌下腺……舌下小丘 （排泄導管はバルトリン管） 小舌下腺……舌下皺壁

一方，硬口蓋と歯肉を除く粘膜下に分布する小唾液腺は口唇腺，頬腺，口蓋腺，臼歯腺および舌腺に分けられる．小唾液腺は粘液腺か粘液細胞の多い混合腺であるが，舌腺の1つであるエブネル Ebner 腺は漿液腺である．

2 唾液腺の構造

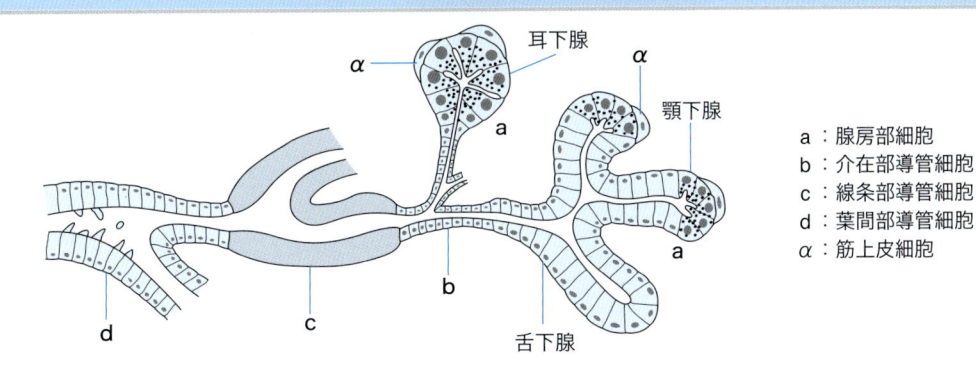

図26-1 大唾液腺の構造
（覚道幸男 ほか：図説歯学生理学 第2版第7刷，学建書院，2003 より）

a：腺房部細胞
b：介在部導管細胞
c：線条部導管細胞
d：葉間部導管細胞
α：筋上皮細胞

唾液腺は腺房部と導管部とから構成されていて，腺組織内の導管部(腺内導管)として，介在部導管，線状部導管および葉間部導管がある(図26-1)．これらの腺内導管が腺組織を出て，腺外導管(排泄導管あるいは主導管)を形成する．

3　唾液の分泌量および分泌様式

唾液の1日分泌量は1.0～1.5 l といわれているが，実際にはこれよりも少なく，700～800 ml であるという報告もある．明確な刺激がないにもかかわらず分泌される唾液を非刺激唾液(安静時唾液，固有唾液)という．非刺激唾液に対して，何らかの刺激によって分泌される唾液を反射唾液といっている．この反射唾液は無条件反射唾液と条件反射唾液とに分けられ，無条件反射唾液は，口腔内への味覚，触覚および痛覚などの刺激によって分泌される唾液をいう．一方，条件反射唾液は，視覚や聴覚などの刺激によって分泌される唾液で，これには学習が必要である．ただし，条件反射による唾液分泌は大脳皮質の良く発達したヒトでは現れにくい．

唾液の分泌量は日内変動が大きい．すなわち，昼間部は比較的多く，夜間は少なく，睡眠時は著しく少ない．また，とくに耳下腺からの安静時唾液は，発汗など体外への水分の放出と関連して，冬は多く，夏は比較的少ない．

従来，加齢に伴い唾液分泌量が低下するといわれていた．これは歯科領域の患者のデータに基づく見解であり，15歳以上の健康なヒトでは安静時唾液および刺激唾液とも加齢にともなう分泌量の変化はみとめられない．高齢者の口腔乾燥症状は加齢だけではなく，内服薬や唾液組成の変化など，他の因子の関与が考えられる．

4　唾液の分泌機構

1) 唾液無機成分の分泌

a　腺房部での無機成分の分泌

唾液中の無機成分に関する分泌機序は，腺房部や導管部に微細なガラス管を挿入して，その腺腔の成分を分析するマイクロパンクチャー法などにより研究されてきた．

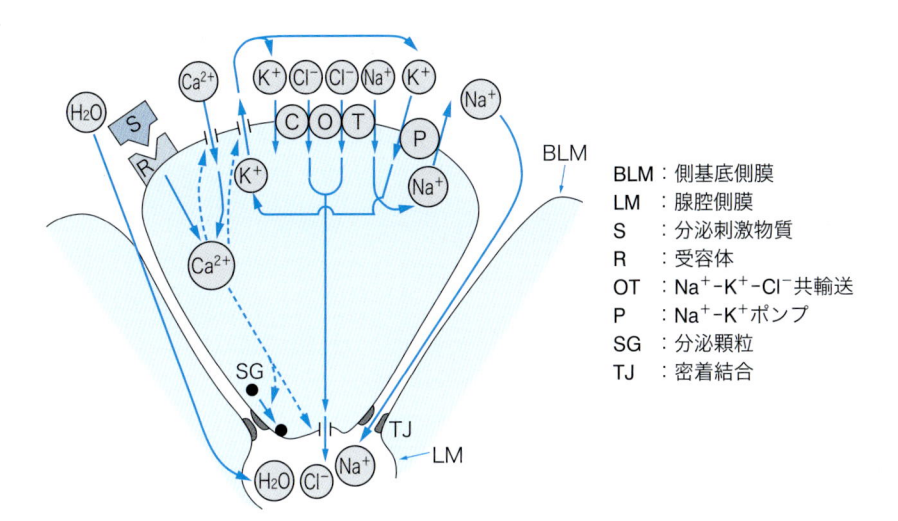

図26-2　腺房部細胞におけるNaCl液の輸送機序

BLM：側基底側膜
LM：腺腔側膜
S：分泌刺激物質
R：受容体
OT：$Na^+-K^+-Cl^-$共輸送
P：Na^+-K^+ポンプ
SG：分泌顆粒
TJ：密着結合

各分泌刺激剤がそれぞれの受容体と結合すると，細胞内のCa^{2+}濃度が上昇する．このCa^{2+}濃度の上昇はK^+イオンチャネルを開き，ここを通して細胞内のK^+が細胞の外へ出る．この細胞外液のK^+の上昇が，$Na^+-K^+-2Cl^-$共輸送系を刺激し，Cl^-の細胞内への蓄積が促進される．一方，Ca^{2+}の上昇は腺腔側膜Cl^-チャネルを開いて腺腔内のCl^-を分泌する．Cl^-の分泌により，腺腔側がマイナスになり，細胞外液中のNa^+は，これに引かれて密着結合を経て腺腔内へ移動する．水は電解質の分泌により生じる浸透圧勾配により腺腔内へ移動する．

(中村嘉男，森本俊文 編：基礎歯科生理学 第3版第4刷，医歯薬出版，2001；西山明徳：外分泌腺—外分泌機構とその異常，日本臨床，44(7)：3, 1986 より)

現在，広く認められているモデルは以下のとおりである(図26-2)．すなわち，無機成分および水分の分泌は，おもに副交感神経系の調節のもとに腺房部でおこなわれる．伝達物質であるアセチルコリンは基底膜側のムスカリン受容体を刺激し，Gタンパク質の活性化を介してフォスフォリパーゼCを活性化する．フォスフォリパーゼCは細胞膜脂質からイノシトール三リン酸(IP_3)およびジアシルグリセリン(DAG)を産生する．イノシトール三リン酸は細胞膜，ミトコンドリアや小胞体のイノシトール三リン酸受容体を刺激し，それぞれのCa^{2+}チャネルを開く．これにより細胞内のCa^{2+}濃度は上昇し，基底膜側のK^+チャネルおよび腺腔側のCl^-チャネルが開く．次に，細胞内から基底膜側に流出した多量のK^+は$Na^+/K^+/2Cl^-$共輸送体を活性化し，その結果，細胞内にNa^+，K^+やCl^-が流入する．K^+は再びK^+チャネルを介して細胞外に流出し，$Na^+/K^+/2Cl^-$共輸送体の活性を維持する．一方，Cl^-は腺腔側のチャネルを経て腺腔内へ流出する．また，K^+やCl^-と一緒に細胞内へ流入したNa^+は，基底膜側のNa^+-K^+ポンプの作用により基底膜側へ汲み出される．そのため，腺腔側にCl^-が，基底膜側にNa^+が貯留し，互いに静電気に引き合うことになるが，両イオンの間にはタイトジャンクションがある．唾液腺のタイトジャンクションは比較的ルーズで陰イオンを通過させないが，水分子や陽イオンは通すという性質がある．そのため，腺腔側にNa^+やCl^-が貯留し，浸透圧が上昇することになる．この腺腔内の浸透圧にともない，水分子が基底膜側から腺腔側に2通りの経路で移動する．1つはタイトジャンクションを通る経路であり，ほかの1つは近年明らかとなった細胞内をとおる経路である．刺激された腺細胞の管腔側膜上には水チャネルを有するアクアポリンが並び，水分子の移動に関与している．交感神経系伝達物質であるノルアドレナリンのα-受容体刺激によっても，同様な機序で無機成分が分泌される．

b 導管部における水および無機成分の輸送

介在部，線条部および葉間部の各導管を通過しているときの原唾液(導管唾液)中の Na^+，Cl^- および D-ブドウ糖などは，導管部細胞に再吸収される．導管部細胞での Na^+ の再吸収は，基底膜側の Na^+-K^+ ポンプを駆動力とし，アミロライド感受性 Na^+ チャネルを介しておこなわれる．

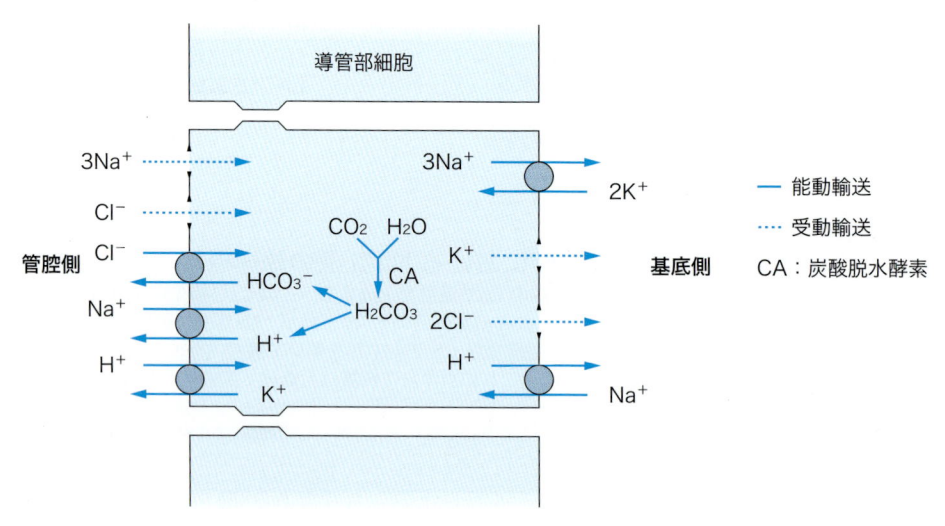

図 26-3 導管部細胞における再吸収および重炭酸の分泌機構
(中村嘉男，森本俊文 編：基礎歯科生理学 第 3 版第 4 刷，医歯薬出版，2001；Young, JA et al.：Secretion by the major salivary gland. in Physiology of the gastrointestinal tract(edited by Johnson, LR, Christensen, J & Jackson, MJ et al), 2nd ed. Vol. 1, Raven Press, New York, 1987, p 773–815 より)

すなわち，Na^+-K^+ ポンプが Na^+ を血液側へ，K^+ を細胞内へ能動的に輸送する．すると，細胞内と管腔内との間に電気化学的勾配が発生し，管腔側から細胞内に Na^+ が，逆に，細胞内から管腔内に K^+ が移動する．この Na^+ と K^+ との移動は，対向輸送系により能動的に輸送される．Na^+ チャネルおよび Na^+-K^+ ポンプの分布密度や活性は，ミネラルコルチコイドであるアルドステロンの影響を受ける．とくに，線条部細胞の基底膜側には襞状構造が見られ，血液－細胞間での活発な物質輸送が示唆されている．また，襞の周囲には多数のミトコンドリアが分布し，ATP の Na^+-K^+ ポンプへの効率的な輸送を可能にしている．その他，細胞呼吸により生じた CO_2 は炭酸脱水素酵素の作用で重炭酸となり，H^+ と HCO_3^- に解離する．HCO_3^- は管腔側で Cl^- と交換輸送される(図 26-3)．管腔側や基底部側には透過性の高い Cl^- チャネルが存在する．このように Na^+ や Cl^- は効率的に吸収されるが，一方，K^+ や HCO_3^- の分泌速度は低い．導管部では水の再吸収は少なく，はじめ等張液であった原唾液は低張液となって口腔内に放出されることになる．

2) タンパク質および酵素の分泌機構

表 26-2 唾液中の代表的なタンパク質

1. 唾液腺以外でも合成・分泌されるペプチド・タンパク質

タンパク質	分泌腺	化学的特徴	生理作用と特徴
ムチン	耳下腺とエブネル腺を除く唾液腺	① 高分子(MG1, 1000 kDa 以上)と低分子(MG2, 150〜200 kDa)に分けられる. ② 糖タンパク質で糖鎖にシアル酸や硫酸基を有する.	① 湿潤作用(糖鎖が水分子を引きつけるため, ムチンの分布する部位では湿潤となる). ② ハイドロキシアパタイトへの結合(MG1). ③ 微生物などを結合(MG2, シアル酸や硫酸基が関与).
スタテリン	耳下腺 顎下腺 エブネル腺	アミノ酸 43 個からなる低分子.	① カルシウム結合性があり, 酸性高プロリンタンパク質とともに唾液中のリン酸カルシウムや炭酸カルシウムの沈殿を抑制. ② 歯の表面でハイドロキシアパタイトの成長を抑制. ③ 唾石形成の抑制.
シスタチン	大唾液腺 エブネル腺	システイン・プロテアーゼの阻害物質で, 唾液中のものは 3 グループあるうちのファミリー2 に属する.	① 内因性および外因性のシステイン・プロテアーゼ活性の抑制. ② 抗菌・抗ウイルス作用
ラクトフェリン	大唾液腺 小唾液腺	鉄結合タンパク質の一種.	$S.\ mutans$ などの増殖に必要な鉄イオンを結合し, 菌による利用を抑制.
ペルオキシダーゼ	耳下腺 顎下腺		菌や白血球の産生する H_2O_2 と食物由来のチオシアネートよりヒポチオシアネートを産生. ヒポチオシアネートは菌の代謝を低下させ, 菌の増殖を抑制.

2. 合成・分泌が唾液腺に限定されるペプチド・タンパク質

タンパク質	分泌腺	化学的特徴	生理作用と特徴
ヒスタチン	耳下腺 顎下腺	ヒスチジンに富む.	$Candida$ 族や $S.\ mutans$ などに対する抗菌作用
高プロリンタンパク質	耳下腺 顎下腺	① プロリン, グリシンおよびグルタミン酸/グルタミンが全アミノ酸の 80%を占める. ② 酸性, 塩基性およびグリコシルタンパク質の 3 グループからなる.	① 酸性高プロリンタンパク質は唾液腺だけで合成・分泌. ② Ca に結合し, 唾石の形成を抑制. ③ 歯の表面でハイドロキシアパタイトの成長を抑制. ④ タンニン結合 塩基性およびグリコシル高プロリンタンパク質の生理作用は不明.

3. 血液成分に由来するタンパク質

タンパク質	分泌腺	化学的特徴	生理作用と特徴
アルブミン		① 血漿タンパクの 55〜62%を占める. ② 酸性タンパクで, 多くの物質に対し親和性を有する.	唾液アルブミンは健康なヒトでは多くないが, 口腔に炎症(歯肉炎や歯周病)があると増加する. 血液由来のものが受動的な輸送により唾液中に現れる.

※唾液タンパクの多くは多機能である.

唾液の分泌機構

唾液中のタンパク質や酵素の大部分は，腺房部で合成・分泌されたものである（表26-2）．細胞静止期の腺細胞は血液から取り込んだアミノ酸を材料として，m-RNAの情報に基づき粗面小胞体上でタンパク質が合成される．これらのタンパク質はゴルジ体に輸送され，糖鎖などが負荷されたのち，小胞化され，分泌顆粒として細胞内に貯蔵される．そして，顆粒内タンパク質は，以下の機序で放出される．

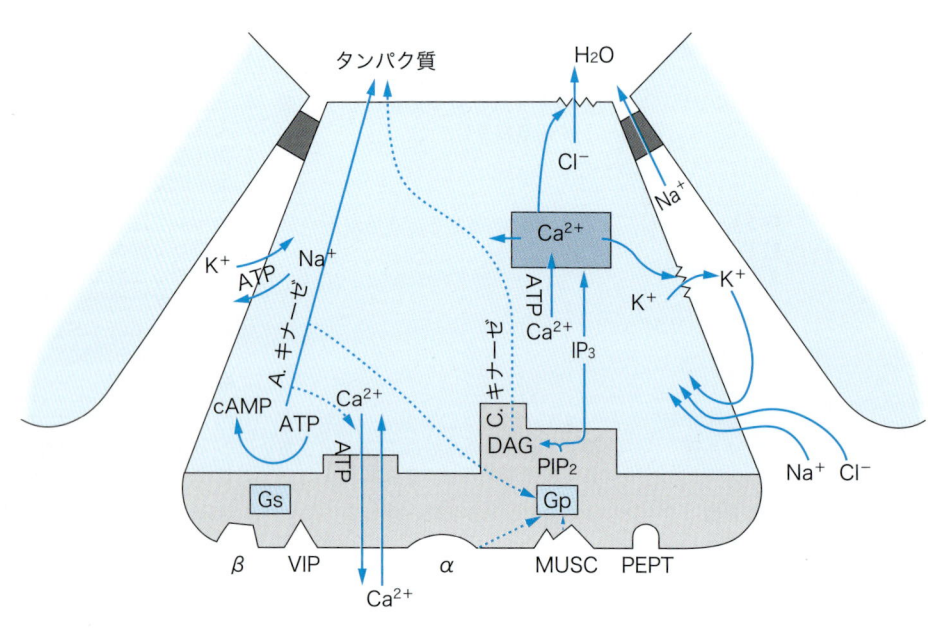

β：βアドレナージック受容体
VIP：vasoactive intestinal polypeptide 受容体
α：αアドレナージック受容体
MUSC：ムスカリニック・コリナージック受容体
PEPT：サブスタンス P 受容体
Gs：アデニル酸サイクラーゼを活性化する G タンパク質

PIP$_2$：ホスファチジルイノシトール 4,5 ニリン酸
Gp：PIP$_2$感受性ホスホリパーゼ C を活性化すると考えられる G タンパク質
DAG：ジアシールグリセロール
IP$_3$：イノシトール 1,4,5 三リン酸
水の分泌は細胞質内の遊離 Ca^{2+} 濃度の上昇後におこる．

図 26-4　唾液タンパク分泌のメカニズム

（中村嘉男，森本俊文 編：基礎歯科生理学 第 3 版第 4 刷．医歯薬出版，2001；Baum, JB et al.：Neurotransmitter control of calcium mobilization. in Biology of the salivary glands（edited by Vergona, KD）. CRC Press, London, 1993 より）

唾液タンパク質の分泌は，おもに交感神経系により調節されている．腺房細胞基底部のβ-受容体を伝達物質であるノルアドレナリンが刺激すると，G タンパク質を介してアデニルサイクラーゼが活性化される．産生された cAMP は A キナーゼを活性化し，これにより分泌に関与するさまざまなタンパク質や酵素がリン酸化される．副交感神経が強く刺激されたときに放出される VIP も，アデニルサイクラーゼを活性化する．また，ムスカリン受容体や交換系α-受容体の刺激により産生されたジアシルグリセリン（DAG）は C キナーゼを活性化し，同様にタンパク質や酵素をリン酸化する．リン酸化された分泌顆粒は腺腔側に向かって移動し，腺房部細胞では開口分泌（エクリン性分泌）が始まる（図 26-4）．

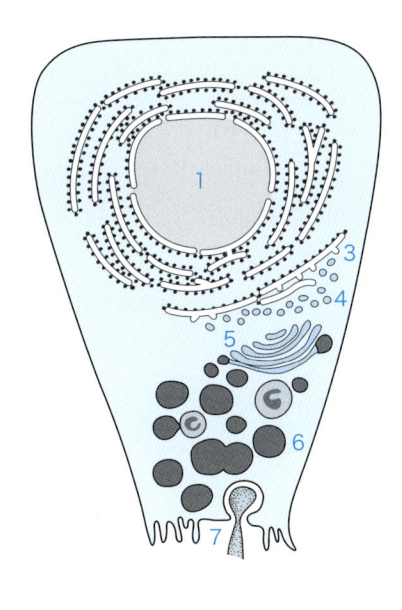

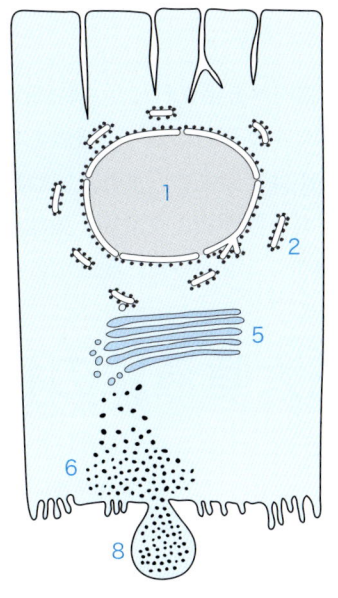

1：核
2：粗面小胞体
3：出芽性移行部
4：輸送小胞
5：ゴルジ装置
6：分泌顆粒
7：エクリン性分泌
8：アポクリン性分泌

a：腺房部細胞におけるエクリン性分泌　b：導管部細胞におけるアポクリン性分泌
図 26-5　唾液タンパクのエクリン性分泌とアポクリン性分泌
(覚道幸男 ほか：図説歯学生理学 第2版第7刷，学建書院，2003 より)

　導管部細胞でも少量のタンパク分泌がアポクリン性分泌される(図 26-5)．一方，唾液タンパク質の一部には血液中のものが腺組織を通過して唾液中に直接放出されるものもある．たとえば，IgA はピノサイトーシスにより腺房部細胞に取り込まれたのち，細胞内で合成されたタンパクとともに分泌される．

　なお，神経系では分泌顆粒の細胞膜への接着・融合についてスナーレ SNARE 説が提唱されている．唾液腺においても，この説に関連する VAMP, snap および syntaxin などのタンパク質が分泌に関与することが示唆されていて，同様の機序で唾液タンパク質の分泌過程が進行すると考えられている．

3) 唾液分泌速度がイオン組成におよぼす影響

　唾液分泌速度(唾液分泌量：唾液の水分量と考えてよい)が増加すると，Na^+，Cl^-，HCO_3^- および Ca^{2+} はほぼ直線的に増量するが，血液中のそれぞれのイオン濃度を超えることはない．しかし，K^+，Mg^{2+} および P は唾液分泌速度がきわめて遅いときは高濃度を示すが，その後急に低下し分泌速度が増加するとともにゆるやかに減少する．

4) 唾液の pH

唾液は，口腔内へ分泌されてから時間が経過すると，唾液中から CO_2 が放出されるため，徐々に pH はアルカリ側に傾く．唾液の分泌量と pH とは相関し，分泌量が増加するにつれて唾液の pH は上昇する．また，安静時唾液よりも反射唾液のほうが pH は高く，安静時唾液では，耳下腺唾液よりも顎下腺唾液のほうが pH は高い．この上昇する理由は，唾液分泌量の増加にともなって，唾液中の $NaHCO_3$ 量が増大するためである．

5　三大唾液腺の相対的唾液分泌

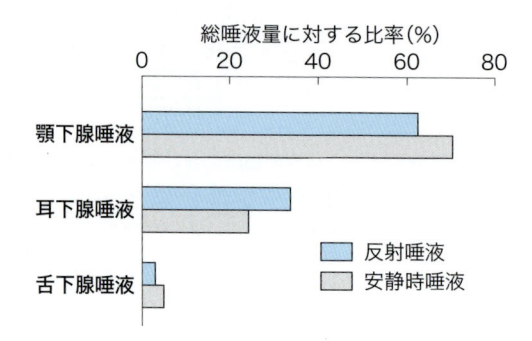

図 26-6　顎下腺，耳下腺および舌下腺における安静時唾液および弱い酸で刺激したときの唾液分泌量
（覚道幸男 ほか：図説歯学生理学 第2版第7刷，学建書院，2003 より）

　口腔内に分泌された唾液量は，三大唾液腺および小唾液腺から分泌された唾液の総量である．これらの唾液腺から分泌される各唾液量には差があり，非刺激時の三大唾液腺では，顎下腺が 70％，耳下腺が 23％，舌下腺が 5％程度である．しかし，何らかの刺激を加えると，耳下腺からの相対的分泌量が増加し，顎下腺からの分泌量は 62％，耳下腺からは 33％，舌下腺からは 3％程度に変わる（図 26-6）．なお，小唾液腺からの分泌量は少なく，総唾液分泌量の 7〜8％である．

6　唾液の分泌調整

　唾液の分泌は自律神経により調節されていて，消化管ホルモンなどによる内分泌調節は知られていない．副交感神経が刺激されると有機成分の少ない漿液性唾液が多量に，逆に，交感神経が刺激されると有機成分に富む粘液性唾液が少量分泌される．多くの組織や臓器で交感刺激と副交感刺激との間で拮抗作用が認められるが，唾液分泌に関しては，むしろ相乗作用がみられる．

1）遠心性神経

(1) 副交感神経

副交感神経は，延髄の下唾液核と上唾液核とに中枢があり，下唾液核は耳下腺を，上唾液核は顎下腺と舌下腺とを支配している．

延髄の下唾液核から出た節前線維は舌咽神経，鼓室神経および小浅錐体神経を経て，耳神経節でシナプスをつくる．ここからの節後線維は，耳介側頭神経を通って耳下腺を支配している．また，延髄の上唾液核から出た節前線維は，顔面神経，鼓索神経および舌神経を経て，顎下神経節でシナプスをつくり，その後の節後線維は，顎下腺枝および舌下腺枝として，顎下腺および舌下腺を支配している．

(2) 交感神経

節前線維は第8頸髄および第1〜第4胸髄から出て，脊髄前根および白交通枝を経て上頸神経節でシナプスをつくる．その後の節後線維は，耳下腺枝，顎下腺枝および舌下腺枝として，各腺を支配している．

2）求心性神経

味覚，圧，触および痛みなどの刺激を受ける受容器から，三叉神経，顔面神経，舌咽神経および迷走神経を経て，延髄（下唾液核，上唾液核）および第8頸髄，第1〜第4胸髄の唾液分泌中枢へ入る．

なお，これら延髄（下唾液核，上唾液核）および第8頸髄，第1〜第4胸髄の唾液分泌中枢よりも，大脳辺縁系の扁桃核，梨状葉および海馬回などを電気刺激すると唾液が分泌されることから，大脳辺縁系には延髄や頸髄，胸髄よりも上位の中枢があると思われる．

7 唾液の生理作用

唾液には多くの有機成分や無機成分が含まれていて，それらによる多くの生理作用が認められる．

1）化学的消化作用

唾液アミラーゼによって，デンプンがマルトース（麦芽糖）にまで分解される．唾液アミラーゼはα-1,4結合を切断できるが，α-1,6結合を切断できない．至適pHは6.8と高く，胃内pHでは口腔内での10〜20％程度の力価に低下する．

エブネル腺から放出されるリパーゼは至適pHが3〜6と幅広く，胃内でも十分に作用できると考えられ，膵機能の低下した慢性膵炎の患者では重要な脂肪消化酵素となる．

2）円滑作用（咀嚼や嚥下の補助作用）

食品をしめらせ，咀嚼しやすく，かつ粉砕された食品が口腔粘膜を損傷させることなく，スムーズに嚥下できるようにする．これにはムチンなど，水分子を引き付ける唾液成分が関係している．

3）溶媒作用

食品中の味物質を溶解し，舌や口腔粘膜に分布している味細胞との反応をしやすくする．唾液中の Ca^{2+} は過飽和の状態にあるが，高プロリンタンパク質やスタテリンは Ca^{2+} を結合・分散し，カルシウム塩の析出を抑制している．

4）歯および口腔粘膜に対する保護作用

ムチンなどの唾液糖タンパクは，口腔粘膜や歯の表面をおおい，それらに加わる刺激から守る役割をはたしている．また，唾液カルシウムは，萌出後のエナメル質の硬度を増加させる．

5）洗浄作用

摂食時に歯や口腔粘膜に付着した食品成分を，長期間同一部位に停滞させないように唾液の水分が洗い流す．唾液分泌量が少ないと，口腔疾患の発生率が増加する．

6）殺菌作用および抗菌作用

口腔は常に細菌やウイルスの攻撃にさらされている．唾液には口腔の健康維持に関係するペルオキシダーゼ，ラクトフェリンおよびリゾチームなど，多数の因子が含まれている．ペルオキシダーゼは細菌や白血球の産生する H_2O_2 と食物やタバコ由来のチオシアネートとによりヒポチオシアネートを産生するが，ヒポチオシアネートは菌の代謝を抑制し増殖を抑制する．鉄イオンは *S. mutans* などの増殖に不可欠であるが，ラクトフェリンが鉄イオンと結合し，菌の利用を抑制する．その他，高プロリンタンパクやシスタチンの抗菌作用も報告されている．

7）pH の緩衝作用および希釈作用

口腔内に入った酸やアルカリは，唾液の H_2CO_3 や唾液タンパクなどで中和され，水分により希釈される．このようにして，酸やアルカリによる口腔粘膜への侵襲が抑制される．

8）排泄作用

血中にある異常成分（Pb，Bi，Cu および Hg などの重金属類や薬物代謝物）や常在成分を唾液中に排泄する．しかし，下部消化器官での再吸収のため，唾液による排泄効果は小さい．

9) 内分泌作用

　　唾液腺の血流の調節に関与する，カリクレインの分泌が知られている．また，耳下腺や顎下腺は唾液腺ホルモン（パロチン：グロブリン性タンパク質で，軟骨組織，骨組織および結合組織などの発育を促進する）を分泌するが，近年，その存在と作用に疑問がもたれ，歯学以外の教科書からは消えつつある．

27 口腔領域に関する栄養素と代謝

1 栄養素

　食品から摂取する栄養には3大栄養素として，糖質，タンパク質，脂肪がある．微量栄養成分として無機質(電解質)やビタミンがあり，すべてを合わせて5大栄養素とよぶ．食物食品に含まれる機能成分としての香辛料には，食欲増進作用や消化促進作用がある．
　3大栄養素の糖質(炭水化物)，タンパク質，脂肪は，エネルギーや体の組織をつくり，生体の活動や生体の構成に必要である．微量栄養成分の無機質およびビタミンは，骨などの組織をつくることに役立つとともに，生体の生理作用調節機能を有する．

2 栄養

　栄養とは，生体が体外から物質を摂取して，健全な成長発育および生命維持活動を営むことをいう．

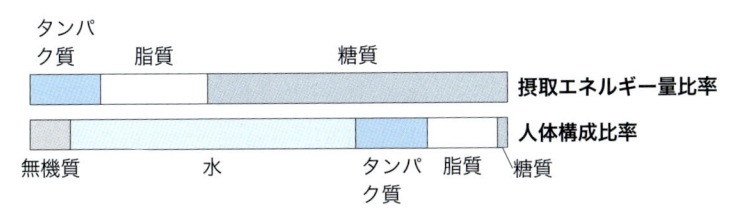

図27-1 摂取栄養素と栄養素の人体構成比

　摂取した食品から産出されるエネルギーの大部分は糖質からで，ついで脂質やタンパク質からである．摂取した脂質やタンパク質は人体を構成する素材となり，糖質の占める割合は少ない(図27-1)．人体の大部分は水分で(55～60%)，ほかには無機質がある．生命を維持するにはエネルギー産生および人体構成素材提供のためにこれらの物質を摂取しなければならない．

3 栄養補給

　栄養補給は，体の構成素材維持および安静時や活動時に必要なエネルギーを供給する．栄養補給はエネルギー必要量やタンパク質必要量を推定しておこなう．成人のエネルギー

必要量は，安静状態維持に必要なエネルギー量(基礎代謝量)に活動状態で決まる身体活動レベルを剰じたもので推定する．補給の方法としては経口栄養，経管栄養(強制経腸栄養)および静脈栄養がある．

栄養状態の評価のもとに適切な栄養補給をおこない，よりよい栄養状態を維持することを栄養管理という．栄養状態は，身体の計測および観察や生化学的検査所見などで総合的に判定する．

栄養管理には年齢を考慮することが必要である．小児は成長期であるため，活動に必要なエネルギーと成長に必要なエネルギーとを余分に摂取する必要がある．成人では消費量に見合うエネルギーを摂取するが，妊婦や高齢者では増減する．健康維持増進には栄養摂取のみならず，運動や休養とのバランスを考慮することが重要である．

食品の摂食により，栄養の摂取のみならず食欲としての満足感や健康の維持ができる．健康維持には，食品に含まれている栄養素をもとに分類されている食品をバランス良く摂取することが重要である．さらに，特定のビタミンや無機質などの栄養成分を含む食品や，健康に有用な食品をはじめ，病者用の食品として低タンパク質食品，高タンパク質食品，低ナトリウム食品および低カリウム食品などがある．

4 エネルギー代謝

代謝(新陳代謝)はエネルギー代謝と物質代謝とに分けられる．エネルギー代謝は栄養素の酸化や燃焼によって発生したエネルギーの出入りをいい，ATPおよび生体活動に伴う熱の変動を扱う．エネルギー代謝では，エネルギーを熱量の単位である calorie (cal) で表している．1cal は 1cc の水を 14.5℃から 15.5℃に上昇させるのに必要な熱量である．なお，生理学で扱う calorie は Cal あるいは kcal で，1Cal または 1 kcal＝1,000 cal である．

1)基礎代謝量

基礎代謝量は，早朝，覚醒時，空腹，快適な温度下で，安静の仰臥位の状態で測定される代謝エネルギー量のことで，成人では 1,500〜2,000 kcal/日(室温 25℃)である．

2)エネルギー代謝率

表 27-1 エネルギー代謝率

睡　眠	−0.1	掃き掃除	1.5
休　息	0	ふき掃除	4.4
読　書	0.1	散　歩(60 m/min)	1.8
食　事	0.4	並　足(80 m/min)	2.7
入　浴	0.7	マラソン	14.3
		遠　泳	6.8

(大地陸男：生理学テキスト 第3版第2刷，文光堂，2000 より)

エネルギー代謝率は，ある作業や運動をおこなうのに必要なエネルギーが基礎代謝量の何倍に当たるかによってその作業強度を表す値で，年齢，性別および体格には関係なく，仕事や運動の種類で一定である(表27-1).

なお，エネルギー代謝率は，次の式から求めることができる.

$$エネルギー代謝率 = \frac{作業時の代謝率 - 安静時の代謝率}{基礎代謝量}$$

3) 呼吸商(RQ)

呼吸商(RQ)とは，3大栄養素1gが完全燃焼するのに必要な酸素量と，発生する炭酸ガス量との比をいう.

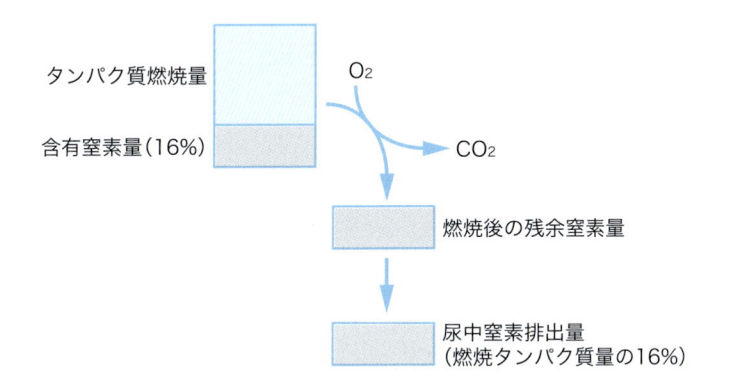

図27-2 タンパク燃焼量

呼吸商(RQ)は，糖質：1.00，タンパク質：0.80，そして，脂肪：0.71 であって，各栄養素で一定である．脳ではおもに糖質が燃焼しているので，脳の RQ は 0.90 以上である．タンパク質が燃焼して発生した窒素成分(タンパク質量の 16％)は尿中に排出されるので，尿中の窒素排出量から燃焼したタンパク質が，

尿中窒素排出量 × 窒素係数(6.25) として計算できる(図27-2).

5　物質代謝

1）糖質の代謝

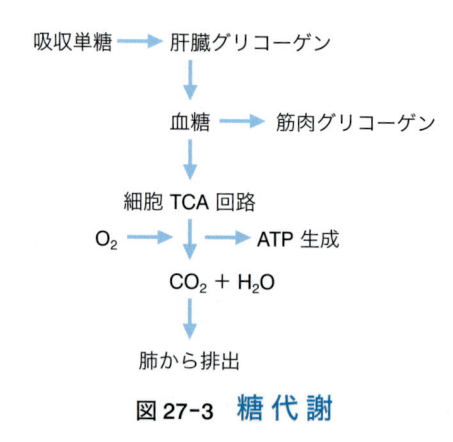

```
吸収単糖 ──→ 肝臓グリコーゲン
             ↓
            血糖 ──→ 筋肉グリコーゲン
             ↓
           細胞 TCA 回路
  O₂ ──→   ↓  ──→ ATP 生成
          CO₂ + H₂O
             ↓
          肺から排出
```

図 27-3　**糖代謝**

　吸収された単糖類は肝臓でグリコーゲンに合成され，必要に応じて血糖として放出される．なお，血糖は筋でグリコーゲンとして蓄積される（図 27-3）．

(1) 解糖と酸化

　多くの細胞でグルコース（ブドウ糖）はエネルギー源である．このグルコースがピルピン酸あるいは乳酸まで分解される過程を解糖といっている．解糖は酸素を消費せずに進行する．好気的条件でピルピン酸はアセチル CoA を経て，クエン酸回路（クレブス Krebs 回路）に入り，CO_2 と H_2O とにまで代謝分解されて ATP をつくる．

(2) 脂肪への変換

　解糖系中間体からトリグリセリドを合成する．すなわち，解糖でできた乳酸は，肝臓に運ばれてグルコースに再生される．脂肪酸はアセチル CoA からピルピン酸には戻れないので，糖の新生には利用されない．しかし，トリグリセリドの分解で生じたグリセロールからは糖が新生される．

　空腹時および摂食直後の血糖値（血液 100 ml 中のグルコース量）は，空腹時 70〜90 mg/dl である．また，摂食すると，その直後には 130〜150 mg/dl になるが，1.5〜2 時間後には正常値に回復する．

　血糖値が 50 mg/dl では，脱力感，めまい，ふるえおよび痙攣が生じ，また，170〜180 mg/dl 以上では糖尿になる．糖尿病の臨床症状としては多尿，口渇，多飲，体重減少，全身倦怠感，脱力感およびだるさなどが認められる．

2) タンパク質の代謝

```
吸収アミノ酸 ──→ 細胞タンパク質合成
      ↑              ↓
    再利用 ←── アミノ酸分解
                    ↓
              不要アミノ酸分解
                    ↓
         酸化的脱アミノ反応(アンモニア生成)
                    ↓
        尿素回路(オルニチン回路)(肝臓でアンモニアを尿素へ)
                    ↓
              尿素として尿中へ排出
```

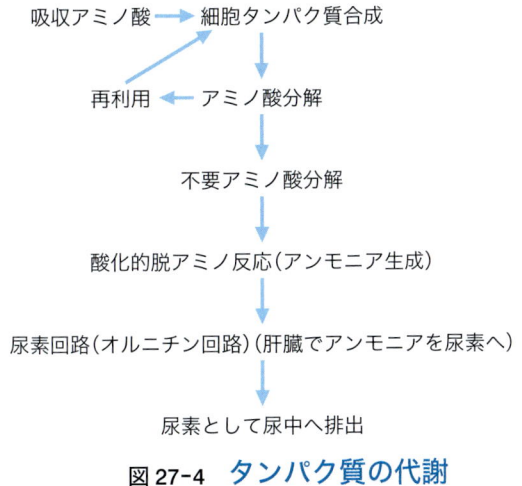

図 27-4　タンパク質の代謝

　タンパク質は生命を維持するためにもっとも重要な物質で，細胞の構成タンパク質や酵素およびホルモンになる．タンパク質はアミノ酸が連鎖したものである．地球上の全生物のタンパク質を構成するアミノ酸はわずかに 20 種類にすぎないが，これらのアミノ酸の並び方で，タンパク質の機能が決まる．

　体内で合成できないため，摂取しなければならないアミノ酸を必須アミノ酸といい，イソロイシン，ロイシン，リジン，メチオニン，フェニルアラニン，スレオニン，トリプトファンおよびバリンの 8 種類である．摂取したタンパク質は，アミノ酸に分解されて吸収される．

　吸収アミノ酸は細胞で吸収され，必要に応じてタンパク質に合成される．不必要なタンパク質は肝臓，脾臓，腎臓のタンパク質分解酵素でアミノ酸に分解される．

　アミノ酸は再利用されるものと，不要アミノ酸として分解されるものがある(図 27-4)．この反応には，アミノ酸転位反応(新しいアミノ酸をつくる)，酸化的脱アミノ反応(アンモニア生成)および尿素回路(オルニチン回路：アンモニアを尿素にする)がある．

3）脂肪の代謝

吸収され中心乳び管を経て胸管から静脈に入り，全身に配布される脂肪は，リン脂質やタンパク質と複合体を形成し，リポタンパクとして循環する．臓器細胞でリパーゼによってグリセロールと脂肪酸とに分解される．

（1）脂肪酸の代謝

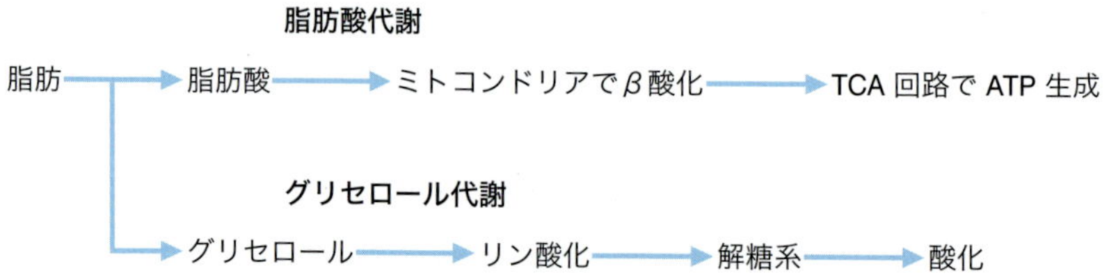

脂肪酸代謝

脂肪 → 脂肪酸 → ミトコンドリアでβ酸化 → TCA 回路で ATP 生成

グリセロール代謝

→ グリセロール → リン酸化 → 解糖系 → 酸化

図 27-5　脂肪の代謝

ミトコンドリアでのβ酸化で，アシル CoA（炭素数が 2 個減る）とアセチル CoA とになり，後者は TCA 回路で有機的にさらに分解され，ATP を生成する（図 27-5）．

（2）グリセロールの代謝

リン酸化されて，シヒドロキシアセトンリン酸から解糖系で酸化される．

6　無機質の機能

無機質とは，人体維持に栄養上必要な元素で，酸素，炭素，水素，窒素以外の元素の総称である．人体の無機質の大部分は Ca，P，K，S，Cl，Na，Mg で，これ以外の鉄などの無機質を微量元素とよぶ．無機質は，Ca や P が骨や歯の基質物質，体内有機物質の構成物質や無機イオンとして存在する．

1）カルシウム

Ca の大部分は骨および歯に存在している．Ca は小腸で吸収され，腎臓で尿中に排出される．ビタミン D は小腸での吸収を促進し，副甲状腺ホルモンは腎臓での排出を抑制し，尿細管で再吸収を促進される．血中の Ca イオン濃度はこれら吸収と排出のバランスと骨への沈着や溶出の調節で一定値を維持している．副甲状腺ホルモンは腎臓からの再吸収促進と骨からの動員促進とにより血中濃度を上昇し，逆に甲状腺ホルモンのカルシトニンは骨への沈着を促進し血中濃度を低下させる．Ca イオンの生理機能には，筋肉収縮，神経活動，外分泌や血液凝固などがある．

2）ナトリウム

Na は主として細胞外液や血液に存在する．小腸で吸収され，腎臓で排出される．血中濃

度により，浸透圧や水分量調節に寄与する．Na の腎臓尿細管での再吸収は副腎皮質から分泌されるアルドステロンで促進され，血中量を増加させる．

3) カリウム

K は細胞内に主として存在する．細胞外よりも細胞内濃度が高く，Na は逆に細胞外の濃度が高い．この濃度差は細胞膜のナトリウムポンプ（Na^+, K^+-ATPase）で維持される．腎臓から尿中へ排出されるので，腎不全では排出障害で高 K 血症になる．

4) 鉄と亜鉛

鉄はヘモグロビンやミオグロビンなどにヘム鉄として含まれる．ヘモグロビンは赤血球に含まれ，酸素輸送の機能をはたす．

亜鉛は必須微量元素の1つで，味覚機能の維持に働く．

7　体温調節

人体は外部環境の温度による放熱量と産熱量の調節で体温維持をおこなう．放熱量は皮膚末梢血管の径と発汗で調節する．産熱には筋肉のふるえ産熱とアドレナリンなどの脂質代謝亢進による非ふるえ産熱とがある．

1) 体　温

体温は，直腸温が最も高く，次いで口腔温で，腋窩温がもっとも低い．体温の日内変動（日差）は 0.6〜0.9 度程度である．時間によっても体温は変わり，午前 5〜6 時頃がもっとも低く，午後 3〜6 時頃がもっとも高くなる．体温には性差があり，皮膚温で比較すると女性よりも男性のほうが高い傾向がみられる．

年齢差もあり，幼児や小児は成人よりも約 0.5 度高く，高齢者では低い．成人女性の性周期でも体温は変動する．早朝の覚醒直後の口腔温を基礎体温といい，排卵後，一過性に低下したのち，0.2〜0.4 度上昇した高温相になり，月経とともに低温相になる．

2) 体温の調節

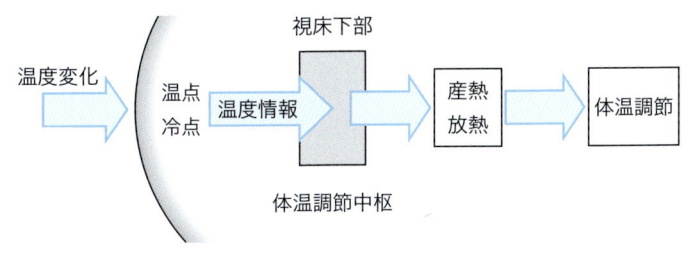

図 27-6　体温の調節

温度受容器からの情報は，温点および冷点の Aδ および C 線維の自由終末から中枢へ送られる．体温調節中枢は視床下部にある(図 27-6)．

温受容ニューロンは温度上昇でインパルスが増加し，冷受容ニューロンは温度低下でインパルスが低下する．温度差に対応して，産熱か放熱かで体温を一定に保つ．

3) 体温の異常

発熱は体温調節中枢の設定温度が高温側に設定され，産熱が亢進した状態である．機械的要因(脳出血，脳腫瘍および頭蓋骨骨折など)での中枢の圧迫や，化学的要因としての外因性発熱物質(細菌，ウイルス，細菌毒素など)や内因性発熱物質はプロスタグランジンを介して産熱を亢進する．

体熱の放散が妨げられて体温が上昇するうつ熱では，高温環境下で不十分な放熱のため体内に熱が蓄積され，体温調節機能が障害される．

4) 発　　汗

(1) 発汗の種類(原因による)

発汗には温熱性発汗，精神性発汗および味覚性発汗がある．

温熱性発汗は，高い気温や運動時に発汗する．高い気温のときに横になり一側を圧迫すると一側の皮膚圧迫により圧迫側発汗が抑制され，反対側の発汗が増強される(半側発汗)．精神性発汗は，体温調節とは関係なく，精神的な感情の興奮により手掌，足底および腋窩などに発汗することである．味覚性発汗は酸味や辛味などの味覚刺激で，前額部，唇および鼻翼に発汗することである．

(2) 汗腺の種類

汗腺は手掌，足底，前額および腋窩に多く分布していて，その機能は，交感神経支配(コリン作動性)である．汗腺には，エクリン腺とアポクリン腺とがある．エクリン腺は全身にあって，体温調節に関与する．アポクリン腺は腋窩，乳頭および外陰部にあり，体温調節には関与しない．

(3) 汗の成分

汗の成分は，約 0.6% NaCl である．

(4) 発汗中枢

発汗中枢は視床下部にあるが，延髄や脊髄にもある．

参考文献

1) 根本一男:有歯顎の下顎切歯点における3次元運動限界の研究,補綴誌,6:1-40, 1962
2) 河野正司:下顎の矢状面内運動に対応する顆頭運動の研究 第2報,マルチフラッシュ装置による矢状面運動軸の解析,補綴誌,12:350-380, 1968
3) 森 於菟,小川鼎三,大内 弘 ほか:解剖学 増刷第2回,金原出版,1971
4) 平林健彦:種々な下顎位における咬合力に関する研究,補綴誌,18(3):337-360, 1975
5) 長谷川成男 ほか:下顎限界運動における全運動軸の立体的測定,補綴誌,19:434-443, 1975
6) 藤森聞一:生理学 第7版第2刷,南山堂,1975
7) 中原 泉 編:新常用歯科事典 第2版第1刷,医歯薬出版,1976
8) 東京医科歯科大学歯学部顎口腔総合研究施設 編:咀しゃくの話 初版第1刷,日本歯科評論社,1983
9) 稲田條治:実験的開口不全における顎運動および咀嚼筋活動の特性について,歯科医学,48(5):651-675, 1985
10) 覚道幸男,吉田 洋,杉村忠敬 ほか:要説歯学生理学 第1版第3刷,学建書院,1986
11) 後藤 稠:最新医学大事典 第1版第1刷,医歯薬出版,1987
12) 白井 洸:歯科医の内科学 第1版,医歯薬出版,1987
13) 横田敏勝:臨床医のための痛みのメカニズム 第1版第1刷,南江堂,1990
14) 福原武彦,入來正躬 訳,S. Silbernagl, A. Despopoulos:生理学アトラス 第2版,文光堂,1992
15) 覚道幸男,船越正也,上原隆夫,吉田 洋,杉村忠敬,西川泰央:図説歯学生理学 第2版,学建書院,1994
16) 貴邑冨久子,根来英雄:シンプル生理学 改訂第2版,南江堂,1994
17) 山本 隆:脳と味覚,共立出版,1996
18) 日本栄養・食料学会 監,武藤泰敏 編:食と健康Ⅱ(健康の科学シリーズ),学会センター関西学会センター,1996
19) 佐藤昌泰,小川 尚 編,二ノ宮裕三 著:最新味覚の科学,味の伝達情報,朝倉書店,p137-147, 1997
20) 長谷川成男,板東永一 監:臨床咬合学事典 第1版第1刷,医歯薬出版,1997
21) 大塚吉兵衛 ほか:スタンダード口腔生化学 第1版第2刷,学建書院,1997
22) 中村嘉男:咀嚼運動の生理学 第1版第1刷,医歯薬出版,1998
23) 保母須弥也 ほか:新編咬合学辞典 第1版,クインテッセンス,1998
24) 上羽隆夫:スタンダード口腔生理学 第1版第4刷,学建書院,1999
25) 山崎邦郎:においを操る遺伝子,工業調査会,1999
26) 大地陸男:生理学テキスト 第3版第2刷,文光堂,2000
27) 森 寿,真鍋俊也,渡辺雅彦 ほか:脳神経科学イラストレイテッド 第1刷,羊土社,2000
28) 大地陸男:生理学テキスト 第3版第4刷,文光堂,2001
29) 中村嘉男,森本俊文 編:基礎歯科生理学 第3版,医歯薬出版,2001
30) R.F. シュミット 著,佐藤昭夫 監訳:コンパクト生理学,医学書院,2001
31) 越山裕行:最新内分泌代謝学ハンドブック,三原医学社,2002
32) 髙橋雄二,森 憲作:細胞工学,特集分子を感じる:感覚の分子生物学 21巻,秀潤社,2002
33) 福島俊士 ほか:臨床咬合学 第1版第7刷,医歯薬出版,2002
34) 藤田勝治(編集発行人):目で見る咬合の基礎知識,医歯薬出版,2002
35) 覚道幸男,船越正也,上羽隆夫,吉田 洋,杉村忠敬,西川泰央:図説歯学生理学 第2版第7刷,学建書院,2003
36) 中村嘉男,森本俊文,山田好秋 編:基礎歯科生理学 第4版第1刷,医歯薬出版,2003
37) 石澤光郎:生理学(標準理学療法学・作業療法学),医学書院,2003
38) 久保田紀久枝,森光康次郎 編:食品学―食品成分と機能性―,東京化学同人,2003

39) 山田好秋：よくわかる摂食・嚥下のメカニズム 第1版第1刷, 医歯薬出版, 2004
40) 本郷利憲, 廣重 力, 豊田順一 監：標準生理学 第6版第1刷, 医学書院, 2005
41) 栄養機能化学研究会 編：栄養機能化学, 朝倉書店, 2005
42) 寺田和子 ほか：応用栄養学, 南山堂, 2006
43) A. Jean：Brain Stem Control of Swallowing, Neuronal Network and Cellular Mechanisms, *Physiological Reviews*, 81：929-969, 2001
44) Yamamoto T., Fushiki T., Koba H. and Ninomiya Y.：Chemical Senses, Vol. 130, supplement 1, Oxford, 2005

索　引

●あ

アウエルバッハ神経叢　242, 243
亜鉛　297
アキシスオルビタル平面　120
アキシス平面　118, 120
アクアポリン　281
アクチビン　272
アクチン　44
アクチンフィラメント　44
悪味症　210
アクロスニューロンパターン説　216
アジソン病　257, 269
味物質の到達障害　210
アセチルコリン　70, 74, 281
アセチルコリン受容体　246
圧縮抵抗力　12
アディポサイトカイン　276
アディポネクチン　251, 276
アデニルサイクラーゼ　284
アデノシン三リン酸　48
アデノシン二リン酸　48
アドレナリン　70, 270
アドレナリン作用性ニューロン　74
あぶみ骨　191
あぶみ骨筋　191
アペックス　111
アポクリン性分泌　285
アポクリン腺　298
アマクリン細胞　183, 185, 187
アミノ酸　70, 295
アミノ酸転位反応　295
アミロライド　217
アミロライド感受性　217
アメロジェニン　8
アルカリ性ホスファターゼ　15
アルカロイド　208
アルギニン　265
アルドステロン　179, 266, 282, 297
アルブミン　248, 283
アローポイント　110, 111
アロマセラピー　221
アンジオテンシンⅠ　266
アンジオテンシンⅡ　179, 266
暗順応　188
鞍状歯列弓　35
安静位　96, 97, 108
安静空隙　96
安静時唾液　280
アンテリアガイダンス　105, 106
アンドロゲン　266, 271
R 波　53

●い

α運動系　152
α運動ニューロン　152
αグロブリン　248
α細胞　255, 261
α受容体　75
α波　93
α波阻止（α block）　93
α-メラニン細胞刺激ホルモン　257

胃　245
胃液　245
イオン吸着層　7
イオン吸着能　7
イオン置換能　7
イオンチャネル　57, 172
イオン電流　172
イオン透過性　60
閾下刺激　61
閾刺激　61
閾上刺激　61
閾値（閾膜電位）　61, 69
閾値振幅　176
閾膜電位　61, 62, 69
異嗅症　223
異常脳波　93
胃食道移行部　157
胃相　245, 247
イソロイソン　295
胃大腸反射　248
位置識別能　201
一次体性感覚野　178
一次皮質野　78
一咀嚼周期　133
イノシトール三リン酸　281
意味記憶　91
異味症　210
イミディエートサイドシフト　120, 121
飲水行動　90
飲水調節　78
インスリン　77, 261, 262, 263, 264, 270
インスリン抵抗性　276
インスリン分泌　219
咽頭　159
咽頭括約筋　160
咽頭期　156, 157, 160
咽頭神経叢　31, 71
インヒビン　272
Ⅰa 神経線維　50
Ⅰa 線維　152

●う

Ⅰb 抑制　153

ウィルソンのわん曲　95
ウェルニッケ野　87, 240
うつ熱　298
うま味　207, 208
うま味受容体　212, 215, 217
裏声　234, 235
運動障害性構音障害　236
運動神経　45
運動性言語野　88
運動性失語　240
運動前野　87
運動単位　47
運動ニューロン　56
運動範囲菱形柱　111
運動モデル　83
運動野　86, 87
Weber-Fechner の法則　173

●え

鋭波　93
栄養　291
栄養管理　292
栄養補給　291
腋窩温　297
腋下温　38
液性調節　243, 245
エクリン性分泌　284
エクリン腺　298
エステロン　272
エストラジオール　272
エストリオール　272
エストロゲン　256, 261, 271, 272, 273, 275
エックス線回折像　19
エナメリン　8
エネルギー代謝　292
エネルギー代謝率　293
エピソード記憶　91
エブネル腺　279, 287
エレプシン　247
遠位尿細管　259, 260
遠隔性化学感覚　221
嚥下　155, 167
　3 期　157
嚥下閾　144
嚥下習慣　142
嚥下性無呼吸　156, 157, 161
嚥下中枢　164, 165
嚥下反射　39, 155, 164, 165

301

エンケファリン　270
嚥下プログラム　164
嚥下法　97
嚥下誘発　163
塩酸キニーネ　208
遠視　184
遠心性神経（運動神経）　70
延髄　31，78，83，177
延髄巨大網様核　145
延髄網様体　164
鉛直舌筋　31
エンドセリン　251
塩味　207，208
A 細胞　261
Aδ 線維　176
ABC 分類法　67
H 帯　44
SO 筋　44
S 音位　97
S 字状曲線　119
S 状結腸　247
FG 筋　44
M 音位　97
M 膜　44

● お
横隔膜　46
横隔膜貫通部　244
横行結腸　247
横行小管　44
横舌筋　31
黄体　275
黄体期　275
黄体形成ホルモン　256
黄体刺激ホルモン　272，273
黄体ホルモン　272
黄体ホルモン放出ホルモン　256
嘔吐　169
嘔吐中枢　169
嘔吐誘発物質　169
黄斑　183
横紋筋　43
オーバージェット　105
オーバーシュート　62
オーバーバイト　105
オキシトシン　257，275
悪心　169
オステオプロテジェリン　261
オトガイ棘　30
オトガイ神経　36
オトガイ舌筋　30，33
オトガイ舌骨筋　128，129
オピオイド　70
オプシン　186
オルガスム　274
オルニチン回路　295
オルファクトメーター　222

オレイン酸　77
オレキシン　70
温・冷ニューロン　82
音圧レベル　191
温覚　176
音響エネルギー　231
温受容器　176
音声　230
音素　229
温点　176
温度感覚　176
温度受容器　171，179，298
温熱性発汗　298
温熱中枢　273
off 型　187
on 型　187

● か
下位運動性中枢　79
開口運動　129
開口筋　128
開口相　133
開口度　132
開口反射　144，148，149
開口分泌　252，284
外肛門括約筋　248
開口力　132
開口路　109
介在神経群　164
介在ニューロン　84
介在部導管　280
概日振動体　268
概日リズム　268
外舌筋　30
外層エナメル質　9
階層支配　253
階層性フィードバック調節　253
外側膝状体　187
外側靱帯　114
外側脊髄視床路　178
外側翼突筋　129
外側翼突筋下頭　113，116，128，130
外側翼突筋上頭　113，116，128，130
外側輪状披裂筋　233
回腸　246
外転神経　71
回転中心　108
解糖　294
海馬　92
灰白質　84
海馬体　80
界面活性剤　210
外有毛細胞　191
解離性味覚障害　210
外肋間筋　46
下顎運動　103
化学感覚　221

化学シナプス　69，74
化学受容器　171
化学受容性嘔吐誘発域　169
下顎小舌　115
下顎神経　35
下顎張反射　149，150，153
化学的消化　241，244
下顎頭　113
下関節腔　113
蝸牛　191
蝸牛階（中央階）　191
蝸牛神経核　191
顎運動　103
角回　88
顎下腺　279，286
顎間距離　132，136，143
顎間骨　3，4
顎関節　113
核鎖線維　152
拡散　57
覚醒反応　93
顎舌骨筋　128，129
顎舌反射　33
核袋線維　152
顎二腹筋　116，128，129
顎反射　149
下行結腸　247
下垂体　254
下垂体後葉　257
下垂体前葉　254
下垂体中葉　257
下垂体門脈系　273
ガストリン　245，246
ガストリン受容体　246
仮性球麻痺　164
仮声帯　232
仮声帯部　235
下唾液核　287
カチオンチャネル　176
滑液　114
滑車神経　71
活性型ビタミン D　260
滑走運動　100
滑走説　48
活動電位　55，61
滑膜　114
カテコールアミン　252，270
顆頭間距離　109
可動性器官　230
カプサイシン　176
過分極　60，69
下葉　113
空嚥下　163
カリウム　297
カルシウム代謝調節因子　259
カルシトニン　258，259，260，296
カルシトリオール　260

ガルバニー電流　204，205，210
カルビンディン　260
カルモジュリン　50
顆路　99
顆路傾斜度　99
カロチン血症　259
渇き　78
かわき感　179
眼圧　182
眼窩下神経　36
感覚記憶　91
感覚細胞　172
感覚受容器　56
感覚性言語野　87
感覚性失語　240
感覚ニューロン　56
感覚野　86
眼球突出　259
関節円板　113
関節円板後部結合組織　113
関節円板後方肥厚部　113
関節円板前方肥厚部　113
関節円板中央狭窄部　98，113
関節結節　113
関節軟骨　113
関節包　114
間接路　79
汗腺　298
肝臓　248
乾燥重量％　139
肝臓―門脈系　179
杆体　183，185
杆体視物質　186
間脳　78，81，199
カンペル平面　104，109，118，120
甘味　207，208
顔面神経　71
肝門脈　179
関連痛　181，205
Ca^{2+}チャネル　50
γアミノ酪酸(GABA)　67
γ運動系　152
γ運動神経　154
γ運動線維　152
γ運動ニューロン　152
γグループ　153

● き

ギージー　109
キーゾウの無痛領域　35，198
記憶　91
記憶痕跡(エングラム)　91
基音　236
機械受容器　171，172
機械の緩圧作用　21
機械的消化　241
飢餓収縮　179，245

飢餓痛　245
気管分岐部　244
器質性構音障害　236
基準音圧　191
基礎体温　273，297
基礎体温周期　274
基礎代謝量　292
基礎律動　93
拮抗筋　46
拮抗作用　286
拮抗的支配　74
基底膜　191
きぬた骨　191
機能局在　78
機能局在性　86
機能性構音障害　236
機能的磁気共鳴画像法　88
キモトリプシン　247
逆行性健忘症　91
逆ウィルソンわん曲　95
逆蠕動　242
逆説睡眠　93
逆モンソンカーブ　95
ギャップジャンクション　43，45
吸引　167
嗅覚　221
嗅覚感度　222
嗅覚錯誤　223
嗅覚障害　223
嗅覚鈍麻　223
吸気　231
嗅球　224，227
嗅球僧房細胞　227
球形嚢　192
嗅結節　227
嗅細胞　222，224
臼歯腺　279
球状帯　266
嗅上皮　224
嗅小胞　224
嗅神経　71
求心性神経(感覚神経)　70
　Ⅰa　67
　Ⅰb　67
　Ⅱ　67
　Ⅲ　67
　Ⅳ　67
吸啜　168
吸啜運動　167
吸啜窩　168
吸啜周期　167
嗅繊毛　224
吸息　46，231
急速眼球運動　93
吸息筋　46
キューピットボウ　36
球面説　95

嗅盲　222
橋　78，83
橋核　83
仰臥位　162
頬筋　35
頬筋機能機構　35
胸骨甲状筋　128
胸骨舌骨筋　128
狭窄歯列弓　35
強縮　49，51
頬神経　35
胸神経　71
胸声　234，235
強制経腸栄養　292
頬腺　279
協同筋　46
強膜　182
共鳴　238
共輸送　249
局所回路　64
局所的機能障害　240
局所電流　64
棘徐波結合　93
局所標徴能　197
棘波　93
巨人症　255
気流雑音　235
気流操作　237，238
キレート作用　14
筋(筋肉)　43
筋線維　44
　A type　127
　B type　127
　C type　127
　Type Ⅰ　127
　Type Ⅱ　127
近位尿細管　259
筋系　43
筋原線維　44
近視　184
筋小胞体　44，48
筋伸展反射　50
筋層間神経叢　242
緊張性歯根膜咬筋反射　153，154
筋痛　154
近点　183
筋電図　52
筋紡錘　50，129，151
筋紡錘包　151
筋力低下　269
QRS間隔　53

● く

空間閾　197
空間感覚　197
空間の局在関係　86
空間的識別性　176

空隙歯列弓　37
空腸　246
空腹感　179
空腹物質　77
クエン酸回路　294
口とがらし反射　36
屈曲反射　50, 149
屈筋　46
クッシング症候群　269
屈折異常　184
グラーフ卵胞　274
グラインディングタイプ　137
グリシン　70
クリステンセン現象
　　　　　95, 99, 100, 101
クリューヴァー・ビューシー症候群
　　　　　　　　　　　　89
グループⅡ線維　152
グループファンクション　99, 101, 137
グルカゴン　261, 265, 270
グルコース　263
グルコース感受機構　179
グルコース感受性ニューロン　77, 82
グルタミン酸　67, 70, 208
グルタミン酸受容体（NMDA 型）
　　　　　　　　　　92, 93
グルタミン酸ナトリウム　208
クレアチン　48
クレアチンリン酸　48
グレイブス病　259
クレチン病　259
クレブス回路　294
グレリン　251
クロスアーチバランス　101
クロストゥースバランス　101
クロム親和細胞　270

● け

経管栄養　292
経口栄養　292
茎状靱帯　30
茎状突起　30
頸神経　71
茎突下顎靱帯　114
茎突舌筋　30, 33
茎突舌骨筋　128, 129
血圧　51
血液凝固因子　248
血液脳関門　82
月経　275
月経周期　274
血漿浸透圧　57
血中糖質コルチコイド　256
血中副腎皮質刺激ホルモン　256
結腸　247
血糖値　294
解毒作用　248

ケラチン　22
嫌悪系　90
原音　234
嫌気性バクテリア　223
言語　229
肩甲舌骨筋　128
言語音　234
言語中枢　239
言語野　87
犬歯尖頭咬合位　110
原臭　222
幻臭　223
腱受容器　177
腱受容体　151
減少調節　253
原始卵胞　274
原生セメント質　19
原唾液　282
検知閾値　208, 209
原発性アルドステロン症　267
腱反射　50
健忘症　91
腱紡錘　153

● こ

構音　230, 234, 238, 239
　　　　場所　235
構音器官　238
構音障害　236
高温相　297
構音点　235, 237
口蓋音　40
口蓋筋　30
口蓋骨水平板　40
口蓋垂　39
口蓋舌筋　30
口蓋腺　279
口蓋突起　40
口蓋帆　39
口蓋ヒダ　39
口蓋裂　39
高 K 血症　297
高 Ca 血症　260
交換系 α-受容体　284
交感神経　51, 74
交換神経節　74
交換輸送　282
咬筋　128, 129
口腔温（舌下温）　38, 39, 297
口腔期　156, 157
口腔前庭　36, 39
口腔内圧　37
口腔粘膜　38
口腔粘膜刺激による閉口反射　149
攻撃行動　90
膠原線維　113
咬合　95

咬合圧　144
硬口蓋　39, 40
硬口蓋音　37, 237
咬合干渉　154
咬合高径　23
咬合接触　133
咬合接触面積　132
咬合病　96
咬合力　131, 143
咬合理論　100
虹彩　182
後索路　177
交叉順応　209
口臭　223
抗出血性ビタミン　23
甲状舌骨筋　128, 160
甲状腺　258
甲状腺刺激性免疫グロブリン　259
甲状腺刺激ホルモン　255, 258
甲状腺刺激ホルモン放出ホルモン
　　　　　　　　　　256, 258
甲状腺ホルモン　255, 259
甲状腺ホルモン放出ホルモン　255
甲状軟骨　232
甲状披裂筋　233
口唇愛期　89
口唇圧　37
口唇音　236
口唇傾向　89
口唇腺　279
後退運動　130
後退筋　128
高張　57
喉頭　161
咬頭嵌合位　98, 104, 123, 134, 136
咬頭干渉　130
喉頭筋　232
喉頭原音　232, 236, 238
喉頭口　160
喉頭口閉鎖　156
喉頭軟骨　232
抗動脈硬化作用　276
後頭葉　78
後脳　78
高頻度刺激後増強（PTP）　92
高プロリンタンパク質　283, 288
興奮収縮連関　48
興奮性細胞　55
興奮性シナプス　69
興奮性シナプス後電位（EPSP）　69
興奮性電位（EPSP）　92
興奮性伝達物質　70
興奮伝導の安全率　65
興奮伝導の3原則　65
興奮の伝達　64
後方運動路　104, 107
後方開閉口運動路　108

後方基準点　109
後方限界運動路　103, 107, 108
後方肥厚部　113, 115
後方誘導要素　105
咬耗　17, 137
咬耗歯　11
絞扼反射　163, 170
抗利尿ホルモン　179, 257
口輪筋　36
後輪状披裂筋　233
声　234
　　高さ　234
　　強さ　234
誤嚥　155
ゴールドマンの式　60
コーン症候群　267
後過分極　62
呼気調節　239
呼吸商(RQ)　293
呼気流　231
黒質　79, 147
鼓索枝　33
個歯咬合圧　142
鼓室階　191
ゴシックアーチ　110, 111
ゴシックアーチトレーサ　110
弧束核　164, 219
呼息　46
呼息筋　46
後脱分極　62
骨格筋　43, 45
骨芽細胞　21
骨形成因子　260
骨盤腔内器官　74
骨盤神経　74
コハク酸脱水素酵素活性　22
鼓膜張筋　191
固有感覚　177
固有口腔　36, 39
固有歯槽骨　23
固有受容体　151
固有心筋　44, 45
固有唾液　280
コラーゲン　15, 22
コリン作動性ニューロン　74
コルサコフ症候群　91
ゴルジ器官　148
ゴルジ腱器官　153, 177
ゴルジ装置　262
コルチ器官　191
コルチコステロン　267
コルチゾル　267
コレシストキニン　247
根間線維　21
混合腺　279
根尖線維　21
5基本味　213

5大栄養素　291

● さ

サーカディアンリズム　77
再吸収能力　264
最後退位　98, 123
最後方咬合位　107
最大開口位　100, 108
サイトカイン　251
サイドシフト　120, 121
催乳ホルモン放出ホルモン　256
再認　91
再分極　62
細胞体　56
細胞膜　56
細胞膜受容体　252
サイロキシン　258
サイログロブリン　258
ささやき声　235
サッカラーゼ　247
サブスタンスP　70
左右協調機構　128
酸化的脱アミノ反応　295
散形終末　148, 152
三叉—頸筋反射　148
三叉神経　71
三叉神経運動線維　150
三叉神経主知覚核　153
三叉神経上核　150
三叉神経脊髄路核　150, 154
三叉神経中脳路核　151, 152, 154
三叉神経中脳路核ニューロン　153
酸性多糖類　22
三大唾液腺　286
産熱　298
三半規管　192
酸味　207, 208
3横指　100
3大栄養素　249, 291

● し

ジアシルグリセリン　281, 284
子音　237
ジオプトリー　183
歯音　37, 237
視覚　182
視覚前野　86
視覚中枢　182
視覚野　86
耳下腺　279, 286
歯間水平線維　21
歯間乳頭　22
色弱　189
色相　188
色素沈着　39
色盲　189
子宮内膜周期　274

軸索　56
軸鼻翼平面　118, 120
歯茎音　37
刺激臭　224
刺激唾液　280
刺激の象牙質　17
視紅　186
視交叉　187
地声(胸声)　234, 235
　　声区　235
自己受容反射　50
歯根膜　19, 20
　　被圧縮作用　21
歯根膜機械受容器　198
歯根膜腔　21
歯根膜咬筋反射　148, 149, 153
視細胞　183, 185
視索　187
視索上核　257
支持咬頭　97
支持骨　23
歯周疾患　23
歯周組織　19
視床　78, 81
矢状(前方)切歯路　104
視床下部
　　31, 77, 78, 81, 82, 90, 179, 256
視床下部外側野　90
視床下部視交叉上核　268
視床下部—脳幹系　89
矢状顆路傾斜度　99, 106, 107
矢状クリステンセン現象　99
耳小骨　191
自浄作用　133
視床上部　81
矢状切歯路傾斜度　104, 106, 107
矢状前方顆路　118
矢状前方顆路傾斜度　104, 118
矢状側方顆路　119
矢状側方傾斜度　120
視床中継核　178
糸状乳頭　211
視神経　71
視神経乳頭　183, 188
歯髄　15
　　血流量　16
　　組織液　15
　　動脈血圧　16
歯髄組織液　15
シスタチン　283, 288
耳石　193
耳石膜　193
歯槽音　237
歯槽骨　19, 21
歯槽骨吸収　23
歯槽頂　24
歯槽頂線維　21

歯槽通過線維　21
歯槽突起　23
歯痛　202
歯痛発現の液(流)体力学説　203
失語　239
失語症　88, 239
失読　239
室傍核　257
自動能　45
シナプス　56, 67
シナプス間隙　67
シナプス後電位変化　68
シナプス後膜　67
シナプス後膜肥厚　67
シナプス効率　92
シナプス後細胞　69, 92
シナプス後抑制　69
シナプス小胞　67, 68
シナプス前終末　68
シナプス前部　67
シナプス前膜　68
シナプス前抑制　69
シナプス遅延　69
シナプス伝達効率　92
シナプス伝達物質　187
歯肉　19, 22
　　　血液循環　23
　　　色調　23
歯肉嚢　22
自発性異常味覚　210
視物質　185
脂肪　250
脂肪酸代謝　296
脂肪組織　275
視野　188
シャーピー線維　21
射精　274
斜線維　21
射乳　257
習慣性開閉運動路　108, 109
終期動揺　26
自由歯肉溝　22
収縮輪　245
自由神経終末　148, 176, 180, 196
重層扁平上皮　38
重炭酸　282
十二指腸　246
十二指腸腺　247
終脳　78
終末器官　196
終末槽　44
終末蝶番軸運動　108
終末蝶番軸運動路　108
収斂投射説　181
視床下核　79
主細胞　245
樹状突起　56

受精　275
主動筋　46
受容器電位　172
シュレム管　182
循環時間　51
純漿液腺　279
順応　174, 209
上咽頭収縮筋　236
漿液性細胞　279
漿液性唾液　286
漿液腺　279
消化　241
消化管　242
消化管ホルモン　264
上顎神経　35
消化酵素　247
上関節腔　113
条件反射唾液　280
上行結腸　247
上行性網様体賦活系　85
硝子体　182
茸状乳頭　211
上側頭回　87
上唾液核　287
小唾液腺　244, 279, 286
小腸　246
情動　89, 146
情動反応　89
小脳　78, 83, 92
小脳核　83
小脳皮質　83
上皮性アミロライド感受性 Na^+
　(ENaC)チャネル　215
上方限界運動路　103, 104, 108, 112
静脈栄養　292
静脈叢　114
上葉　113
小湾　245
初期動揺　26
食塊形成　158
食塊保持　133
食道期　157
触盤　196
食物の溢出路　22
食物粉砕相　133
食欲不振　77
徐波　93
徐波睡眠　93
自律機能　72
自律神経　45
自律神経系　51, 72
自律神経中枢　82
自律性遠心神経　74
自律性反応　82
自律反射　146, 170
視力　188
歯リンパ　203

シルビウス溝　31
シルビウス裂　178
歯列　37
歯列咬合圧　142
侵害刺激　176
侵害受容器　50, 171, 176
侵害受容反射　50, 149
心筋　43, 45, 51
伸筋　46
神経筋接合部　56
神経細胞　55, 56
神経支配比　47
神経周膜　151
神経終末　175
神経性調節　243, 245
神経節　72
神経節細胞　183
神経伝達物質　67, 70, 251
神経ペプチド　70
深縦舌筋(下縦舌筋)　31
心臓周期　51
心臓神経　51
心臓の興奮(刺激)伝達系　45
靱帯　114
伸張反射　50
新陳代謝　292
陣痛　275
心電図　52
伸展反射　150
浸透　57
浸透圧　57
浸透圧利尿　264
振動感覚　176
深頭筋　35
振動数　234
腎尿細管　267
深部感覚　174
深部痛覚　177
唇裂(兎唇)　38
C線維　176
θ波　93

● す

膵アミラーゼ　247
随意筋　45
膵液　247
膵管　246
水晶体　182
膵臓　261
錐体　183, 185
錐体外路　147
錐体路　147
垂直顎間距離　97
垂直型咀嚼　137
垂直的吸収　23
垂直動揺　25, 27
膵島　261

錘内筋線維　151, 152
水平型咀嚼　137
水平基準軸　109
水平基準面　104, 109
水平細胞　183, 185
水平線維　21
水平側方顆路　120, 121
水平側方顆路角　121
水平側方切歯路角　110
水平的吸収　23
水平動揺　25
水平板　40
睡眠紡錘波　93
膵リパーゼ　247
水力学説　8
水力学的緩圧作用　21
スカトール　221
スタテリン　283
ステアリン酸　77
スティーブンズの法則　173
ステロイド　252
ステロイドホルモン　252
ストレス　256, 257, 268
ストレス抵抗性低下　269
スナーレ SNARE 説　285
スパイク電位　62
スピーのわん曲　95
スプリング　27
スレオニン　295
stage II 移送　157, 158
stage I 移送　157

● せ

性感　274
性行動　90
正視眼　183
青色盲　189
静止電位　60, 61
静止膜電位　58
成熟卵胞　274
精神性発汗　298
精神分裂症　87
精神盲　89
性腺刺激ホルモン　256
精巣間質結合組織間細胞　271
声帯　232, 234
声帯縁　233
声帯筋　234
生体恒常性　179
声帯突起　233
成長ホルモン　255
成長ホルモン放出ホルモン　255, 256
声道　239
成分音　236
声門　233
声紋　237
声門音　37, 237

声門下圧　233
声門開大筋　232, 233
声門閉鎖筋　232
声門閉鎖筋群　233
声門裂　161
正乱視　184
生理食塩水　57
生理的声域　235
生理的第二象牙質　16
セカンドメッセンジャー　252, 257
赤筋　44, 127
赤色盲　189
脊髄　84
脊髄運動ニューロン　56
脊髄灰白質　84
脊髄後根　71
脊髄索　84
脊髄神経　71
脊髄神経節　72
脊髄前角(体性神経系)　72
脊髄前根　71
脊髄側角(自律神経系)　72
脊髄反射　50, 149, 150
脊髄網様体視床路　178
赤体　275
セクレチン　245, 247
舌圧　33, 37
舌咽神経　33, 71
舌運動　31
絶縁性伝導　65
舌音　29
舌下温　38, 39
舌下神経(第XII脳神経)　31, 71
舌下神経核　31, 34
舌下腺　279, 286
舌筋　29
舌筋反射　33
節後線維　74
舌骨　128, 161
舌骨下筋群　128
舌骨弓筋　35
舌骨上筋群　128, 161
舌骨舌筋　30, 33
節後ニューロン　72
舌根部　160
切歯間距離　97, 143
摂食　179
摂食運動　156
摂食行動　77, 90, 179
接触性化学感覚　221
摂食中枢　77, 179
切歯路描起装置　110
舌神経　32
舌腺　279
節前線維　74
節前ニューロン　72
絶対不応期　63, 64

切端咬合位　104
舌の機能　29
セメント芽細胞　21
セメント質　19
セルトリ細胞　271, 272
セロトニン　70, 77
線維芽細胞　21
線維滑走　48
前行性健忘症　91
全運動軸　124
全か無かの法則　61
前眼房　182
前嗅核　227
仙骨神経　71
前後わん曲　95
前索　178
全色盲　189
浅縦舌筋(上縦舌筋)　30, 31
線条体　79, 147
線状部導管　280
前進筋　128
仙髄　74
前側索　178
選択的透過性　56, 59
前庭階　191
前庭感覚　192
前庭器　192
蠕動　157
蠕動運動　162, 242, 246, 248
浅頭筋　35
前頭側方切歯路傾斜度　110
前頭葉　78
前頭葉白質切断術　87
前頭葉ロボトミー手術　87
前頭連合野　87
前突運動　130
前突歯列弓　37
セントリックストップ　97, 136
腺内導管　280
前方位　98
前方運動路　104
前方滑走運動　118
前方顆路　118
前方基準点　109
前方限界運動路　103, 107
前方咬合位　99
前方肥厚部　115
腺房部　280, 281
前方誘導要素　105
全有効咀嚼面　141
前葉α細胞　256
前葉∂細胞　256
前葉ε細胞　256
Z膜　44

● そ

増加調節　253

想起　91
臓器感覚　179
早期接触　130, 154
双極細胞　183, 185, 187
象牙芽細胞　17
象牙芽細胞下神経叢　203
象牙細管　202
象牙質液　8, 203
総蠕動　242
巣症状　240
相対咬合圧　142
相対不応期　63, 64
相反性支配　74
相反性抑制　50
僧房細胞　226
僧房細胞二次ニューロン　227
側音　238
速筋　44
側索　178
速順応性　174
速順応性機械受容器　154
束状帯　266
側頭筋　128, 129
側頭葉　78, 86
側頭連合野　87
側方位　98
側方運動　119, 130
側方クリステンセン現象　99, 100
側方限界運動路　110
側方咬合位　99
側方咬合わん曲　95
側方切歯路　110
咀嚼　133
　　　周期　133
咀嚼圧　136, 142, 144
咀嚼回数　139, 140
咀嚼期(準備期)　156, 157
咀嚼筋　35, 127
咀嚼効率　140
咀嚼時間　141
咀嚼指数　140
咀嚼習慣　142
咀嚼相　133
咀嚼値　139, 140, 141
咀嚼能率　138, 139, 141
咀嚼パターン　136
咀嚼リズム　144
ソナグラム　237
ソマトスタチン　262, 265
ソマトメジン　255
ソマトメジンC　255
粗面小胞体　284
素量的放出　68

●た
ターミナルヒンジアキシス
　ムーブメント　108

第1胸髄　74
第3腰髄　74
第一次感覚細胞　172
第二次感覚細胞　172
第一次味覚野　218
第二次味覚野　219
第一心音　53
第一の痛み　176
第二の痛み　176
第1フォルマント周波数　237
第2フォルマント周波数　237
第二類のテコ　133
第三類のテコ　133
体温調節中枢　298
代謝　292
大十二指腸乳頭　246
帯状回　80
体性感覚　174
体性感覚刺激　76
体性神経系　72
体性－内臓反射　76
大唾液腺　244, 279
大腸　247
タイトジャンクション　281
第Ⅶ脳神経　31, 71
第二心音　53
第二セメント質　19
第二象牙質　11, 15, 16
大脳基底核　78, 79, 146, 147
大脳縦裂　78
大脳半球　78, 87
大脳半球説　145
大脳皮質　78, 81, 85, 146, 164, 218
大脳皮質感覚野　32, 33
大脳皮質舌運動野　34
大脳皮質－大脳基底核ループ回路　79
大脳皮質中心溝後回　178
大脳皮質味覚野　218
大脳表層　78
大脳辺縁系　89, 146, 287
胎盤　275
体部位局在性　86
体部位局在性再現　178
体部位再現　178
大湾　245
ダイン(dyn)　142
唾液アミラーゼ　287
唾液腺　279
唾液腺ホルモン　289
唾液タンパク質　284
唾液糖タンパク　288
唾液分泌中枢　287
多シナプス性の反射　50
ダッシュポット　27
脱分極　60, 61, 62, 64, 187, 225
多尿　264
単一神経筋単位　29

弾音　237, 238
胆管　246
短環フィードバック　253
短期記憶　91
炭酸脱水素酵素　282
単シナプス性　50
胆汁　249
単収縮　49, 127
単縮　51
単純性終末　199
弾性線維　113
淡蒼球　31, 79
担体　58
担体輸送　249
タンパク質　295

●ち
遅延整流性K$^+$チャネル　63
遅筋　44
遅順応性　174
遅順応性機械受容器　154
膣粘膜周期　274
着床　273, 275
チャネル輸送　57
注意反応　93
中咽頭　163, 164
中央狭窄部　113, 115
中隔核　80
中間期動揺　26
中下側頭回　87
中耳腔　191
中心位　98
中心窩　183
中心後回　178
中心咬合位　98
中心前回　164
中心乳び管　250
中枢性(随意性)嚥下　164
中枢説　145
中性脂肪　249, 263, 267
中脳　78, 82
中脳被蓋　82
腸液　247
蝶下顎靱帯　114
聴覚　190
聴覚閾値　191
聴覚中枢　190
聴覚野　87
長環フィードバック　253
長期記憶　91
長期増強(LTP)　92
長期抑圧(LTD)　92
聴神経　190
腸腺　247
腸相　245, 246, 247
蝶番軸運動　108
蝶番位　98

蝶番軸　108
跳躍伝導　65, 66
腸リパーゼ　247
直接路　79
直腸　247
直腸温　38, 297
直行蠕動　242
チョッピングタイプ　137
チロシン　270
チロシン誘導体　252
陳述的記憶　91, 92

● つ

痛覚　176
痛覚閾値　144
痛覚求心性線維　181
通光器官　182
通鼻音　237
つち骨　191

● て

低温相　297
低 Ca 血症　260
低血圧　269
低血糖　269
低張　57
低 Na 血症　269
適刺激　171
デシベル　191
テストステロン　256, 271, 272
テタニー症　260
鉄　297
手続き的(非陳述的)記憶　91, 92
テトロドトキシン　63
電位依存性 Ca^{2+} チャネル　68
電位依存性 Na^+ チャネル　63
電解質コルチコイド　256, 266
電気化学ポテンシャル　57
電気勾配　57
転写因子　260
伝導速度　66
D 細胞　261
δ 細胞　261
δ 波　93

● と

透過性　56
動眼神経　71
導管唾液　282
導管部　280
瞳孔括約筋　182
統合機能　85
瞳孔散大筋　182
統合失調症　87
糖質コルチコイド　256, 266, 267
等尺性収縮　49, 135
糖新生抑制作用　276

頭声　234, 235
頭相　247
糖代謝　294
糖タンパク　252
等張　57
頭頂弁蓋部　86
頭頂葉　78, 86
等張力性収縮　49, 135
糖尿　264
糖尿性昏睡　265
糖尿病　264, 294
逃避反射　50, 149
洞房結節　45
透明層　11
透明象牙質　11
トーヌス　74
ドーパミン　70, 74, 147, 270
ドーパミン細胞　79
ドーパミン作動薬　147
ドーパミン産生ニューロン　148
トームス線維　202
特殊心筋　44, 45
特殊粘膜　38
兎唇　36, 38
トランスバースホリゾンタル
　アキシス　118, 120
トリグリセリド　249, 263
トリプシン　247
トリプトファン　295
トリヨードサイロニン　258
トロポニン　44
トロポミオシン　44
ドンダースの空隙　96

● な

内肛門括約筋　248
内耳　191
内耳神経　71
内舌筋　30
内層エナメル質　9
内臓—体性反射　76
内臓痛覚　179, 180
内臓痛覚線維　181
内臓—内臓反射　76
内側翼突筋　128, 129
内皮細胞　21
内有毛細胞　191
内肋間筋　46
ナトリウム　296
ナトリウムポンプ　297
Na^+ 依存性担体輸送　249
Na-K 能動輸送　58
Na-K ポンプ　266, 282, 296
軟口蓋　39, 40, 160
軟口蓋音　37, 237

● に

匂い受容体　222, 225
匂い分子　225
苦味　207, 208
苦味受容体　217
二次感覚野　178
二次性徴　272
二次皮質野　78
二重神経支配　74
二層部　113
二層部下層　113
二層部上層　113
乳化　250
　圧出　167
　射出　168
ニュートン(N)　142
ニューロン軸索　56
尿素回路　295
妊娠黄体　276
認知閾値　208
認知期(先行期)　156, 157
2 点識別能　197
2 点弁別閾　176, 197

● ぬ

ヌープ硬度　10

● ね

音色　238
ネクサス　43, 45
熱痛　176
粘液水腫　259
粘液性細胞　279
粘液性唾液　286
捻転　25
粘膜下神経叢　242

● の

脳幹　74, 78, 82, 146, 199
脳磁気図記録法　88
脳神経　71
脳神経核　72
脳神経節　72
脳相　245
脳地図　85
能動輸送　58, 260
脳内自己刺激　90
脳梁　78
ノルアドレナリン　70, 74, 270
ノンレム睡眠　93

● は

歯　5
　圧縮性(弾性)　12
　エックス線透過性　13
　硬組織　5

歯
- 硬度 10
- 色調 13
- 重量 5
- 水分 8
- 電気抵抗 13
- 電気伝導率 12
- 動揺 25
- 熱拡散率 12
- 熱伝導率 12
- 比重 12
- 物質透過性 13
- 無機成分 5
- 有機成分 8
- 溶解性 13

パーキンソン病 79, 148
倍音 236
背側視床 81
ハイドロキシアパタイト 6
排便 248
排便中枢 248
排便反射 248
排卵 274
排卵サージ 256, 274
白筋 44, 127
白交通枝 74
白質 84
破骨細胞 21, 259
破骨細胞分化因子 261
破擦音 237
波状運動 168
バセドウ病 259
バソプレシン 179, 257, 266, 268
パターンジェネレーション 33
パチニ小体 175, 176, 196
発音法 97
発汗 298
発汗中枢 298
発汗調節 297
白筋 44
発声 239
発熱 298
バッファロー様肩 269
話し言葉 229
パラソルモン 259
バリズム 79
バリン 295
歯リンパ 8
パルミチン酸 77
破裂音 237, 238
パロチン 289
パワーゾーン 97
パンクレオチミン 247
反射弓 74
反射唾液 280
反射的収縮 182
反射連鎖説 144, 145

半側発汗 298
ハンチントン舞踏病 79
半盲症 188

● ひ

ビアーバウム微小硬度 10
鼻咽腔閉鎖 156, 157
鼻音 238
被殻 79
非可動性器官 230
光受容器 171, 182, 185
尾骨神経 71
非作業側 100
非刺激唾液 280
皮質運動野顔面領域 146
皮質咀嚼野 146
ビシャの脂肪床 168
尾状核 79
ヒス索 45
ヒスタチン 283
ヒスタミン 246
ビタミンC（アスコルビン酸）23
ビタミンK 23
ビタミンP（ヘスペリジン）23
非陳述的記憶 91, 92
必須アミノ酸 295
必須微量元素 297
ヒト絨毛性ゴナドトロピン 275
皮膚 175
皮膚感覚 174
被覆上皮 38
非ふるえ産熱 297
ヒポチオシアネート 288
標準肢誘導 53
表情筋 35
標的器官 251
病的第二象牙質 16
微量栄養素 291
微量元素 296
比例限界 12
披裂筋 233
PQ間隔 53
B細胞 261
PTC味盲 209
P波 53

● ふ

ファーターパチニー小体 148
ファルセットの声区 235
フィードバック機構 266
フィードバック制御 253, 256, 273
フィードバック調節 253, 258
フィッシャー角 120
風味障害 210
フェニルアラニン 295
フェニルチオカルバミド 209
不応期 63, 64

フォスフォリパーゼC 281
フォルマント 237
フォルマント周波数 237
腹圧 248
腹腔神経節 74
複屈折性 19
複合活動電位 66
副交感神経 51, 74
副甲状腺 259
副甲状腺（上皮小体）ホルモン
　　　　　　　　259, 296
副細胞 246
複雑性終末 199
副歯槽堤 168
副神経 71
副腎髄質 270
副靱帯 114
副腎皮質 265
副腎皮質刺激ホルモン 256
副腎皮質刺激ホルモン放出ホルモン
　　　　　　　　　　256
副腎皮質ホルモン放出ホルモン 256
腹側基底核群（VPL，VPM）177
腹側視床 81
腹側脊髄視床路 178
不減衰伝導 66
不随意筋 45
不正視 184
不正乱視 184
付属管腔 238
付着（骨部）歯肉 22
物質代謝 292
不定愁訴 130
負のフィードバック 255, 256
部分色盲 189
不要アミノ酸 249, 295
ブラジキニン 204
ブラッドローの辺縁神経叢 203
フランクフルト平面 109, 118
振子運動 242, 246
ふるえ産熱 297
プルキンエ線維 45
フルバランスドオクルージョン 101
ブルンネル腺 247
ブローカ失語 240
ブローカ野 88, 240
ブロードマンの脳地図 78
プログレッシブサイドシフト
　　　　　　　　120, 121
プロゲステロン 272, 273, 275
プロスタグランジン 298
プロラクチン 256, 272, 275
プロラクチン放出ホルモン 256
粉砕相 123
分節運動 242, 246, 248
分配係数 38
噴門 245

分離脳　88
V字型歯列弓　37

● へ

平滑筋　43，45
平均的顆頭点　125
閉口運動　129
平衡感覚　192
閉口筋　128
平衡側　100
平衡電位　59
平衡斑　193
閉口反射　144，149
閉口力　132
閉口路　109
ペースメーカー　45
べき関数の法則　173
壁細胞　245，246
ヘテロ二量体　215
ヘニングの4基本味説　208
ベネット運動　111
ベネット角　111，121
ペプシノーゲン　246
ペプシン　246
ペプチド　70，252
ペプトン　246
ヘム鉄　297
ヘモグロビン　297
ペルオキシダーゼ　283，288
ベルヌーイの効果　233
ベル-マジャンディーの法則　71
便意　248
辺縁系　80，92
辺縁皮質　80
変曲点　108
変形ラベルドライン説　218
偏心運動　98
扁桃体　80，89，146
β細胞　261
β受容体　75
β波　93

● ほ

母音　236，238
防御行動　90
防御反射　149
傍細胞　246
放散痛　181
傍糸球体細胞　266
房室結節　45
房室索　45
　　　右脚　45
　　　左脚　45
報酬系　90
放電　29
　　　運動性　29
　　　持続性　29

放熱　298
傍濾胞細胞　258
ポステリアガイダンス　105，106
歩調取り　45
勃起　273
勃起中枢　274
ポッセルト　103
　図形　103
補綴学的平面　109
ホメオスタシス　77，179
ポリペプチド　262
ポリモーダル受容器　176
ホルモン　251
ホルモン産生細胞　251
ボンウィル三角　95

● ま

マイクロパンクチャー法　280
マイスネル小体　175，196
マイスネル神経叢　242，243
膜透過　56
摩擦音　237，238
末梢神経　70
末梢神経線維の分類
　　　Aα　67
　　　Aβ　67
　　　Aγ　67
　　　Aδ　67
　　　B　67
　　　C dr. C　67
　　　C s. C　67
末梢性（反射性）嚥下　164
末梢説　144，145
末端肥大症　255
摩耗　17
摩耗歯　11
マラッセ上皮遺残　21
マルターゼ　247
満月様顔貌　269
満腹中枢　77，264
満腹物質　77
マンリーの方法　139

● み

ミオグロブリン　44
ミオシン　44，51
ミオシンフィラメント　44
味覚　33，207
味覚閾値　209
味覚器　207
味覚減退　210
味覚消失　210
味覚性発汗　298
味孔　211
味細胞　211
　　　ターンオーバー速度　209
ミトコンドリア　282

未分化間葉細胞　21
味盲　209
脈絡膜　182，183
ミューチュアリープロテクテッド
　オクルージョン　99，101，137
味蕾　211
味蕾への外的障害　210

● む

無機質　296
ムコ多糖類　15
無条件反射唾液　280
ムスカリン受容体　75，281，284
ムチン　283，288

● め

明順応　188
迷走神経（咽頭神経叢）　31，71
メチオニン　295
眼の調節力　183
メラニン細胞刺激ホルモン放出
　ホルモン　257
メラニン細胞刺激ホルモン抑制
　ホルモン　257
メラニンの合成　257
メルケル触盤　175
免疫　76

● も

網状帯　266
盲腸　247
盲点　188
毛盤　196
網膜　183
毛様小体　183
毛様体　182
毛様体筋　182，183
網様体賦活系　178
モース硬度　10
モノアミン　70
モンソンカーブ　95

● や

夜盲症　188

● ゆ

有郭乳頭　211
有機マトリックス　8
有声音　236
有毛細胞　190
遊離（自由）歯肉　22
遊離歯肉線維　21
遊離脂肪酸　276，277
夢　93

● よ

葉間部導管　280

葉状乳頭　211
腰神経　71
陽電子放射断層撮影法　88
抑制性シナプス　69
抑制性シナプス後電位(IPSP)　69
抑制性のγアミノ酪酸　70
抑制ホルモン　256

● ら

ライオネル膜　191
ライディッヒ細胞　271, 272
ライン特異性の維持　217
ラクターゼ　247
ラクトフェリン　283, 288
ラショーの神経叢　203
らせん形終末　148
らせん終末　152
ラベルドライン説　216
卵円窓　191
卵形嚢　192
ランゲルハンス島　261
卵細胞　274
乱視　184
卵子　275
卵巣周期　274
ランドルト環　188
ランビエ絞輪　64, 65
卵胞期　274
卵胞刺激ホルモン　256, 272, 273
卵胞ホルモン　272
卵胞ホルモン放出ホルモン　256
乱流雑音　236

● り

リーベンキュール腺　247
梨状陥凹　161

リジン　295
リズム発生器説　145
リゾチーム　288
立体認知能　197
リノール酸　77
両唇音　37, 237
両方向性伝導　65
緑色盲　189
輪状甲状筋　234
輪状喉頭筋　232
輪状軟骨　232
リンパ空隙　151

● る

ルフィニ小体　148, 175, 196

● れ

冷覚　176
冷受容器　176
冷痛　176
冷点　176
擽感　175
レジスチン　276
レチナール　186
レニン　266, 267
レニン―アンジオテンシン系　78
レプチン　77, 251, 261, 276
レム睡眠　93
連関痛　205
連合野　79
レンズ核　147

● ろ

ロイシン　265, 295
ろ紙ディスク法　209
ロドプシン　186

ロングセントリック　98

● わ

ワイドセントリック　98
話声位　235

＊

ADP　48
aFGF　77
ANP　251
area 4　146
area 6　146
ATP　48
BMP　260
cAMP　257
Cbfa 1　260
DAG　281
fMRI　88
IP3　281
kinetic　29
LRP 5　261
MEG　88
NMU　29
one cell-one receptor　226
PAI-1　277
PET　88
PPARγ　277
QOL　207
RQ　293
Runx 2　260
tetatus　51
TNF-α　276
tonic　29
twitch　51

〈検印廃止〉

口腔生理学概説 ―生体の仕組みと働き―

2007年1月10日　第1版第1刷発行

編　者　杉村　忠敬
発 行 者　木村　勝子
印刷・製本　三報社印刷(株)

発行所　株式会社　学建書院

〒113-0033　東京都文京区本郷 2-13-13（本郷七番館 1F）
TEL(03)3816-3888　FAX(03)3814-6679
http://www.gakkenshoin.co.jp

ⒸTadataka Sugimura, 2007　本書の無断複写は，著作権法上での例外を除き，禁じられています．
ISBN 978-4-7624-0660-7